子どもの精神科臨床

齊藤 万比古

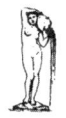

星 和 書 店

Clinical Points of View on Child and Adolescent Psychiatry

by

Kazuhiko Saito, M.D., Ph.D.

© 2015 by Seiwa Shoten Publishers, Tokyo

目次

序章　深き森を往く道はあくまでも冥い ………………… 1
  Aの場合　　2
  親離れをめぐる危機としての不登校　　3
  B子の場合　　4
  親子共生の見果てぬ夢　　6
  新たな時代の親子関係への視点　　7
  自立の危機としての諸現象　　8
  親への再接近　　9
  根無し草の願い　　11
  救済のための究極の賭け　　13
  私的戦後史小景における子ども　　15
  剥奪されるギャング体験　　17
  親と子の自己愛の行方　　19
  この冥い道を進もう　　22

第一部　子どもの心とその病理の理解のために ………… 23

第1章　思春期の病態理解 ……………………………… 25
  ―前期思春期を中心に―
 Ⅰ．思春期について ………………………………………… 25
 Ⅱ．前期思春期の心的世界の特徴 ………………………… 27
 Ⅲ．前期思春期の心の疾患について ……………………… 30
 おわりに …………………………………………………… 34

第2章　思春期：集団と個の桎梏を越えて …………… 35
  ―10歳から15歳にかけての心性を中心に―
 はじめに：本章におけるアドレッセンスとは何か ……… 35
 Ⅰ．潜伏期からプレアドレッセンスの到来まで ………… 36

Ⅱ．プレアドレッセンスの心性 …………………………………… 38
　　1．衝動増大へのプレアドレッセンス的対処　38
　　2．プレアドレッセンスの様態をめぐる男女差　40
　　　a）エディプス期の葛藤の推移（表2.2のa）　40
　　　b）性器体制への経路をめぐって（表2.2のb）　42
　　　c）行動の典型様式，および仲間集団の形と機能（表2.2のc，d）　42
　　3．プレアドレッセンス心性と環境の相互作用　43
Ⅲ．前期アドレッセンスの心性 …………………………………… 45
　　1．前期アドレッセンス男子の心性と仲間集団　45
　　2．前期アドレッセンス女子の心性と交友　47
　　3．前期アドレッセンス女子の「両性性」について　48
Ⅳ．早期段階のアドレッセンス心性と環境の相互作用 ………… 49
　　1．ストレスと緊張の高まり　50
　　2．社会的ひきこもり　51
　　3．擬似家族システムへの接近　52
おわりに …………………………………………………………… 54

第3章　児童・思春期精神疾患の発症仮説と病態 ………… 57
　　　　　―発達危機という文脈での理解―

はじめに …………………………………………………………… 57
Ⅰ．精神疾患の発症仮説 …………………………………………… 58
Ⅱ．子どもの精神疾患の実態 ……………………………………… 60
Ⅲ．発達障害の発症仮説と病態 …………………………………… 63
Ⅳ．身体機能の発達性障害の発症仮説と病態 …………………… 68
Ⅴ．神経症性情緒と行動の障害の発症仮説と病態 ……………… 69
まとめ ……………………………………………………………… 74

第4章　思春期児童への治療的援助（講義録） …………… 75
　　　　　―被虐待児の支援のために―

はじめに …………………………………………………………… 75
Ⅰ．思春期心性を理解するための前提 …………………………… 76
Ⅱ．乳幼児期の発達課題とその危機 ……………………………… 77

Ⅲ．乳幼児期の子どもと環境の関係 ････････････････････････････ 82
　Ⅳ．思春期の発達課題とその危機 ･･････････････････････････････ 83
　Ⅴ．子どもと家族 ･･ 87
　Ⅵ．児童虐待が子どもの心にもたらす影響 ････････････････････ 90
　Ⅶ．児童虐待が親和性を高める思春期の問題と精神疾患 ････････ 94
　Ⅷ．被虐待児の問題に対する支援・治療 ････････････････････････ 98

第二部　子どもの心の諸問題 ････････････････････････････････ 103

第5章　子どもの精神疾患と心身症 ････････････････････････ 105
　はじめに ･･ 105
　Ⅰ．不安と身体症状 ･･ 106
　Ⅱ．抑うつと身体症状 ･･ 107
　Ⅲ．身体症状へのとらわれ ････････････････････････････････････ 108
　Ⅳ．統合失調症の身体関連症状 ･･････････････････････････････ 110
　Ⅴ．精神疾患と心身症のとらえ方 ････････････････････････････ 111

第6章　子どもの「不安症」の理解のために ････････････ 113
　はじめに ･･ 113
　Ⅰ．不安症の原因 ･･ 116
　Ⅱ．幼児期および小学生の不安症 ････････････････････････････ 118
　Ⅲ．思春期の不安症 ･･ 119
　Ⅳ．不安症の治療・援助について ････････････････････････････ 123
　まとめ：不安症の子どもを支える親のために ･･････････････････ 124

第7章　子どもの強迫性障害 ･･････････････････････････････ 127
　Ⅰ．強迫性障害概観 ･･ 127
　Ⅱ．子どもの強迫性障害 ･･････････････････････････････････････ 130
　　1．その特性　130
　　2．その症状　133
　　3．その病理性の幅について　135

Ⅲ. 子どもの強迫性障害の治療 ………………………………… 136
　　1. 薬物療法　137
　　2. 行動療法　137
　　3. 力動的精神療法など　138
　　4. 入院治療　138
　おわりに …………………………………………………………… 139

第8章　子どもの気分障害 ………………………………… 141
　はじめに …………………………………………………………… 141
　Ⅰ. 児童・思春期の気分障害概念小史 ………………………… 142
　　1. DSM-Ⅲ以前　142
　　2. DSM-Ⅲ以降の児童・思春期の気分障害　143
　　3. わが国の現状　143
　Ⅱ. 児童・思春期の気分障害の諸型 …………………………… 144
　　1. 大うつ病群　145
　　　症例1：13歳（中2），女子　145
　　2. 軽症うつ病群　147
　　　症例2：14歳（中3），男子　147
　　　症例3：15歳（中3），女子　149
　　3. 一般症状・前駆症状としての抑うつ群　151
　　　症例4：11歳（小5），女子　152
　　4. 双極性障害群　154
　　　症例5：12歳（中1），男子　154
　Ⅲ. 治療のあり方 ………………………………………………… 156

第9章　不登校の児童思春期精神医学的観点 ………… 159
　はじめに …………………………………………………………… 159
　Ⅰ. 多軸評価とは ………………………………………………… 160
　　1. 背景疾患の診断（第1軸）　160
　　2. 発達障害の診断（第2軸）　163
　　3. 不登校出現過程による下位分類の評価（第3軸）　163
　　4. 不登校の経過に関する評価（第4軸）　167

目次 vii

  5．環境の評価（第5軸）　169
 II．多軸評価の支援システム構築への活用 ················172
  1．支援システムの第1層　173
  2．支援システムの第2層　174
   a）精神疾患の治療　174
   b）発達障害に対応した環境設定　175
  3．支援システムの第3層　176
   a）不登校下位分類による治療・支持法の選択　176
   b）不登校の展開段階による介入姿勢の修正　178
 まとめ ··181

第10章　日本児童青年精神医学会誌上での不登校論の展開 ··185
 I．不登校論の現代的意義 ································185
 II．児童青年精神医学会発足から10年間の不登校研究 ········186
 III．不登校論の雌伏期（1970年代） ························190
 IV．不登校への関心の隆盛（80年代・90年代） ··············196
 V．エピローグ：不登校論の再評価は可能か ················200

第11章　素行障害概念の展開と精神療法の可能性 ········203
 はじめに ··203
 I．「素行障害」概念の登場とその展開 ····················204
  1．DSM-III成立以前の展開　204
  2．DSM-III以降の素行障害概念　205
  3．ICD-10における素行障害概念　209
 II．素行障害とその併存障害の展開 ······················210
  1．外在化障害と内在化障害　210
  2．素行障害の病因について　212
 III．素行障害治療における精神療法の可能性 ··············214
  1．素行障害への精神療法の難しさ　214
  2．思春期年代の思春期発症型素行障害　216
  3．小児期年代の小児期発症型素行障害　217
  4．思春期年代の小児期発症型素行障害　218
 まとめ ··219

第三部　子どもの心の治療（精神療法を中心に） ········ 221

第12章　思春期前半期の子どもの診察中の困難 ········ 223
　I．思春期前半期とはどのような年代か ················223
　II．診察中に出会う思春期前半期患者の「困った反応」········226
　　1．診療への非協力　227
　　2．問題および症状の否認　227
　　3．論争的ないし軽蔑的な姿勢　227
　　4．過度の期待としがみつき　228
　　5．診察室内で暴れる　229
　III．困った反応への対処 ·····························229
　　1．自律性を剥奪される恐れに基づく亢進した両価性への対処　230
　　2．自己の脆弱性を防衛しようとする自己愛性の高さへの対処　231
　　3．外界の対象に対する過大評価への対処　233
　　4．心得ておくべき注意　233
　IV．逆転移について ································234

第13章　エビデンスに基づく子どもの精神療法 ········ 237
　I．今なぜ精神療法のエビデンスか ···················237
　II．精神療法の意義の再構築が必要な現代 ·············239
　III．EBMにおける精神療法の現在と明日 ··············243
　IV．今児童精神科医がなすべきこと ···················246

第14章　児童精神科における入院治療 ········ 249
　はじめに ··249
　I．児童精神科入院治療の適応 ······················249
　II．入院治療の構造 ································250
　　1．病棟の物理的・社会的構造　251
　　2．治療技法　252
　　3．治療スタッフ　253
　　4．仲間集団　253
　　5．病棟規則　255

Ⅲ. 入院治療の時間経過 ･････････････････････････････････ 255
　　1. 過剰適応型経過　256
　　2. 受動型経過　257
　　3. 衝動型経過　257
　Ⅳ. 入院治療モデル ････････････････････････････････････ 258
　　1. 不安・恐怖モデル　259
　　2. 強迫モデル（摂食障害を含む）　260
　　3. ヒステリー・モデル　261
　　4. 愛着障害／境界例モデル　261
　　5. 発達障害モデル　262
　　6. 精神病モデル　263
　おわりに ･･ 263

第15章　子どもの強迫性障害への力動的精神療法の意義 ･･･ 265
　はじめに ･･ 265
　Ⅰ. 外来治療における力動的精神療法 ････････････････････ 266
　　症例1　A子（初診時小5女子，OCD発症は小5）　267
　　症例2　B子（初診時中2女子，OCD発症は中1）　269
　Ⅱ. 入院治療での力動的精神療法 ････････････････････････ 271
　　症例3　C（初診時中2男子，OCD発症は小6）　272
　おわりに ･･ 274

第16章　子どもの入院治療における精神療法的観点 ･･････ 275
　はじめに ･･ 275
　Ⅰ. 子どもの精神療法は何に作用するのか ･･････････････････ 275
　Ⅱ. 子どもの精神療法における折衷性について ･･････････････ 277
　Ⅲ. 症例A（初診時中1の男子，強迫性障害）･･････････････ 281
　　1. 成育歴　281
　　2. 家族歴　281
　　3. 現病歴　281
　　4. 診断・評価　282
　　5. 治療経過　282
　　　a）第1期　282
　　　b）第2期　284

         c）第 3 期　286
         d）第 4 期　289
      まとめ ……………………………………………………291

第 17 章　児童思春期臨床における精神療法 …………… 295
   I. 児童・思春期精神疾患のとらえ方 ………………………295
      1. 児童・思春期精神科診療の現状　295
      2. 子どもの心の問題と精神疾患の相互関係　296
      3. 子どもの精神疾患の発現機制の理解　298
   II. 思春期の心の特性：第二の個体化 ………………………301
      1. 思春期前半の男子の「第二の個体化」　301
      2. 思春期前半の女子の「第二の個体化」　304
      3. 思春期後半における「第二の個体化」　306
      4. 第二の個体化という概念の治療論的意義　308
   III. 思春期の精神科治療と精神療法 …………………………309
      1. 思春期の精神科治療の構造　309
      2. 第二の個体化を考慮した治療について　311
      3. 思春期の治療の折衷性と総合性について　314
   IV. ケースに見る思春期精神療法 ……………………………315
      1. ケース A（女性，治療開始時 14 歳）のプロフィール　315
      2. 治療経過　316
         a）第一期　316
         b）第二期　317
         c）第三期　318
         d）第四期　319
         e）第五期　321
   V. まとめ：A の治療を通じた児童思春期の精神療法 ………322

第四部　子どもの心の臨床現場と専門家の育成 ………325

第 18 章　子どもの心の専門医をどう育てるか ………… 327
   I. なぜ今「子どもの心の専門医」なのか ……………………327

Ⅱ．これまでの精神科医／小児科医と「子どもの心の専門医」‥‥329
　　Ⅲ．「子どもの心の専門医」育成のための体制作り ‥‥‥‥‥‥331
　　Ⅳ．「子どもの心の診療医」の三層構造 ‥‥‥‥‥‥‥‥‥‥‥332
　　Ⅴ．レジデント研修の一例（国府台病院の場合）‥‥‥‥‥‥‥336
　おわりに ‥‥‥‥‥‥‥‥‥‥‥‥‥‥‥‥‥‥‥‥‥‥‥‥‥‥341

第19章　子どもの心の診療と連携 ‥‥‥‥‥‥‥‥‥‥‥‥343
　　　　　　―地域に必要なネットワーク―
　　Ⅰ．子どもの心の診療の現在とその課題 ‥‥‥‥‥‥‥‥‥‥343
　　Ⅱ．児童思春期精神医療の特性としての連携 ‥‥‥‥‥‥‥‥345
　　　1．地域対応システムの構築　346
　　　2．連携システムの実践の試み　349
　　　3．地域関係機関は連携システムを求めているのか　350
　　Ⅲ．子どもの心の診療拠点病院構想と地域連携 ‥‥‥‥‥‥‥352
　　まとめ ‥‥‥‥‥‥‥‥‥‥‥‥‥‥‥‥‥‥‥‥‥‥‥‥‥‥355

第20章　児童思春期精神科病棟の現状と課題 ‥‥‥‥‥‥‥357
　　Ⅰ．今なぜ児童思春期精神科病棟なのか ‥‥‥‥‥‥‥‥‥‥357
　　Ⅱ．児童思春期精神科病棟の潮流 ‥‥‥‥‥‥‥‥‥‥‥‥‥359
　　Ⅲ．児童思春期精神科病棟の現状 ‥‥‥‥‥‥‥‥‥‥‥‥‥361
　　　1．全児協正会員施設の分布　362
　　　2．入院対象疾患　363
　　　3．入院時年齢と性差　364
　　まとめ：児童思春期精神科病棟の明日 ‥‥‥‥‥‥‥‥‥‥‥366

文献　　　　　369
初出論文一覧　379
索引　　　　　381
あとがき　　　384

序　章

深き森を往く道はあくまでも冥い

　児童精神科医として，精神的な危機や疾患を抱える子どもと出会う日々の中で感じ，かつ考えてきたことの一部を，思いつくままに述べることで，読者に対する本書へのいざないの章としたい。

　この国の子どもは今，幸せなのだろうか，不幸せなのだろうか。新聞では「いじめ」や「自殺」や「不登校」といった子どもが不幸な思いをした様々な出来事がたびたび報道される。これらは現在の子どもが不幸であることを示す証拠，あるいは根拠としてしばしば利用される。しかし子どもが不当に扱われたことが連日のようにニュースとして登場するこの国の現在は，一方では歴史始まって以来，最も子どもが大事にされている（そして大人のものわかりがよい）時代であるとする見方もそれなりの真実味がある。

　児童精神科外来の診察室までようやく連れられてきた子どもの横に座った親は，たいていの場合，子どもの問題の原因として，「私の子育てが原因だと思います」とか，「私の愛情が足りなかったんです」と言う。あるいは，「学校の先生が理解がなくて」とか，「ずっといじめられてきたんです」と。そして，それを聞いている子どもの大半はどこか遠くを見る目をして無表情であり，親のその言葉に同意しているのか，あるいはそれを否定しているのか外からは見てとれない。このような多くの親子に共通する診察室での情景は，ある特異な親子の状況というのではなく，この時代共

通の親子像や子ども観を表現しているように感じられてならない。

そして心に浮かぶのは，「この子どもは今，幸せなのだろうか，不幸せなのだろうか」という疑問である。

●Aの場合

不登校が原因で外来に通院する中学3年生の男子Aは，中2の1学期までごく一般的な中学生であったという。やや小柄で神経質な面もあったというが，それとて他の子どもと比較して著しく偏った子どもということではなかったらしい。多くはないが複数の親しい友人もおり，それなりに学校生活に適応しているように見える子どもであったという。

そのAが2学期のはじまりの頃から毎朝の登校準備がスムーズに進まなくなり，トイレに1時間も入ってなお腹の調子が気になり，苛立ちながら登校していくようになった。下校すると学校のものはいっさい玄関先に放り投げて居間や自分の部屋には持ち込まず，洗面所に直行し，石鹸で手を何十分も洗い続けるということを始める。そんなことが1ヵ月以上も続いたある朝，Aは登校すべき時間になってもトイレから出てこず，ようやく出てくると自分の部屋に入って閉じこもってしまった。異変を感じた母親が部屋の前に行き，恐る恐る身体の具合でも悪いのかと尋ねると，中から「うるさい」と怒声が返ってきた。

この日を境にまったく登校しなくなったAから，より多く外界へ目を向けたそれなりに中学生らしいそれまでの姿勢が消え，母親にやたらと多くの要求をするようになった。身体の不調を訴えて母親に甘えていくかと思うと，「クソババア！」と罵倒し，暴力を振るうといった，矛盾した態度をしばしば見せるようになった。同時にAは父親の動向を非常に気にするようになり，父親が帰宅するとほとんど自室から顔を出さず，母親に用があると「アー！」と大声で奇声をあげて知らせるのである。父親は何度もAと話そうと試みたが，Aは父親を自室に入れようとせず，父親がドアの向こうで話しかけるのに対してまったく反応しなかったという。

さらに，それまでにも増して手洗いへのこだわりが目立つようになり，母親に手伝わせて手を洗い続け，母親の介助が気に入らないと暴力を振るうという

ことが増えていった。こうした事態が続く中で，両親は児童精神科の受診を決意した。

●親離れをめぐる危機としての不登校 ・・・・・・・・・・

　こうした経過は不登校の子どもでよく見られるものであり，いわば一般的な不登校の経過といっても過言ではない。子どもは学校を欠席するだけでなく，そのほとんどが退行（幼児返り）し，母親に矛盾に満ちた依存を示す一方で，父親を避け遠ざけようとする。

　思春期にまで成長してきた子どもがこのような幼い姿を示すわけだが，筆者はそれを，すべての思春期の子どもに共通の，ただ心のカバーを1枚めくった姿にすぎないと感じる。思春期とはまさにこうした幼児の心の一部が再び盛り上がっている年代なのであり，そのような幼児性の部分的再現は，幼児期に荒削りに削り出された自我の原型を「パーソナリティ」というある程度完成した作品の域にまで高めていく取り組みの機会と心理的エネルギーを与えてくれる合理的な成熟過程なのである。

　そのような生(なま)の幼い心が1枚のカバーで覆われることで，思春期の子どもはそのような心性が内在しているという事実をあらわにせずにふるまうことができる。そしておそらく幼児期とは決定的に違う点として，思春期の子どもは，学校や仲間集団という外部の人間関係とそこでの活動を，内面の葛藤を覆い隠すカバーとして利用することができるという能力をもっているのである。そのために，この年代の子どもは外の世界に過剰に入れ込み，過剰に適応し，そのことで支えられているという実感を，親以外の対象から得ることができるのである。

　ところが学校活動で失敗する，仲間から孤立したり攻撃対象になったりする，学校で恥をかくといった出来事によって，家庭外の世界での適応に失敗すると，子どもは外界からの支持を失って家族に急接近する。そうなると，それまで家庭や親への心の傾斜を隠していたカバーははぎ取られ，幼い願望が噴出し始める。不登校の始まった中学生たちが共通に見せる幼児返りと家族への葛藤に満ちた急接近は，このような精神力動として理解

できると筆者は考えている。
　まさに，思春期とはこのような危ういバランスの上に立っている年代なのであり，この年代で親離れという前進的な成長運動のベクトルを維持できなくなるということは，子どもにとってきわめて重大な危機を意味することなのである。

●B子の場合

　はじめて児童精神科を訪れたときの中学2年生のB子は明らかに常軌を逸した痩せぶりの少女だった。心配そうに寄り添う母親によりかかるようにしながら，B子はすがるように母親をみつめ続け，話しかける筆者には冷たい警戒するような目を向け，質問には感情のこもらない声で最小限の答えを返すのみであった。
　「もっと痩せたい」とクラスの女子3人で始めたダイエットだが，2人の友人は挫折したのにB子だけがうまく体重減少が続き，結局そのダイエットが止まらなくなってこの状態になったのだと母親が代弁する。痩せたいと熱望し，この体重でなお太りすぎていると確信し，少しでも食べすぎた（実際には雀の涙のような量にすぎないのに）と感じると，パニック状態になって吐き出すということを，数ヵ月間にわたってB子は続けてきたのだという。その間に，もともとは身長150cmの小太りな体型で，50kgほどあった体重も33kgまで減少してしまったと，母親は涙ながらに語るのだった。
　このような状態は神経性無食欲症と呼ばれる摂食障害の一つであり，治療に手間取ることの多い困難な問題である。一応，過剰な減食や極端に偏った食事内容による身体の危険を説明するが，深刻な表情が増すのは母親のほうだけで，B子は無関心そうに表情を崩さない。そこで筆者は問題が深刻化していった場合の医療的介入（「ドクター・ストップ」とB子には表現した）の基準を話し始める。このときはさすがにB子の表情はいくぶん緊張した。筆者はこの問題が単なるダイエットの失敗とは思えないこと，背後には大切な心の課題がきっとあるだろうということを伝えた。
　こうして始まったB子の治療だが，結局体重は29kgまで減少し，約1年半

に及ぶ入院治療も経験した。その最低の体重の頃，入院中のＢ子は治療に激しく抵抗し，栄養摂取の増加を拒んだ。その姿は過剰に自立的であろうとし，食欲という最も生理的かつ本能的な欲求をも完璧にコントロールしようとしているかのようだった。

　変化は突然訪れた。経口的栄養摂取をあきらめた筆者が「ドクター・ストップ」と告げてＢ子の最も拒んでいた点滴を開始したところ，当初Ｂ子は涙を流して嫌がったが，日を経るにつれて雰囲気が柔らかくなっていき，面会に訪れる母親をベッドに上げて添い寝をしてもらったり，看護者の援助を素直に受け入れたりするようになっていった。

　そうした変化が生じてきてからは，筆者とのベッドサイドでの会話にも柔らかさが出現し，どんな感情を経験したかという問いにも答えを返してくるようになった。そこで浮かび上がってきたのは，より自由に自分を表現できる姉をもつＢ子が，いつの頃からか姉と同じように要求してはいけないという強い禁止を密かに心の中にもつようになったということである。それを聞いていると，「自分は我慢ばかりしている」と思っているが，実は母親に甘えてわがままを言いたいという願望を人一倍もっている子どもというＢ子像が，筆者の中で徐々に形成されていった。

　自分から食事もある程度摂取できるようになり，体重が33kgを超えて増加し始めると，堰を切ったように食欲が表にあらわれ，Ｂ子は「食べたい」と「食べすぎたくない」という感情の間を揺れ動きながらも，確実に体重を増していった。体重が45kgを超えたとき「食べたくない」という減食行動が再現したが，それもあまり長続きせずに通過した。Ｂ子は食事の量と内容にかなり頑固な制限を設け，体重を48kg前後で固定しようとしてほぼ成功している。この間に，Ｂ子が２歳から３歳の頃，母親が実家の状況などの原因で抑うつ状態となり精神科治療を受けていたという事実が，母親から筆者に告げられている。

　この治療は，Ｂ子が高校進学を決め，「いつまでもこんなことやってられないよ」と言いながら，一方で治療を入院中と同じように続けてくれるかを執拗に確認しながら退院することで第一幕を閉じた。

●親子共生の見果てぬ夢

　B子との交流を通じて筆者は，思春期の子どもが何をあきらめて何を得ようとしているのかをいつも考えていた。神経性無食欲症は「女性性の拒否」であるという古典的公式がかつてあった。その正否はさておき，神経性無食欲症の子どもの心の特徴の中では，欲求や衝動に対する自己コントロールを完全なものにしようとすることへの没頭ぶりが最初に目につく。すなわち，何でも自分で決定し，他人の考えに影響を受けないという姿勢を顕示し，食欲の抑制はいわばその最も効果的な表現であるかのごとくである。神経性無食欲症の子どもはそれを体現できていることに有頂天になっており，自分は今なら何でもできるという万能感に浸っているようである。

　医療関係者と出会う診察場面は，まさにこの盛り上がった自己コントロールと自立への入れ込みを邪魔する存在の登場するときである。しかし，なぜこの少女たちはこんなにまで「主体性」と「自立」に入れ込まねばならないのだろうか。この問いへの回答は，この子たちの自立への入れ込みが実に矛盾に満ちたものであること，すなわち主体的であろうとすればするほど（つまり「痩せれば痩せるほど」）身体的危機が深刻になり，親をはじめとする大人の介入が必至になるという現実にあると思われる。おそらくこの思春期の少女の過剰な自立への入れ込みの背後には，非常に強い依存への渇望があるのではないだろうか。神経性無食欲症の少女はB子がそうであったように，主体性を強烈にアピールしながらいつでも母親にすがるようにして密着していたがる。しかしこの密着はたいていの場合，母親を激しく非難・攻撃しながらのそれであり，突き放したり踏みにじったりという形式をとった甘えとしてあらわれてくるようである。そして治療がうまく進行すると，制限を加えられたのを機に，B子もそうであったように急速に甘えや依存の感情があふれ出してくるのである。

　この強い依存欲求が潜在化していたB子の心性は，抑うつ状態に沈む母親に対する依存欲求を「悪いもの（母親を壊すもの）」として抑え込み

続け，姉よりも，母親のよき理解者であろうと背伸びし続けたに違いない幼児期の体験との関連から推測できる。思春期の到来は，これ以上この矛盾を抱えて前進することの危険を知らせるかのように，拒食行動を生じさせ，Ｂ子がこの問題と取り組み解決するチャンスを与えてくれたのである。Ｂ子の心の健康度が比較的高かったことも幸いして，この治療はＢ子の再出発の決意を育て，適度に依存欲求を減らし，そのことでむしろ甘えを表現できるようになるという心の自由さを増加させることにある程度成功した。

　しかし，この神経性無食欲症への介入はいつもＢ子のような幸いな展開を示すとは限らない。一度噴出してきた依存欲求がとどまるところを知らず母親へのしがみつきを遷延させ，「大人になりたくない」という幼児的な母子共生の水準に子どもの心性を固定化させてしまう場合も，実際には稀ならず生じているのである。

●新たな時代の親子関係への視点

　こうしてＡとＢ子の疾患とその治療経過を振り返ると，この時代の子どもにとって自立（親離れ）とはなんとデリケートで困難な課題であることかと，今さらながら粛然とせざるをえない。

　たしかに時代が「親子共生」を一つのライフ・スタイルと呼べるまでに一般化させてきたという側面も否定できない。核家族化が進み，「家」よりも「個人」が優先され，何よりも「人権」が基本原理とされるこの時代の親子の在り方が昔と違ってくるのは当然であり，現代における親子共生の傾向を否定的なものとしてのみとらえることは臨床家として大きな過ちを犯すことになるだろう。

　現代という時代の空気の中で，子どもは個人として大切に育まれ守られており，何といおうと以前の時代より多くの子どもが幸せそうに見えることはたしかである。しかし一方で，ＡやＢ子の思春期の危機に見られたように，そこには大きな問題があることもまた事実である。

　医療のみならず福祉や教育など，親と子どもに関わる諸領域の専門家に

とって，公平な偏見の少ない目でこうした現在の親子事情を見守り，子どもが新たに背負うことになったこの時代特有な親子関係がはらむ様々な課題をめぐる心理的取り組みの挫折ないし膠着状態として個々の疾患を理解し，その解決のために親子双方に向けて多彩な援助の手を差し伸べるという姿勢が，今ほど求められているときはないといえよう。

●自立の危機としての諸現象

近年わが国では，義務教育期間の子どもの不登校が増加し続け，特に中学生では，「学校ぎらい」という理由で年間30日以上長期欠席した不登校の子どもは，2010年には全国平均で2.74％であった。統計上のピークは2007年の2.91％なので，この数十年のわが国で最も高い水準の不登校発生率が2001年以降現在まで続いているという理解が可能である。

貧困を中心とした家庭の事情で義務教育を受けられない子どもが皆無に近いこの国にあって，子どもは個人的な内面の状況や，「いじめ」などの家庭外の人間関係，家庭の不安定さなどを理由として，学校という社会的な場を利用することを拒否あるいは回避するということが今やここまで増加し，一般化したのである。

不登校ばかりではない。ときどき小中学生の自殺が報道されるように，子どもの自殺は繰り返し発生している。子どもの自殺報道は例外なく「いじめ」が原因であると主張し，子どもの「自殺」イコール「いじめ」という図式が常識として確立されているようである。

一方，少なからずの中学や高校の年代の子どもが家族に絶望して，非行集団の一見緊密な人間関係に支えを求めて接近し，暴力や性あるいは薬物乱用の世界に踏み込んでいく。

近代における子どもの「親離れ」劇は，子どもが親を中心とする家族の中で生を受け，幼児期には主として家族の中で育まれ，義務教育期間に入ると発達支援の主要因が家族から学校や仲間にシフトしていき，20代のどこかで子どもはひとまず一人で生きられる存在に至るという筋書きを基準に考えられてきた。

ところが現代の子どもにとっては，成長し親離れしていくというこの「親離れ」劇の過程がとてつもなく困難なものになっているように見える。支援者は情緒的，道徳主義的になりすぎずに，子どもの「親離れ」劇の進行を停滞させ妨害する現代特有な「心の危機」とは何かをとらえようとする姿勢が必須である。

●親への再接近

　幼児期的願望を主題とする内的なニードが再現し高まる思春期は，それを覆い隠して前進を続けるために，外の世界へ適応し，そこで受け入れられたいという願望が目立って高まる年代でもある。したがって思春期こそ，外の世界への適応という課題が「失敗する可能性」の最も高まる年代であるらしい。つま先立つようにして学校活動や仲間との交遊に適応しようとしている思春期の子どもは，そのつま先立ちが大きければ大きいほど，容易に外の世界で傷つき，些細な失敗を取り返しのつかない失敗と感じ，時を待てば通過可能であるその不遇な状況を，永遠に続く絶望と勘違いしがちである。こうして過大評価された挫折の体験によって，子どもは外界からの支援を決定的に失ったと感じるに至り，幼い頃のような救いと保護を求めて親（たいていは母親）に急速に再接近し，その結果として学校を回避し，家庭にひきこもるようになる。まさに「お家に帰る」，そして「ママといる」という幼児の気持ちの再現である。

　こうした親への再接近を促す要因には，学校の活動や人間関係における挫折の他に，学校との出会いのそもそものはじめから，その迫力に圧倒され萎縮してしまうことや，適応して支援を得ようと願う仲間集団や学校から拒絶され孤立させられることといった要因も関わっていることを忘れてはならない。

　萎縮した子どもは，周囲の様々な活動や自分への働きかけを怖い体験として受けとめ，うつむき，身を硬くしてその嵐をしのごうとする。そうして自らの前進的な発達のベクトルを守ろうとしているのであろう。しかし，周囲の激しさはしばしば耐えられる限界を超えて盛り上がっていく。

また，萎縮した子どものいかにもおとなしそうな姿が，周囲の子ども集団の攻撃性を刺激し，「いじめ」とされるような威嚇や，からかいの言葉と行動を誘導するかもしれない。

孤立を余儀なくされている子どもの場合には，自己中心的であるとか，乱暴であるとか，良い子ぶっているとかいった，その子どもの行動や対人関係の様式をめぐる個人的な特徴が排除の原因になったり，社会的差別が学校社会に持ち込まれたりしたものが考えられ，いずれも深刻な危機を子どもにもたらすことになる。孤立はたいていの場合「いじめ」と呼んでよいほどの集中攻撃や無視を伴っており，この年代の子どもたちの集団指向的な心性と関連した少数者・孤立者へのサディスティックな攻撃性に原因を見出すことができる。

こうした萎縮あるいは孤立した子ども，すなわち弱者あるいは少数者に対する「いじめ」は，関与した子どもにだけ責任があるといった単純な現象ではなく，大人社会の偏見と差別が子ども社会に持ち込まれた，まさに文化としての時代性を直接に反映した現象であり，大人にこそ重大な責任があるといえるものではないだろうか。ともあれ萎縮した子どもや孤立した子どもは，このようにして強い被害者意識とともに，親への再接近を余儀なくされるのである。

この親への再接近があらわれるタイミングで不登校が始まる場合もあるだろうし，学校にとどまって内的な格闘を続ける場合もあるだろう。しかし，不登校を開始する際の典型的な心の情景はおおよそこのようなあたりではないだろうか。

離れてきたはずの親への再接近は，親との関係をめぐる幼児期的な葛藤を覆い隠していたカバーを一挙にはぎ取ることになり，様々な幼児返り現象を発生させることは，A君の例で触れたとおりである。この親への再接近は決して安息を保証するものではなく，親に接近すればするほど主体性を剥奪される危機としての葛藤が強まり，親から遠ざかりたくなるという両価的心性を爆発的に高めることになる。

思春期における親への再接近は，緊急避難とはなりえても，長期にわた

れば，パーソナリティの発達過程に深刻かつ重大な影響を及ぼす可能性がある。

● 根無し草の願い

　前項では思春期における子どもの親への再接近という観点から不登校について触れた。すなわち，子どもが学校や仲間集団といった外の世界での適応に失敗したとき，分離しようと努めてきた幼い年代の家族との関係に再接近することで，家庭外の活動における挫折や萎縮，あるいは孤立に始まる心の危機を回避しようとしたダイナミックな経過として不登校という現象の一側面を描いてみた。

　それにしても，緊急避難の場としてとどまれる家庭があるということは，子どもにとってどんなに幸いなことであることか。

　保護してくれる家族のいない子どもや保護しようとする意志をもたない家族の中で育つ子どもは，学校やそこで期待される仲間集団という外界での保護や支持を求める気持ちが人一倍強いに違いない。そのハングリーさが必然的に具有する心の傷つきやすさを理解してくれる大人がいる間はよい。そして，親をはじめとする大人との関係を受動的に受け入れることのできる幼い年代なら，親代理の大人を受け入れられるだけ，状況には救いがある。しかし，大人との関係が両価性に満ちたものに変化する思春期に至ると，こうした子どもの心にも，支持してくれる大人に何やら胡散臭いものを感じてしまうといった，大人との関係性をめぐるこの年代特有な感情が優勢になる。そんなときの子どもは，大人から離れ始めた自分を「大人から見捨てられた」とか，「裏切られた」などと認知しやすいものである。特に実際にそれまで有効な援助を受けることの少なかった子どもにあっては，大人に対する信頼が薄く，容易にそうした不信をもちやすい。そのため，これまで親代理の機能を果たしてきた大人にも不信感をもち，離れようとする（通常の子どもなら関係を壊さない反抗ですむところだが）。

　かといって，どうしても思春期の子どもは一人では生きられない。

　そのため，保護してくれる家族をもたない思春期の子どもは，心理的な

保護と支持を，頼りにならない親はいうに及ばず，それまで依存していた教師や施設のスタッフや，あるいは公認の仲間関係に求めることでは収まらなくなり，より強力な一体感を提供してくれる人間関係を求めてさまよい始める。

こうした彷徨の中で，子どもはかりそめの一体感や保護を与えてくれる様々な人物と出会い，そのたびにその関係が永遠の安息を与えてくれるという幻想に没頭する。これが女子中学生の場合，それはしばしば異性への接近という形をとってあらわれる。

そのような女子にとっては，同年代の男子や年上の男性に受け入れられ慰められることが，思春期に至って以来，体験したことのなかった「安心」を与えられたと感じるらしい。すぐに彼女はその異性との親しい交流に熱中し始める。当然ながら，そのような感情を向けられ密着された男性は，この状況を「恋愛」もしくは「性的遊び」と理解し，当然ながら彼女に自立した大人としてのパートナーの役割を果たすことを望むか，あるいはひと時の性的パートナーとして彼女を扱うだろう。

そのような要求を向けられて，あるいは求められるままに性的関係を結んで，彼女ははじめて自分の求めるものがそのようなものでないとわかる。自分が求めていたのは，母親のように自分を「ただ抱っこして一緒に眠ってくれる」ことに他ならないのだと。その結果，彼女は恐れて，あるいは怒って男性から逃げ出し，そしてまたも裏切られたと感じることになる。しかし，一人になった彼女は再び孤立無援の自分と直面することになる。それが偽物の親密さであることを知りつつ，やはり男性との交流とそれに伴う性行動のかりそめの一体感に期待し，再び別の男性に接近していくのである。

このような女子における異性との交流が果たす役割の思春期男子版は，非行集団やさらにはアウトロー社会への加入ということになる。そこでの世を拗ねた不幸感の共有や，社会への怒りと反抗という志向性や，疑似家族的な一体感などが，新鮮な強い共感を生じさせるのである。

また薬物乱用の文化も，男女を問わず保護と支持を与えられていない子

どもの仮の拠り所となるようである。一緒に薬物を乱用する集団への帰属感と，薬物による陶酔感の両者が子どもを惹きつけるところに，この問題の困難さがある。

　いずれにしても，これらのいずれの様態も，保護されることの少なかった子どもの真の拠り所となることはなく，むしろより深く傷ついていく場合がほとんどであろう。

●救済のための究極の賭け

　子どもの自殺は周囲の大人たちに辛く深く長い精神的格闘を強いる。「いじめ」があったのではないか，いやあったに違いない，この子どもが死んでいるのが何よりの証拠と，報道機関は先陣を競って犯人探しに殺到し，死んだ子どもの親をはじめとする周囲の大人たちは犯人探しの御輿に乗せられる。そして，家庭外の居場所であった学校は「いじめ」なんてなかったと防衛に夢中になる。ときには家庭にこそ問題があったという反論がなされることさえある。いつも繰り返されるこのワンパターンな図式は，どのようにもがいても逃れえない生物学的現実としての「死」の受け入れ難さによるものだろう。

　人は親しい人間の死に直面するとき，その辛さから，誰もが道徳主義的に反応しようとする。そして，道徳主義は必然的に犯人探しを強いるのである。しかも話は子どもの自殺である。

　しかし，この犯人探しは真犯人を突き止める有効な手段となるのであろうか。そもそも真犯人とは誰のことなのだろうか。この点については，はじめに犯人に見える登場人物は，たいてい真犯人でないというサスペンスドラマの常識が的を射ているように思える。

　最近の子どもの自殺は，『子ども・若者白書』などによれば，十代前半には増減はほとんどなく，十代後半は現状維持，あるいはやや女子に増加傾向が見られるといわれている。おおまかな言い方ではあるが，現在の十代の自殺は戦後65年間で最も少ない水準を維持しており，同じ期間に不登校が中学生で3％ほどの出現率という高い水準を維持していることと対

比をなしている。どうやら不登校は，思春期の様々な切迫した危機とその結果としての絶望をひとまず緩和する緩衝材の働きを果たしているようである。現在，子どもの自殺は「いじめ」と関連づけて解釈される風潮にあり，学校という教育現場の在り方に焦点が当てられた議論が多いが，それは学校がもはや子どもの心身にわたる「保護と成長のための支持を提供する場」としての機能を失ってしまったということなのだろうか。そして家庭もまた，そんな学校に保護と支持を委ねるしかない，子どもを守り育む能力の減衰したシステムとなってしまっているのだろうか。

もしそうだとすれば，自殺は，学校や家族に「適切な保護と支持の確立」を切望した果てに絶望せざるをえなかった，子どもの怒りの叫びという解釈も可能である。

子どもはなぜ自殺するのであろうかという疑問について，多くの研究者が仮説を示しているが，概ねそれは周囲の人々に向けて，あるいは漠然と世界に向けて内的な苦悩をあらわし訴えようとする手段であり，また多くの場合に，死による救済，休息，再生などを得る手段という意義をもつものとされている。思春期の子どもは，一般に，30％前後というかなり高い比率で自殺願望をもっていると，種々の調査結果が示唆している。このような自殺準備状態ともいえる死への傾斜に加えて，例えば孤立やいじめといった負荷が不幸にも重なったり，うつ病や統合失調症をはじめ，種々の精神疾患が関与してきたりした場合に，子どもは実際の自殺行動に走ることになるといわれている。

俗説に「死ぬと言う人間は自殺しない」というものがあるが，精神科医の間ではこれは危険な誤解であるとされている。いうまでもなく，子どもがいきなり決定的な死へ踏み出すことは稀であり，繰り返し何らかの形の救難信号を周囲へ送り，それがキャッチされ，救いの手が差し伸べられるのを期待する迷いの時期が必ず存在している。

まだまだ経験不足な思春期の子どもは，危機に直面したり，それがなかなかすっきりと解決しなかったりすると，その苦悩が永遠に続くのではないかと早とちりして，絶望しがちである。そのような心境の子どもが救い

を求めて周囲にアピールしている姿が，繰り返し死をほのめかしたり，マイルドな自殺行動（自傷を含む）に走ったりすることなのではないだろうか。そして不幸にも，この救難信号が周辺の仲間や大人に理解されないと，自傷・自殺行動の頻度が増したり，手段がエスカレートしたりといった段階に進んでいく。それでもなお，適切な援助がなされないまま時が空費される状況が続くと，ついには現実のこの世界で救われることをあきらめ，「生まれ変わった新しい世界で救われる」とか「死の世界でゆっくりと休む」といった幻想にすべてを賭けて，死を選んでしまうのであろう。思春期の子どもは，こうした空想的な究極の救済を実在のものと容易に錯覚できるという特質をもっている。また，苦悩の元凶に対しての現実にはついに表現しようのなかった怒りを，自らの死によって強烈にアピールし，復讐しようとするという，屈折した自己投棄としての自殺も大いにありうる。

　このように，環境を含めた子どもの特性によって死へのぼりつめていく過程は様々であるが，いずれの場合にも当初はわざとらしいこれみよがしの自傷行為を繰り返す子ども，軽々しく自殺願望を口にする子どもとしか見えない場合も多いのではないだろうか。その一方で，経過中の苦悩の表現や救難信号が非常にかすかであり，自殺が実行されてはじめて，周囲の人間はその深刻さに気づかされ，支援を求めてくれなかったことに大きな衝撃を受けるといった場合もある。

　救済を求める自殺も，怒りの表現としての自殺も，子どもにとって大きな一世一代の賭けであり，それが意識的であろうと無意識的であろうと，最後には「この世」の人間，特に周囲の大人がこの苦悩を理解し，救いの手を差し伸べてくれるという希望に一縷の望みをかけて，子どもは生命を投げ出すのだろう。まさに，周囲の大人の本気さを試す究極の悲しい賭けであるとしかいいようがない。

●私的戦後史小景における子ども

　ここまで思春期を山場とする子どもの親離れの過程に生じる問題点につ

いて述べてきた。そこでは，親から離れ始めた子どもたちの苦悩や戸惑いを取り上げてきたつもりである。この子どもたちの経験とそこにおける感情は，まさにそのまま私たち現在の大人が，どのような親離れのストーリーをもって子育てに臨んでいるのかという問題に連結していく。

現代の親は，例外を除いて大半が 1945 年 8 月の太平洋戦争終戦以降に生まれた年代であり，今や大人社会の中心をなすのも，終戦当日にそれを記憶できないほど幼い年齢であったか，あるいはそれ以降に生まれた年代の人間である。わが国の現在は，文字どおり「戦争を知らない子どもたち」が営む社会となっている。

筆者は「団塊の世代」と呼ばれる 1948 年生まれであるが，この年代にとって，戦争は文字どおり過去のものであった。しかし筆者の世代にとって，「さきの戦争」はついこの間の出来事であり，周囲の大人たちがその影を色濃く引きずっていることを，小学校に入学する年頃には，はっきりとわかっていたように思う。そこでは「戦争を忌避し，平和な国際社会を築き上げるために」大人たちは絶えず戦い続けていたように見えた。今から思えば，敗戦を境に価値観を逆転させた相似的な社会観や人間観を「戦い」という共通のキーワードに込めて語っていただけなのかもしれないが，大人社会には熱い理想や情熱があると私たち子どもには思えた。60 年安保闘争の日々，地方の小さな町の小学生だった私たちは，意味のわからぬままにスクラムを組んで，校庭を「安保反対，安保反対」と練り歩く遊びに熱中した。

しかしその 1960 年頃を境に，わが国の社会は大きく変化し始めたように思える。最初から平和が前提として存在しており，大量消費が当然とされ，わが国が世界の「先進国」の一つと迷いもなく語れる社会へと急速に変化し始めたのである。まさにもはや戦後ではないというわけである。その後，現在までのわが国の社会的歩みは，知ってのとおりであるが，その間の子どもの世界，あるいは大人 – 子ども関係の変化には，予想を超える大きなものがあったといってよいだろう。

現在の子どもは，まさにこれまでのどの時代の子どもより，親離れする

ことに長い時間を使うようになった。大学卒業を基準とした高学歴は当然のものとなり，しかも大都市への人口の集中化や，交通機関の驚異的発達の結果もあって，親元から通学できる条件が広がったことから，子どもが親の元にとどまる期間はいやが上にも長くならざるをえない。

　また，親が親子関係を友達関係モデルにしたがって作っていくという傾向も，現在の親たちには普通に見出される特徴であるらしい。少ない子どもを，友達のような近い距離で，大人と同じ扱いをしながら育てていくという子育てのスタイルは，現在よく見ることのできる，比較的柔らかで気楽な「友達感覚の親子」につながっている。そうした親子関係は子どもにとって，親と一緒の生活が青年期になっても不快なものにならずにすむということになっているのかもしれない。このような親子関係こそ，親子が互いによい親・よい子どもを必死に演じるところになりたつものであり，子どもの自己愛を幼児期の質と量に長期間とどめる機能を果たすばかりでなく，親もまた子どもの高い自己愛性を通して，己の自己愛を高く保持できるという相互依存的な結びつきを維持させる原動力となっているのではないだろうか。

　現在の子どもの多くは，わが国の過去の時代の親離れに見られたような，親との鮮烈な葛藤や親子関係の社会化した形態ともいえる因習との戦いとは無縁に，「穏やかでゆるやかな親離れ」を実現しているように見える一方で，決して少ないとはいえない親子があるとき突然に親子の分離をめぐる深刻な危機と遭遇することになるのもまた事実である。忘れてならないことは，こうした現在の大人 − 子ども関係を偶然の偏りや過ちと見るのではなく，私たち日本人が現代史の大きな流れの中で必然的に作り上げてきたものととらえることの大切さであり，時間の逆戻しで解決するものではないと腹を据えることではないだろうか。

　良くも悪くも，新たな歴史と文化はここから始まるのである。

●剥奪されるギャング体験

　親離れというプロセスは，子どもにとってこの世に生まれたその日から

始まる不断の営みであるとはいえ，そのプロセスにも山場がいくつかある。その代表的な一つが，思春期の入り口ともいえる小学校高学年から中学生年代にかけての時期（10歳から13歳くらいまで）とすることに異論はないだろう。この時期の，「親への関心」の増加と「親離れの推進力」との間の両価性についてはすでに述べたとおりであるが，この両価性をめぐる葛藤を支え，子どもの不安を和らげる働きをしているのが，自然発生的な仲間集団との交流，すなわちギャング体験なのではないだろうか。

この年代の子どもの大半は，群れることを好み，個性を抑えて仲間と同じであることにこだわり，異質なものを残酷に排除するという性向を示すようになる。大人は，（自らも通過したはずの）この年代のファシズムをも彷彿とさせる集団主義的均一性に嫌悪感をもつ前に，この年代の子どもにとって，親に依存できた人生の幼年期を捨てることがどんなに心細く憂うつな作業となっているかを思うべきである。

子どもは本能的に知っているのである。親への依存にとどまることに明日はないことを。そこには，摂食障害や家庭内暴力や強迫症状などを背負いながら家にとどまり続けねばならず，親に全面的に頼りながら，その一方で親や社会をうらみ続ける生活があるだけだということを。この年代の子どもは，集団を作って身を寄せ合い，自分を守ろうとする体験を十分に経ることではじめて，自分の個性作りに向かうことができるのである。しかもこの個性作り（自分作りといってもよい）の取り組みは孤立してできるものではなく，個性の道標ともいえる「理想」を共有し合う友人，すなわち親友が必須である。このような親友との友人関係が成長に伴うギャング集団の新たな次元を意味しているのだろう。もちろん，そこにはギャング集団の特性はわずかしか残っていない。

現在の子ども事情を見ると，思春期前半の群れることで前進を確保し合うギャング体験を，子どもが十分に保証されているとは思えない。歴史上のファシズムとの同一視から群れることに嫌悪を感じる「政治」的ないし「社会」的感性も理解できないわけではないが，個人の心理的発達史にあっては，このギャング時代を十分に経てこそ，個人の個性と主体性は育

つのである。

　一方，大人にすれば，子どもが集団を作り，そこに入れ込むということは子どもの心が見えなくなることに他ならない。ギャングを形成した子どもは大人の詰問に対して，集団で反論したり嘘をついたり，あるいは，算を乱して逃げ出したりするものである。親はもとより，一般的に大人の権威は集団をなした子どもから相対化され，子どもは大人に正直であるよりはギャング仲間や親友への忠誠を優先する。

　大人にとってはそれが認めがたい。ギャング体験は純真で素直な子どもからその子どもらしさを奪い，徒党を組んで悪さをするような子どもに誘導する「非行の巣」というわけである。そこで大人は，子どもがギャングを形成しないように子どもの時間を管理し，可能な限り子どもを家族や学校という枠の中にとどめておこうとする。学校の秩序を守るためであるといおうと，子どもを非行から守るためといおうと，子どもを受験勉強へ集中させるためといおうと，子どもが仲間集団を形成し，子どもだけで身を寄せ合うというギャング体験を奪うということは，まさに子どもの親離れの能力を奪うことにつながっていくと筆者は感じている。まさに「角をためて牛を殺す」のたとえである。

●親と子の自己愛の行方

　子どもが親離れしていく過程は，親と外の世界との間を絶え間なく往復しながら，徐々に進行していくものである。この過程の最中にある子どもの矛盾に満ちた一瞬一瞬の姿を「この頃，うちの子は反抗的で」と大きく受容し，状況を全体として肯定的にとらえてくれる親の存在のもとでこそ，親離れはうまく展開するらしい。

　子どもの親離れに対するこのあきらめとも悟りともいえる受容的心情は，親にとって決して容易に到達できるものではない。子どもの手触りがわからなくなり，親の価値が相対的に低くなり，子どもの親への従順さが失われていき，親の知らないところで子どもが傷ついたり汚されたりする可能性が増加することは，親にとって耐え難い苦痛である。

子どもは，親が自らの人生を託すという意味で親の自己愛の「継承者」であり，親自身の自己愛と重ね合わされた「分身」でもあるという側面を避けがたくもっている。特に現代の少子化社会にあって，子どもはより直接に親の果たせなかった夢を託された，代理的存在となりやすいように見える。子どものためと称して有名幼稚園や小学校の受験準備に幼い子どもの手を引きずるように握って奔走する親の姿は，このような現在の親と子どもの関係をよく象徴している。こうした親の期待は子どもが親に従順に従い，親の夢を自分のそれと思ってくれるという状況に依存して成り立っており，子どもの自我が育っていけば，当然危うくなる，いわば砂上の楼閣にすぎない。

　また子どもが，親の未解決な幼児的依存欲求の受容者として機能することがある。当然ながらそれは，一方の親が他方の親に強い依存欲求を向けることから始まっているのであろう。すなわち結婚自体が，男性か女性どちらかにとって，親代わりの依存対象を求める行動であったような場合である。そんな二人の間に子どもが生まれると，思うようにならないパートナーよりも，子どもに依存対象をシフトするということがよく起きてくる。このような様式は圧倒的に母親に多いものである。父親が依存的な心性の強い場合には，むしろその依存対象は妻であり，生まれた子どもに対してはむしろライバルとして敵視し，嫉妬するようになることが多いと思われる。

　また別の親側の状況として，子どもの誕生を，自らの能力が損なわれ，自由を奪われる出来事として体験している場合がある。特に社会の一線で活躍している女性が子どもの親になるとき，こうした心情は必ずといってよいほど生じるものであり，子どもの母親となることが求める圧倒的な受動的役割を，被害感少なく引き受けることができるかどうかを迫られる。この葛藤が未解決な母親から「親の自由を奪った存在」として認知された子どもは，しばしば母親の自己愛の代走者であることを強いられ，自慢の装飾品という役割を引き受けざるをえなくなる。父親にも同様の自由を奪われたという被害感が生じることは多いが，その場合，母親と違い，父親

はあたかも独身者のような自由さに固執して，家庭を顧みないという回避的な姿勢が生じるように思われる。

　思いつくままに列挙した以上のような子どもに対する親の心情は，子どもの出生によって子どもに託されることとなり，また子どもの出生によって脅かされることになった親の自己愛を，親自身がどの程度まで解決できるかという課題に集束していくだろう。子どもに託した自己愛は所詮夢にすぎないが，子どもが幼く，子育てへの圧倒的な没頭と献身が親に求められる時期には，このふくらんだ自己愛こそ親の自己犠牲をも可能にする圧倒的な力となっているのである。しかし，いずれ親は子どもに託したこの自己愛の夢から覚めねばならない。子育ては，始まってまもなくより，子どもが一人の生身の存在であり，決して親の夢が作り出した幻影ではないことを親に直面させ続けるプロセスでもある。Mahler(1975)が子ども側のこのプロセスを分離－個体化過程と呼んだことはあまりにも有名である。

　そして思春期こそ，子どもが言葉と態度で「僕は（私は）親の所有物ではない」という叫びをあげる，親離れの峠と呼んでよい年代であり，親にとっては「もはや子どもは手を離れた」と納得するための長い迷いの期間でもある。

　子育てを通じて進行する親の自己愛の盛衰は，子どもの自己愛の行方と大きな関わりをもっている。両者の自己愛は互いを映し合う鏡のように強く影響し合いながら，同時に各々の独自の進路を見出そうと格闘し合うという側面を避けがたくもっているようである。親側の子どもに託した自己愛が大きければ大きいほど，子ども側の自己愛が現実生活の展開の中で鍛えられ，現実と融和していく経過を妨害してしまい，親子だけの双子星のような閉鎖系の中で相互の自己愛を持続させようとする心性を親と子の双方に生じさせることになる。このような親子関係のもとで子どもが思春期に入っていく経過は，両者にとって危機的なものとなるだろう。

　すなわち親は，日々感じさせられる子どもの親離れの息吹きや，増大し始めた個性のきらめきを恐れ，いつまでも親だけをみつめ，親を求め続ける幼児として子どもを扱おうとする。それに対して子どもは，自らに託さ

れた親の夢の二義性（「りっぱな大人になってほしい」と「いつまでも子どもでいてほしい」）を破壊することへの罪悪感を強くもちながら、その一方で自分が親の掌の上で踊るしかない主体なき存在であると感じる強い無力感や怒りによって、親にこだわり続ける。

　そんな子どもの様態の典型像が、家庭にあっては親離れできぬままに親に依存し、同時に膨大な要求を発し続ける猛々しい暴君として親を支配していながら、家庭の外に一歩出れば、過度に臆病で内気な姿勢しかとれないという青年である。そしてもう一つの典型像は、思春期の入り口に至る頃には親離れの努力をまったく放棄し、親の支配に従順な姿勢を示しながら、一方では親の期待どおり現実的に努力することをことごとく回避し裏切り続ける受動攻撃的な青年の姿だろう。

●この冥い道を進もう

　現代における子どもの親離れをめぐる情景はそのまま親側の子離れの情景でもあるということをここまで述べてきた。問われているのは、紛れもなく親自身が自己形成史との率直な直面を通して、わが子の親離れを受容できるかどうかである。それへの回答は、大人がなすべきは何かという道徳主義の水準での建前では断じてない。親である自分には何ができるかという個人の水準での誠実な自問をつきつめていくところで進行する子どもの成長そのものである。現代の大人は子どもにすり寄り、ものわかりのよい大人であろうとして、結果的に「子どもが子ども時代を子どもらしく生きる」という当然のことを奪ってしまった。しかも、それは大人が自身の親離れの課題を棚上げにしてきた結果でもある。

　すべての子どものかけがえのない一回だけの生とその成長過程を守り支えるために、今ほど大人が自らの心と直面し続ける謙虚な勇気をもつことを求められている時代はないといっても、いいすぎではないだろう。

　本書はこのような希望とも恐れとも見分け難い森の冥さの中を歩み始めようとしている。心の希望とはこの昏さの中にぼんやりとあらわれる何物かだと予感しながら。

第一部
子どもの心と
その病理の理解のために

　第一部は，子どもの心の発達について，特に思春期心性の発達についての文章と，子どもの精神障害の包括的なとらえ方について解説した文章を集めた。
　思春期心性の発達論については，恩師である元千葉大学看護学部教授 野澤栄司先生が筆者の同門の先輩たちと翻訳した Blos の思春期発達論（"On Adolescence"，邦訳は『青年期の精神医学』）を通じて学ぼうとする難事業から始まった。必ずしも読みやすい翻訳とはいえなかったペーパーバックを何とか理解しようとして，自分なりに内容を図式化することを繰り返したことが昨日のことのように思い出される。その後，児童精神科の現場に勤務する機会を得て，Blos の提示している思春期の諸様態がわが国の子どもでも生き生きと現出していることを知り，その文化を超えた洞察の深さに深い感動を覚えたことを思い出す。その後現在まで，表面的現象は変化したとしても，思春期の子どもの発達過程への Blos の視線は変わることなく筆者にヒントを与え続けてくれている。
　第一部は，Blos の発達論をめぐる議論に触れた第 2 章を中心に据え，児童思春期の精神疾患の病態について考察した第 1 章，第 3 章を併せた構成とし，第 4 章に講義録を文章体へ修正せずに掲載する形をとった。これらの章は，幼児期発達と思春期発達の相似性という子どもの発達論を理解するうえで欠かせない観点を主柱に据えて思春期心性の発達と展開について述べたものである。第 4 章では，話し言葉のままの「臨場感」が思春期心性の手応えを読者と感覚的に共有するための援けとなるかもしれないと考え，講義録をできるだけ修正せずに掲載する形を選んだ。しかし，第 3 章はこの 4 つの章の中では異質であり，子どもの精神疾患を bio-psycho-social な観点からとらえ，諸精神疾患の

発現機制を踏まえた分類を提案したものである。思春期心性の特性を含め，この年代の精神疾患を総合的にとらえるための指針を提案しようと意図した章である。

　本書では一貫してadolescenceを「思春期」と呼んでいるので，18歳以降25歳くらいまでの青年を呼ぶには違和感があるという向きもあろうかと思われる。しかし，「青年期」を採用すると10歳頃の子どもを青年と呼ぶことの違和感も大きなものがあるため，ここでは仮に「思春期」で一貫することとした。また，思春期の下位段階については第一部第1章の表1.1に挙げたような前期，中期，後期という3分類を用いることとした。なお第2章「思春期：集団と個の桎梏を越えて」は直接Blosの考え方をたどった章であるため，adolescenceをそのまま「アドレッセンス」と呼び，下位段階もBlosに従って5段階分類とし，第3段階は原文に従った「固有のアドレッセンス」を採用せず「中期アドレッセンス」としている。したがって，このBlosの5段階分類に従って述べている章では第2章に準じた表現を採用している。この点は読者を混乱させる可能性を懸念させるところであるが，あえてそのようにした。

第1章
思春期の病態理解
―前期思春期を中心に―

I. 思春期について

　思春期の子どもや青年の心の治療に関わることを，思春期の人間特有な扱いにくさや交流の難しさから嫌う専門家が多数存在する一方で，このようなとらえ難さがあるからこそ思春期治療に強く惹かれる専門家も少なくない。

　この魅力でもあり欠点でもある思春期の心性の矛盾した側面は，そのまま思春期に発現する精神疾患の病態のとらえ難さに通じる要因となっている。この点に関してMasterson(1967)は，①青年の精神症状は曖昧で明確になりにくい，②ある疾患概念から別の疾患概念に移行しやすい，③病像が精神病理の結果だったのか，単に思春期の問題が誇張されていただけなのか後にならないとわからない，④思春期の精神症状は多くの場合，ごくありふれた一過性のものである，という4点の特徴を挙げて解説している。

　いいかえれば，思春期の精神病理は非常に流動的で重症度が変化しやすく，現に見えている症状が存在する精神疾患の結果であるとは必ずしもいえず，思春期発達の諸段階の特徴を反映した一過性・反応性の現象か精神疾患によるものかは経過を追わないと確定できないということになる。

　40年ほど以前のMastersonのこのような示唆は，現在の精神医学にお

表 1.1　思春期の諸相

本章での分類	Blos (1962) の相期分類	年代
前期思春期	Preadolescence	10 〜 15 歳
	Early Adolescence	
中期思春期	Adolescence Proper	16 〜 20 歳
	Late Adolescence	
後期思春期	Postadolescence	21 〜 (25) 歳

いてもそのまま通用するものである。本文はこうした思春期，特にその入り口にあたる 10 歳から 15 歳までの時期に子どもの精神病理を形成する諸要因について考察することを目的としており，まずその心の世界の発達段階特有な特徴に触れ，次いで代表的な精神疾患の思春期的意味を考えてみたい。

　ところで，思春期とは 10 歳過ぎから 25 歳過ぎまでの約 15 年間を指して呼ぶ用語と理解でき，Blos (1962) はこの期間を表 1.1 に示したような 5 期に分類しているが，筆者はそのやや細分化しすぎている観のある Blos の相期分類を，本章では約 5 年間ごとに「前期思春期」「中期思春期」「後期思春期」の 3 期に組み替えて用いていきたい。前期思春期とした 10 歳過ぎから 15 歳までという約 5 年間は，人生の中でも幼児期と並んで，わずかな年月の間に劇的な心的世界の展開を遂げる時期にあたる。この前期思春期における心的発達の発達課題は，要約すれば「母親像からの分離」であるといってよいだろう。思春期が「両親像からの分離」と「自分探し・自分作り」という二大目標を達成して世界へと旅立つための準備期間であると考えるなら，前期思春期の約 5 年間は主として両親像，とりわけ母親像からの分離に取り組むことになり，それに続く 15 歳過ぎから 20 歳過ぎくらいまでの中期思春期には自己の独自性と独立性の確立が目標となり，20 歳過ぎから 25 歳前後までの後期思春期には実社会における社会

的活動の予行演習を通じて独立した生き方の経験を積み，25歳過ぎのどこかで思春期を脱していくということになろうか。

表1.1で思春期の終了年齢である25歳に小括弧をつけて記載したのは，思春期の出口にあたる年齢の幅が大きく，「25歳過ぎから30歳頃までに」としかいいようがないからである。思春期心性とは成人の心の構成要素の一つとして生涯にわたって存在し続け，事あれば頭をもたげようとするものである。その意味では，思春期の出口は"open ended"と表現したほうが適切なのかもしれない。

II. 前期思春期の心的世界の特徴

母親像からの分離を確立しようとする前期思春期の子どもの心性を鮮やかに特徴づけているのは，第一に幼児期の心性が部分的に再現している（すなわち部分的退行が生じている）ということにある。この年代の子どもをとらえ難いと感じるのは，年齢相応の大人びた言動と幼児的な甘えの欲求や自己中心性が当然のように同居し，「大きななりをした幼児」といいたくなるような矛盾した言動をたれながすといった特徴が色濃いからではないだろうか。この退行により顕在化してくる幼児期心性とは主として，2歳から3歳過ぎ頃の心性，すなわちFreudのいう肛門期心性，Mahler(1975)のいう分離−個体化過程の「再接近期（rapprochement subphase）」の心性である。この心性を中心に，さらに4歳から6歳にかけてのエディプス期的心性や，0歳から1歳過ぎくらいまでの口唇期心性も混入してくると考えてよいだろう。

再接近期的心性の特徴を挙げれば，自分の願望や衝動へのコントロールをめぐる，そして母親への愛着をめぐる矛盾した願望が拮抗する両価性にある。さらに，口唇期心性はミルクを求める欲求と関連した貪欲さの出現と，その出現に対する過剰な恐れが思春期心性に混入してくることで気づかれ，エディプス期心性は母親への愛着の増大に関連して目立ってくる父親に対する回避傾向としてあらわれる。思春期前半期の心性の第二の特徴

といってもよいきわめて高い両価性はこうした退行的心性がもたらすものといってよいだろう。

　この年代の心性の第三の特徴は，こうした発達退行が親と同じ迫力や体力を持つようになって経験せねばならないということの危機性にある。大半の子どもの場合には，親子の関係性が大きな崩れを示すことなく思春期前半期を通過していくことができ，その間に親に支えられながら親離れを果たすという矛盾に満ちた発達課題に取り組めている。その間，親もまた子どもが向け続ける両価性によく耐え，両親像からの独立に向けた子どもの心的発達を支えているのである。しかし，もしも環境要因として親子の関係性に何らかの問題が存在する場合，例えば思春期前半期の男子にエディプス的父親像が存在しない，女子に支配的でない受容的母親像が存在しない家族状況であるとすれば，この年代の子どもを悪循環的に幼児期心性のよりいっそう優勢な状況へと追いつめていく可能性がある。あるいはまた，幼児期心性が優勢なまま「潜在期」と呼ばれる小学校低学年を過ごした子ども，すなわち幼児期におけるある種の重要な葛藤がまったく未解決なまま潜在期の日々を過ごしてきた子ども（例えば被虐待児）の場合には，親と同等の体力を持って圧倒的に優勢な幼児期心性を抱えるという親子の関係性の前期思春期特有な変化により，際立った破壊的状況と直面させられることになる。

　第四の特徴として挙げるべきは，前期思春期の子どもは幼児と異なり，その10年に及ぶ中枢神経系の発達と社会的経験の積み重ねから，外界の支持機能を親離れの支えに利用するという能力を獲得しているということである。親から離れ始めるとき，子どもは必然的に親から見捨てられ，無力なまま世界に孤立しているという思い（すなわち「見捨てられ抑うつ」，Masterson, 1972）を持つものである。これに対抗する手段として前期思春期の子どもは，「ギャング（gang）」と呼ばれる一体感を追求する画一的仲間集団や，「チャム（chum）」と呼ばれる理想化した親子関係を外在化した，あるいは異性との恋愛の模擬体験のような親友関係に入れ込んだり，学校での勉学やスポーツ，あるいは芸術活動などで周囲から認められ

たり，教師との親子関係にも似た強い情緒的結びつきを求めたりするのである（保坂，2000；齊藤，2001）。しかし，この外界での関係性を利用して親離れに耐えるという方策は文字どおり諸刃の剣であり，必然的により多くの支援を求める外界への過剰適応を強化することになる。この過剰適応という姿勢は，社会的失敗への感受性を不釣り合いに高めるため，しばしば外界での些細な失敗の過大評価を生むことになり，驚くほど決定的な挫折となって大人たちを驚かせることになる。こうした前期思春期の子どもの過敏性や脆弱性は大きな個人差があるものの，この発達段階特有な共通の心性でもあることを忘れてはならないだろう。

　そして第五の特徴として，思春期の子どもや青年に特異的な自己愛性を挙げておきたい。Blos(1967)が，Mahlerの幼児期における分離−個体化理論を継承して「第二の個体化過程（second individuation process）」と呼んだ前期思春期の母親離れに始まる子どもの自立過程は，自らの存在を自ら支えて生きることができるという最終目標を目指した発達過程に他ならない。しかし，その課題を達成するまでの過程は決してなだらかで容易な道ではない。その達成まで続く，相対的に過敏で傷つきやすい心を支える機能を担うのが，相対的に高まった自己愛性である。思春期の年代で自己愛性が最も高まり顕在化するのは16歳以降の中期思春期と筆者が呼んだ5年間であるが，10歳過ぎのある時点で前期思春期が開始したとき，おそらくそれと時を同じくして，子どもの自己愛性は潜在期の水準から亢進し始める。

　前期思春期を通じた親離れの進行により促進される仲間集団への入れ込みは，当初メンバーの質が同一であることによる一体感に支えられた孤立感の防衛という意義が大きいのに対し，徐々に仲間のある種の資質を理想として同一化しようとする結びつきへと発展していく。このような前期思春期の仲間集団の発達を支えているものの一つが高まりつつある自己愛である。この前期思春期における自己愛性は，ヨチヨチ歩きの幼児が母親から離れて探索行動に没頭しているときの万能感と共通のものであり，幼児が親から離れすぎたことや親の不在に気づいた際の無力感や落ち込みと同

じょうに，前期思春期の子どもも仲間集団における孤立や失敗によって自己愛を傷つけられると，無力感や空虚感とともに不安が急激に高まって，母親の元に駆け戻り，家庭にひきこもろうとする。すなわち，外界で傷ついた自己愛を母親との一体感に基づく幼児的な自己愛性に退行して防衛しようとするのである。

これに対して中期思春期の自己愛性は，より母親から分離した状況で発現するものであり，自己の独立性が完全なものであるか否かという点をめぐる過敏性としてあらわれるという特徴があり，当然ながら自己愛を傷つけられそうな危機に対しては自己へひきこもることで対処しようとする。

どちらの時期の自己愛性であるにしろ，思春期の子どもや青年の内面で自己愛性の高まっている状況は失敗や挫折によって自己愛が傷つくことを恐れる過敏性を亢進させ，失敗や挫折を予測させる環境を回避しようとする傾向を刺激する。

III. 前期思春期の心の疾患について

表1.2に示したリストは前期思春期の子どもに見出すことが多い精神症状と精神疾患である。もともと幼児期から前期思春期までの子どもは，ストレスの増大による内的葛藤の高まりを言語（すなわち精神症状）よりは，身体の生理的変化（すなわち身体症状）や行動（すなわち問題行動）を通じて表現する傾向がある。子どもが内面で増大する違和感や深刻化していく危機を，最も敏感に，そして最も早期に表現するのは腹痛，頭痛，めまい，嘔気といった不定愁訴であり，以前から持っていた機能性の疾患やアレルギー疾患の唐突な増悪である。

問題行動もまたしばしば精神疾患の重要なサインであり，心を病む子どもの救難信号である。問題行動は表1.2で示したような攻撃性の方向によるa，b，cの3種類のグループに分けられる。その第1グループは「自己に向かう攻撃性」と理解できるもので，手首自傷，薬物乱用，拒食，過食，女子の性非行などがこれに含まれる。この自己に向かう攻撃性がもた

表1.2 前期思春期の精神症状と精神疾患

	症状の種類（具体例）	代表的な疾患
1	不定愁訴，身体疾患の増悪（腹痛，気管支喘息など）	身体表現性障害，心身症
2	不安・恐怖（分離不安，予期不安，パニック発作など）	全般性不安障害，パニック障害，PTSD
3	対人恐怖（不登校・ひきこもり，視線恐怖など）	社会不安障害，妄想性障害
4	強迫症状（不潔恐怖，洗手強迫，確認強迫など）	強迫性障害
5	転換・解離症状	転換性障害，解離性障害
6	抑うつ症状（無気力，悲哀，自己否定，自殺願望など）	大うつ病性障害，気分変調性障害
7	問題行動	
7a	自己に向かう攻撃性（自傷行為，拒食，過食など）	摂食障害，境界例
7b	家族に向かう攻撃性（反抗，家庭内暴力など）	反抗挑戦性障害，境界例
7c	学校・社会へ向かう攻撃性（反抗，非行，少年犯罪など）	反抗挑戦性障害，行為障害
8	精神病症状（自我障害，幻覚・妄想，躁状態など）	統合失調症，双極性気分障害

らす問題行動は，いずれも自己破壊的行動と理解できる一方で，快感を追求してやまない耽溺的，依存的な側面を併せ持っているところに特徴がある。前期思春期の境界例は，この年代特有な母親離れによって刺激された孤立感や空虚感が常軌を逸して高まってしまう病態に対する診断概念（DSM-Ⅳでは採用されていないが）であり，上記のいずれの自己破壊行動にも親和性が高く，またそれらの行動に対して耽溺的・依存的になりやすい（Masterson, 1972）。

第2グループの問題行動は「家族に向かう攻撃性」と呼べるもので，子どもから家族への反抗や家庭内暴力がこれにあたる。家庭内暴力は単独に生じているもの，不登校に伴うもの，強迫儀式への巻き込みから始まるもの，精神病症状を伴うものなど多彩な様態を含んでいる。いずれにしても家庭内暴力は，前期思春期に生じる母親との退行した共生関係において亢進した両価性が原動力であると思われる。また，親や外界の権威的人物に対する前期思春期の反抗も両価性の命ずるままに甘えたり逆らったりを繰り返して内的な危機を大人にアピールしている姿と理解できる側面を持っている。境界例はこの分野での問題行動にも親和性が高い。第3グループの問題行動は「学校・社会に向かう攻撃性」と呼ぶべきもので，これは学校および地域社会の特定の人物や状況に対する反抗や，それがもっと拡大した非行，あるいは少年犯罪を意味している。なお，不登校はこの3グループのいずれか一つに定めがたい複雑な問題行動であり，自己に向かう攻撃性，家族に向かう攻撃性，学校・社会に向かう攻撃性のうちの複数が重なり合った特徴を持つと同時に，攻撃性が直接的に表現されるだけでなく，自らを駄目にすることで親や社会に抗議するといった受動攻撃的な表現も加わってくる。

　前期思春期に見出すことのできる精神症状には，様々な不安や恐怖，強迫症状，転換・解離症状，抑うつ症状，精神病症状などが代表的なものといえよう。この年代の不安・恐怖は表1.2に示したような予期不安，分離不安，パニック発作などが一般的であり，母親像からの分離をめぐる直接的な恐れや，自立的であることに過剰適応気味な失敗や恥をかくことにまつわる予期不安などが代表的なものである。対人恐怖的な傾向はこの年代では社会恐怖の主症状である過度の内気さとして見出すことはあるが，自己視線恐怖や自己臭恐怖などは中期思春期ほど一般的ではない。強迫症状も前期思春期の開始とともによく出会うことになる症状だが，この時期の強迫症状の多くは母親を「清め」の儀式に巻き込んだ不潔恐怖である。転換症状とは心の葛藤が身体症状に置き換えられたと理解できる「身体疾患なき身体症状」であり，朦朧状態や記憶喪失などの解離症状とともに，以

前はヒステリー症状と一括りにされていたものである。抑うつ症状は，無気力になる，悲哀感が増し涙もろくなる，希望を失う，死にたくなるといった症状であり，思春期でも決して稀なものではない。さらに精神病症状であるが，急性の精神運動興奮状態や錯乱状態のような激しい表現も含まれるが，自分の考えが他者へ漏れていく，自分の思考や行動が他者にコントロールされているといった自我障害も，幻聴や被害妄想などとともに前期思春期を通じて徐々に発現が増加してくる精神病症状の一種である。

　こうした諸症状に対する精神医学的診断は，ICD-10によるにしろDSM-Ⅳによるにしろ，症状の組み合わせがある疾患概念の診断基準に当てはまった場合に下されるものとされている。しかし，疾患の診断名だけでは治療に結びつく十分な情報とはいい難い。そこで，例えばDSM-Ⅳは，5軸にわたる多軸診断によって個々の患者の特性を具体的に描き出そうと工夫している。さらに，思春期の子どもの病態を理解するうえで特に留意すべき点は，Mastersonが指摘したような思春期における疾患の流動性である。同じ不潔恐怖を呈しながら，ある子どもは強迫性障害を克服して健康な青年へと育っていくのに，別の子どもは長く母親を巻き込んだ強迫症状にいつまでもこだわり，家庭内暴力的な自己中心性を発揮しながら家庭にひきこもり続ける。なかには，やがて幻覚や妄想を顕在化させ統合失調症であることが明らかになる者もいる。このような事態を，前期思春期段階では症状や疾患がまだ十分に区別されない原始性にとどまっているという観点，一定の症状の背景で病態の深さが変化していくという観点の両者からとらえ，注意深く経過を追跡し，折々に再評価・再診断を繰り返すという姿勢が求められるところである。

　さらに前期思春期の病態理解にあたって忘れてならない点は，様々な精神疾患の背景要因を評価していくと稀ならず浮かび上がってくる軽度発達障害の存在である。反抗挑戦性障害や素行障害を呈したり，強迫症状に縛られたり，受動攻撃的な頑固さで不登校を続ける前期思春期の子どもが，衝動性や多動に由来する不適応行動を幼い時期から叱責され続けるという成育史を持っており，思春期に入る頃には自尊心は修復困難なほど傷つき

低下しているといった背景が明らかになる場合がある。あるいは，中学生になる頃から周囲のからかいや無視に対して非常に被害的になり刃物を準備して復讐の準備を行ったり，あるいは低学年の子どもや幼児に性的な関心を持って接近するといった問題行動を繰り返す前期思春期の子どもに，強いこだわりや他者の感情への無関心のために小学校入学後まもなくから孤立し，級友のからかいの対象であり続けた過去が明らかになる場合もある。こうした状態の起源を説明できる有力な観点が，前者は注意欠如・多動性障害（ADHD），後者は広汎性発達障害（PDD）の子どもではなかろうかと，発達障害の関与を想定することである。ADHD，PDD，あるいは境界知能児のような軽度発達障害の子どもは，思春期を通じて独特な発達課題を持っており，特に前期思春期において仲間集団との関係が形成しにくいこと，自尊心の低さが適切な自己像の形成を阻害する傾向があることなどの理由で，親からの分離と個体化に重大な問題が生じやすいというリスクを持っている。そこで，前期思春期の子どもの精神疾患を評価する際には，軽度発達障害が背景に存在するか否かという点の査定を必ず意識しなければならない。

おわりに

　以上，前期思春期（概ね 10 〜 15 歳）の子どもの心の発達とその病理について解説してきたが，この年代特有な心の在り様をいささかなりとも伝えることに成功しているとしたら幸いである。この年代の子どもを治療することの魅力は，子どもから大人へと向かう心のダイナミックな展開点で示す症状の多様性と，意外なほど回復しやすい反面，表面的な重症度がその判断の基準となりにくいという症状の流動性に取り組むことにあるのではないだろうか。加えて，一筋縄ではいかない前期思春期の子どもたちの両価性を，辛うじて支えることに成功した際に私たちが感じる心の弾む思いは，この年代の子どもの治療に関わる者のみが知る手応えといってよいだろう。

第2章

思春期：集団と個の桎梏を越えて
―10歳から15歳にかけての心性を中心に―

はじめに：本章におけるアドレッセンスとは何か

　ここでは，前章の相期分類で示した前期思春期における子どもの心の発達について，Blos の発達論を軸に考察してみたい。
　Blos (1962) は，"On Adolescence" という思春期心性に関する教科書的著作でわが国でもよく知られている精神分析的なアドレッセンスの研究者である。本章の表題で「10歳から15歳」としているのは，彼が提唱したアドレッセンスの諸段階の早期段階に焦点を当てたいからである。なお本章では，前章の相期分類との区別を明確にし，Blos のアドレッセンス論の香りをより強く出すため，adolescence はそのまま「アドレッセンス」と表記したことを読者に断っておきたい。
　表 2.1 に示したように Blos は，10 歳頃に子どもはもはや潜伏期とはいえない心性が出現する「プレアドレッセンス」という助走的な段階に入っていくとした。この相期はいわば真のアドレッセンスへの導入期という位置づけではあるが，もはや潜伏期の学童ではないという意味で，この段階はすでにアドレッセンスの領域に踏み込んだ段階であると一般には理解されている。13 歳頃に子どもは本格的なアドレッセンスの早期を意味する「前期アドレッセンス」に踏み込み，その段階は15歳頃まで続くと Blos は指摘した。それに続く16歳頃から18歳にかけての時期は，Blos が本

表 2.1 思春期の諸相

(1) Preadolescence（プレアドレッセンス）	10〜12歳
(2) Early Adolescence（前期アドレッセンス）	13〜15歳
(3) Adolescence Proper（中期アドレッセンス）	16〜18歳
(4) Late Adolescence（後期アドレッセンス）	19〜22歳
(5) Postadolescence（ポストアドレッセンス）	23〜open ended

（Blos, P., 1962. より改変）

来のアドレッセンス，すなわちアドレッセンスらしいアドレッセンスという意味を込めて，「固有のアドレッセンス」と呼んだ年代であるが，ここでは前後の段階の呼称との均衡を考慮して「中期アドレッセンス」と呼んでおきたい。その後，19歳から22歳頃までの「後期アドレッセンス」と，23歳頃に始まりその後のどこかで終了となる「ポストアドレッセンス」を経て，アドレッセンスは終了すると，Blosは述べている。

しかし実際には，アドレッセンスは終わることなく我々成人の心に潜在し続けるものであり，契機さえあればアドレッセンス心性は一過性に，しかしたしかに再現してくるものであるらしい。だとすれば，アドレッセンスという時期は終わりなきものであり（Blosは必ずしもそのように述べてはいないが），その心性は人間の内面に在り続け，ある程度の影響力をいつまでも及ぼし続けるものなのではないだろうか。

本章では，わが国で児童・思春期精神科診療の主たる対象と一般に考えられている年代である10歳から15歳，すなわちプレアドレッセンスと前期アドレッセンスの年代の心性を，Blosの思考をたどりながら検討してみたい。

I. 潜伏期からプレアドレッセンスの到来まで

アドレッセンスを理解するためには潜伏期の意義をよく理解していなければならない。Blosは幼児期とアドレッセンスという心の発達をめぐる

二つの激動期をつなぐ架け橋として潜伏期を規定している。

　Blos は,「潜伏期の間に，価値と重要性の感情を与えてくれる両親の保障への依存は，客観的で社会的に是認されるような成就と熟達による自尊心の感覚へと次第に交代していく。……自我機能は退行に対する抵抗力をますます身につけ，……知覚，学習，記憶，思考といった重要な自我活動が葛藤外の自我領域でいっそうしっかりと強化される」（原文 p.54）と潜伏期の意義を規定した。

　潜在期は，単に幼児期葛藤がいったん影を潜めるという意味で名づけられた用語ではあるが，幼児期的葛藤が目立たないか否かという問題には議論が多く，実際この時期にも神経症性疾患は稀ならず存在する。潜伏期を葛藤の質と量という側面から見るなら，潜伏期の前半は通過したばかりの幼児期由来の葛藤の余韻を引きずっており，また潜伏期後半はそこまで近づいてきたアドレッセンスの葛藤の影響を受け始めており，潜伏期という段階は，幼児期とアドレッセンスを結ぶきわめて中間的・過渡的な年代と理解しておくのが妥当であろう。

　潜伏期の最も特異的な特性は自我機能の拡大と発展であり，Blos がいうような葛藤外自我領域にある諸自我機能（Blos は知覚，学習，記憶，思考を挙げている）を中心とする自我機能全体の強化なくして健全なアドレッセンスの幕開けはありえないと理解しておいてよいだろう。もちろん Blos の用いた葛藤外自我領域の自我機能という概念は，Hartmann（1958）が「一次的自律的自我機能（primary autonomy）」と呼んだ体質的，遺伝的な基盤に発する知覚，思考，言語，記憶，運動機能，知能などの自律的自我機能とほぼ同義と考えてよいだろう。

　Blos は,「プレアドレッセンスの間，本能圧力の量的増大は，人生の早期には役立つことのできた満足のリビドー的様式や攻撃的様式のすべてにみさかいのない充当をもたらす」（原文 p.57）と，10 歳過ぎにプレアドレッセンスが開始するや否や出現する新たな事態について記載した。これは，初潮や精通へ向けて体格と身体機能（運動機能と内分泌器などの内臓機能）の目覚ましい発達が生じるプレアドレッセンスの子どもの内面で，

いったい何が生じているのかを適格に示唆した表現ということができるだろう。

　プレアドレッセンスに入り，質的・量的な身体発達が加速され，運動機能と内臓機能からなる身体機能が急速に成熟し始めると，身体的エネルギーと心的な衝動エネルギーはともに増大していく。その急速に増大するエネルギーが流れ込む先は，プレアドレッセンスでは新たな対象や新たな活動であるよりは，むしろ幼児期の対象選択に従った過去の対象であり，幼児期に経験してきた諸活動である。したがって，プレアドレッセンスが開始してまず賦活される攻撃性を含んだ衝動は，幼児期のそれと同質のものであり，その結果強まる葛藤もまた幼児期に経験した葛藤と同質である場合が多いはずである。

　プレアドレッセンスの葛藤がある面で非常に危機的であるとすれば，このような「幼児的衝動と葛藤の再現」と呼ぶべき状況が内面で急激に拡大していく事態を，この段階の子どもはすでに親の体格や迫力に近づいた存在（ときにはすでに追いついた存在）として経験しなければならないことにあるのではないだろうか。

II. プレアドレッセンスの心性

1. 衝動増大へのプレアドレッセンス的対処

　「直接的な本能の満足は超自我の不承認に出会う」（原文 p.59）と Blos がいうように，口唇期からエディプス期までの幼児的衝動や攻撃性の増大は，幼児期を通過してきた証ないしは成果ともいうべき超自我の強い禁止を受けることになる。そのため，「この葛藤下で自我は，例えば抑圧，反動形成，置き換えなどの防衛を復活させ強化する……」（原文 p.59）という Blos の言葉のように，各種の幼児期由来の防衛機制が賦活されることになる。それは例えば「このことは子どもをして，仲間の承認や仲間の中の威信を維持する技術と興味を発達させ，不安を縛りつけておくために多くの過補償行動や強迫行為や強迫思考にふけらせる」（原文 p.59）といっ

た状態を現出させる。

　たしかに，私たち精神科医は，プレアドレッセンスの段階に至ると，急速に強迫性障害をはじめとする様々な神経症性疾患の発現数が増加してくるという実感を持っている。そればかりではなく，統合失調症の顕在発症ががぜん増加し始めるのもこの段階からである。まさにそれは，プレアドレッセンスに出現する前述のような特異な心性と，破瓜期（puberty）へ向けて各種身体機能のバランスに急激な変化が生じることとがあいまって生じてくる，プレアドレッセンスという年代の持つある種の脆弱性，もしくは過敏性を反映しているといってよいだろう。そしてその脆弱性・過敏性の本態は，プレアドレッセンスには「肛門期」を中心とする，あるいは，Mahler(1975)に従えば「再接近期（rapprochement subphase）」を中心とする，幼児期心性への部分的退行が生じることにあると理解してよいことを，Blos は教えてくれた。この幼児期心性への退行は，後に述べる理由で，男子により典型的に生じるようである。

　プレアドレッセンスにおいてこのような幼児的攻撃性や衝動の増大が生じ，幼児期由来の防衛機制が賦活されている状況，すなわち幼児期への部分的退行が生じているということは，いわば古い皮袋（幼児期心性）に新しいワイン（プレアドレッセンス心性）を入れる事態が生じてしまっていることに他ならない。退行だけで対処するには，プレアドレッセンス心性のうねりは強大すぎるのである。しかし幸いにも，10 年余におよぶ脳と自我の発達，そして積み重ねた経験が織り出した多くの知恵は，子どもをもはや幼児とはいえない存在に成長させている。

　Blos はこのプレアドレッセンスの子どもが持つ新たな防衛手段ないしは新たな対処法を「罪の社会化（socialization of guilt）」という概念で規定した。すなわち，「集団一般に，あるいはもっと正確に言えば違反行為の扇動者たるリーダーに罪の重みを託して楽になる」（原文 p.59）ために，プレアドレッセンスの子どもは仲間集団を形成するというわけである。

　さらに Blos は「罪悪感が共有されたり投影されたりするという現象

は、この時期に集団に加入する意義が増大する主な理由の一つである」（原文 p.59）と強調している。これは現代の感覚でいえば、母親像から離れ始めた子どもの見捨てられ、孤立無援である、と感じる一種の抑うつ感、それに由来する無力感と空虚感、さらには罪悪感と自尊感情の低下、これらのようなプレアドレッセンス特有な心理的苦痛をひとまず受容し、回避させてくれるサポート・システムとしての機能がプレアドレッセンスの仲間集団の存在意義であるということになるのだろう。

2. プレアドレッセンスの様態をめぐる男女差

　Blos は「少年と少女はそれぞれ異なったやり方で破瓜期の衝動増大に対処するため、前性器的衝動の復活は男女で同じようなあらわれ方はしない」（原文 p.58）として、プレアドレッセンスの発現様態とその進行経過には男女差が大きいと指摘している。以下では、エディプス期の葛藤、性器体制への経路、行動および仲間集団の様式という3種類の観点から、その男女差について Blos の見解をまとめてみたい（表2.2）。

a) エディプス期の葛藤の推移（表2.2の a）

　プレアドレッセンスの男女差はその前史ともいえる幼児期経過の男女差と深い関連を持っており、特に関連の深いエディプス期をめぐる男女の違いについて、Blos は概ね次のような指摘をしている。

　男子において男根期の到来とともに増大してきたエディプス葛藤（父親を母親への愛着をめぐるライバルとして意識すること）は、圧倒的に強大な父親と小さくて幼い自分という父子の物理的関係性から直接派生するエディプス的去勢不安の圧力によって決定的に衰微し、逆にエディプス的ライバルである父親像を取り入れ、「お父さんのような男になりたい」といった愛着を伴った同一化と理想化を妥協的な防衛手段とすることでエディプス的願望とそれをめぐる葛藤を抑え込むのが一般的なエディプス期の経過である。

　これに対して女子は、男根期の到来とともに母親への依存を中核とする

表 2.2 Blos(1962)が記載したプレアドレッセンス心性の特徴

	男子	女子
a) エディプス期の葛藤の推移	エディプス葛藤は去勢不安により決定的に衰微し，父親の同一化・理想化へ向かう	前性器期性の大規模な抑圧が生じる；エディプス葛藤は男子のように衰微することなく持続する
b) 性器体制への経路	性器体制に向かうに，前性器期衝動の充当，去勢不安との格闘を経る；退行は顕在的に生じる	男子よりはるかに力強く，かつ決定的に異性愛へと向かう；退行は防衛され不顕性である
c) 行動の典型様式	人間関係を確立しようとするよりは，むしろ不安を否認する	前性器的母親への愛着に退行せず，能動的男根的母親像に同一化した行動が優勢となる（お転婆）
d) 仲間集団の形・機能	冒険仲間；集団化；前エディプス的去勢不安の同性愛的防衛	秘密を共有するひそひそ話の仲間

　前性器性に対する大規模な抑圧が生じると Blos が指摘しているように，女子は前エディプス的母親像への愛着を抑圧し，かわって前エディプス的母親像，とりわけその男根的母親像（phallic mother）の活動性・能動性に同一化することでエディプス葛藤に対処しようとする。そのため女子では，エディプス期に入ってもエディプス葛藤が男子のような徹底的な抑圧を受けずに持続している。それは，エディプス期の女子が母親の目を盗んで行う父親への愛着の表明や，男根を持っているという幻想と持っていないという現実の間を揺れ動く心性に見て取ることができる。

　このような男女における幼児期の終結様式の相違が，プレアドレッセンスにおける両者の様態の相違と関連してくるという Blos の指摘は，妥当なものといえるだろう。

b）性器体制への経路をめぐって（表2.2のb）

　Blosに従えば，プレアドレッセンスを通じて男子はエディプス葛藤の再現と直面することになるが，そのような性器体制に向かう前に，男子は前性器的な衝動の充当とその結果生じる前エディプス的去勢不安（すなわち男根的・太古的母親に対する去勢不安）との格闘を経由しなければならない。その葛藤に対応するため，男子の幼児期心性への部分的退行は，女子に比べ非常に明確な形で顕在化することが多い。

　一方，女子は，前性器期性の徹底した抑圧を経由したということ（一方でエディプス心性はいくぶんなりとも意識しながら過ごしてきたということ）を前提として，プレアドレッセンスでも幼児期心性への退行は男子ほど顕在的には生じず，Blosの表現によれば逆に「（男子より）はるかに容易に，力強く，異性に向かう」（原文p.61）という。

c）行動の典型様式，および仲間集団の形と機能（表2.2のc, d）

　プレアドレッセンスにおいて，男子は人間関係を確立しようとするよりは，むしろ不安を否認することを直接に志向する活動が優勢であると，Blosは指摘している。すなわち，男子の仲間関係は，大胆な行動への挑戦といった不安・恐怖に立ち向かう「冒険仲間（companion-in-adventure）」（原文p.77）を目指して集団化するという特性を持っている。その際の彼らは排他的で，均質であろうとし，不安を搔き立てるような異端の存在を決して容認しない。まさに前エディプス的・太古的母親像由来の去勢不安に対抗するに同性愛的防衛を持ってする仲間集団というわけである。

　それに対して女子の行動は，男子に見られる前性器的母親への愛着へ退行することなく，むしろ幼児期にそうであったように「前エディプス期的母親を愛情対象とせず，一時的に能動的な男根的な母親像へ同一化しようとする」（原文p.70）のである。その結果，プレアドレッセンスの女子は一般に能動的かつ活動的なお転婆であろうとし，女子の友人関係は「秘密を共有するひそひそ話の仲間（the secret-sharing whispering partner）」

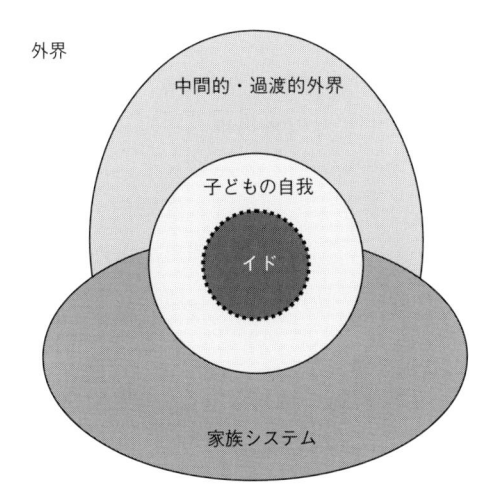

第 2 章　思春期：集団と個の桎梏を越えて　43

図 2.1　子どもの自我と環境の布置

（原文 p.77）という形をとることになると Blos は指摘している。

3. プレアドレッセンス心性と環境の相互作用

　ここまで Blos の記述を中心にプレアドレッセンス心性の概略を示してきたが，ひとまず Blos から離れ，子どもと環境との相互作用の様態について検討してみたい。

　図 2.1 は，子どもの自我と家族システムおよび外界との関係性を図示した模式図である（齊藤，2000a）。子どもは家族システムにより生み出され，そこで育まれ，本能の命じるままに外界へと家族システムから分離していこうとする存在である。その子どもが顔を出していく外界とは，学校社会や仲間集団，あるいは地域社会などであり，真の外界へ向かう前に必要な経験と発達の機会を供給してくれる中間的・過渡的な外界である。さらに，子どもの自我（ego）というシステムは，内部に無意識的，本能的，かつ身体的な世界，すなわちより自動的で反射的なシステムを内包しており，それをここでは古典的な精神分析用語にならってイド（id）という用語で呼んでおきたい。

このように子どもの自我は，家族システムと，中間的・過渡的外界と，そして自らの内なるイドの世界という3種類の環境に取り巻かれた存在と考えることができる。子どもの自我は，この3種類の環境から心理的・身体的圧力（これは「ストレス」と呼んでもよい）と支援をともに受けている存在である。さらに子どもの自我は，外界のストレスが高まれば家族システムからの支援を求め，家族内の葛藤が高まれば中間的・過渡的外界の支援を求めるというほぼ自動化された心理的安定機構を持っており，このホメオスタシスが保たれているときに，子どもの成長が保障されているといえる。

しかし，プレアドレッセンスという年代は，それまでの潜伏期と異なり，このような外界への前進運動を葛藤少なく進めることができない年代である。内面ではこれまで述べてきたようなダイナミックな心の動きが続いているものの，家族システムを離れ外界へ向かうという方向性を持つ心の成長運動がプレアドレッセンスでは急激にとらえ難くなり，表面的には発達運動が停止しているように見えてしまう。いや正確には，激しいエネルギーをはらんだ細かな前進・後退運動を繰り返しながら，遠目にはあたかもそこに停止しているかのように見える。これがプレアドレッセンスの子どもの自我と環境の布置の特徴である。牛島（1980）がWinnicott, D. W. の青年期ドルドラムの概念にならって「前青年期ドルドラム」と概念化したのは，子どもが母親像から分離を開始したプレアドレッセンスに顕在化させる，母親像をめぐる反抗（すなわち分離・独立への入れ込み）と依存（すなわち過敏な見捨てられ感の出現）の両価性が亢進し，「進むもならず，退くもならず」となっている心理的状況についてである。牛島は，子どもがこのようなドルドラム（無風帯）を乗り越える格闘を支援する存在として「前エディプス的父親」に注目した。Blosは"On Adolescence"をあらわした後，主に1960年代から70年代にかけて，この前エディプス的父親像についての考察をさかんに行っている。

III. 前期アドレッセンスの心性

　Blos に従えば，前期アドレッセンスの特性はプレアドレッセンスまで優勢であった母親像へのこだわり（筆者は「マザー・コンシャス」と呼んでいる）に対する明確な決別，すなわち「近親相姦的愛情対象からの脱充当」（原文 p.75）に取り組むことにある。対象充当の撤退は自動的に超自我の効力を弱めていく。一方，近親相姦的愛情対象である親から分離した子どもの自我は不毛となり，子どもはそれを「空虚感（a feeling of void）」（原文 p.76）として体験すると Blos はいう。そうした超自我の弱体化と空虚感に対応するために，前期アドレッセンスの子どもは「"友人"へと向かう」（原文 p.77）ことを選択する。この仲間関係はもはやプレアドレッセンスの男子で，Blos が「冒険仲間」（原文 p.77）と呼んだ仲間関係ではない。前期アドレッセンスにおける対象選択は，今や「自己愛的モデル」（原文 p.77）を求めるものであり，仲間関係はそうしたモデルを供給し合う仲間集団なのである。

　この自己愛的モデルは「自我理想」（原文 p.77）と呼ばれており，前期アドレッセンスはまさに自我理想の形成をもたらす年代といえよう。このような前期アドレッセンスの心性は，Blos の記述が男子により典型的にあらわれるように筆者には感じられるので，ここではまず前期アドレッセンスの男子の仲間関係について，Blos の "On Adolescence" における記述を追い，次に女子のそれについて述べてみたい。

1. 前期アドレッセンス男子の心性と仲間集団

　Blos に従うなら，男子のこの時期の交友は自我理想をめぐる自己愛的対象選択であり，そこには同性愛的心性が介在するであろうことは想像に難くない。まさに男子は，プレアドレッセンスと前期アドレッセンスにおける各々内容の異なる二つの同性愛的対象選択優勢な時期を経て，外界へ非近親相姦的・非同性愛的対象選択を求めることが可能になっていくので

はないだろうか。その第一の同性愛期であるプレアドレッセンスには，高まった前性器性に基づく不安（その典型的なものは前エディプス的・太古的母親像由来の去勢不安）を回避する手段として，ギャングと呼ばれる加盟メンバーの画一性・均一性を追及する同性愛的仲間集団によるバカ騒ぎ的で冒険的な活動に没頭するという現象があらわれる。まさに，質的に均一な同性の仲間集団への愛着と没頭によって，母親からの分離に起因する見捨てられ感や，分離が必然的に伴う罪悪感由来の去勢不安に耐えようというわけである。

　一方，前期アドレッセンスの男子で優勢な同性愛性とは，Blosによれば自己愛的な対象選択それ自体をあらわしており，幼児期後半のエディプス期が衰退する際に理想化した父親との同一化を通じて超自我を強化したように，ここでは理想化された同性愛的な友人に同一化し内在化させた自我理想によって超自我の衰微に対抗しようとする。この点に関して，Blosは以下のように記載した。

　「少年の自我理想の形成においては，以前，エディプス期が衰微するときに父親との同一化を通じて超自我を強化した過程が繰り返されるようである。どちらの場合も，人生に新しい方向と意味を与える統制的な力が確立される。同時に，この力は自己評価の維持（自己愛的な均衡）を調整することができる。幼児の誇大妄想は，親の否定しがたい特権的な地位と力によって粉砕される。その残存物は超自我に受け継がれ，それゆえに超自我は親の『壮大さ』を分かち合う。子どもが両親の一部である限りにおいて，子どもに完全性の感覚を許していた幼児期の誇大妄想は，前期アドレッセンスには自我理想によって受け継がれる」（原文p.78）。

　このようにして，前期アドレッセンスの男子は自我理想としての友人を求めて仲間集団を形成するのである。しかし，実際には仲間集団のプレアドレッセンス的特性と前期アドレッセンスのそれは，Blosの記載ほどクリア・カットに区別できるものではない。前期アドレッセンス段階に入っても，男子が作る多くの仲間集団はプレアドレッセンス的ギャングの特性を保持しているものであり，ギャング的な仲間集団が徐々にギャング性を

薄めていき，かわって自我理想を投影し合う同性愛的対象選択という質が濃厚になってくるという，二つの色のグラデーション的移行経過となるのが一般的であろう。

2. 前期アドレッセンス女子の心性と交友

　女子の前期アドレッセンスにおける友人関係の質が男子のそれとは異なるものであることを，Blos は強調している。Blos は「少女は，少年の発達と近い平行関係は示さない。たしかに，交友は少女の生活において男子と同様に重要な役割を果たす。女子にとって同性の友人がいないことは，彼女を渇きにも似た絶望に投げ込み，友人を失うことは抑うつと生活への興味の喪失を促進する」（原文 p.82）と記載し，さらに「女子の理想化の典型的な雛形は"夢中"である。女子では性愛化された愛着は男性・女性の両者に及ぶが，女性との関係においてのみ，それは混じり物のない形であらわれる。選ばれた対象は親とある程度の部分的類似点を持つか，あるいは著しい相違点を持っている」（原文 p.82）と続けている。この時期の女子がまるで来るべき異性との恋愛の予行演習のように同性の友人との関係，たいていは「二人組」的な友人関係であるが，これに入れ込み，この友人関係が壊れたときには残された側の女子がしばしば不登校に陥ったり，激しい愁嘆場を演じたりすることは，きわめて一般的な出来事といえよう。注目すべきは，このような対象選択が男性に及ぶこともあるにしても，傍から見るものに"恋愛"を直接に連想させるような性愛化された入れ込みぶり，Blos のいう「夢中（crush）」は，受動的役割を受け持つ関係性も容認できるという関係であり，同性の対象選択においてのみ純粋に出現するものであることは，Blos の指摘のとおりであろう。また，前期アドレッセンスの女子が選んだ対象は親との部分的類似点があるか，あるいは著しく相違しているかであると Blos が述べたように，同時期の男子の同性愛的な「自我理想」とはいくぶん質を異にする対象選択，すなわち異性愛的対象選択の中間的・過渡的な予行演習という文脈から理解できる側面が見て取れる。

3. 前期アドレッセンス女子の「両性性」について

　上記のような女子の前期アドレッセンス心性は，男子の「同性愛性」に対して，「私は男の子？　それとも女の子？」という考えにとらわれる「両性性」と理解すべきであると，Blosは主張した。そして「前期アドレッセンスの少女の両性的な態勢は自己愛の問題と関連している。前期アドレッセンスでは自己愛的対象選択が優勢である。他方，中期アドレッセンスの間には自己愛的な防衛が拡大する。幻想上のペニスは自己愛の枯渇から少女を守るために心的現実として維持されるが，少年と互角であることは依然として生死の問題である」（原文p.86）と前期アドレッセンスの女子の葛藤の特性について論じている。

　この時期の女子は，未だ前エディプス的・太古的な母親像，すなわち幻のペニスを持った男根的母親像への同一化によって万能的な自己愛を保持することができるという心性にとどまっており，受動性の持つ創造的な側面を受容した女性性を確立していく中期アドレッセンス以降の発達の準備段階にあるといえよう。

　したがって，この時期の女子の異性に対する姿勢は，あくまで男根的な能動性に彩られたものとなるのである。前期アドレッセンスの女子は，受動性を大幅に受け入れねばならぬ現実的な女性性を受容すべき時の近づく足音に対抗するかのように，様々な能動的存在に次々と同一化する「代理によって生きるための顕著な能力，すなわち試行としての一時的な同一化をもたらす能力」（原文p.86）を見せてくれるとBlosは指摘するとともに，それゆえに時として女子を準備なしの早すぎる性交という行動化へ接近させることがあると警告している。

　こうした危険と隣り合わせの前期アドレッセンスの女子を守ってくれるのは「交友，夢中，空想，知的興味，体育活動，身だしなみへの没頭」（原文p.87）であるという指摘に続けて，Blosは「少女が正常に前期アドレッセンスを通過するための最高の防御は両親，特に母親，もしくはそれに代わる人物の情緒的供給である」（原文p.87）という重要な指摘をしている。プレアドレッセンスから前期アドレッセンスの終結まで一貫して，

母親による男根的でない，すなわち能動的でありすぎない情緒的な受容と支持こそ，女子を最も力強く支えているのである。まさに，何気なく近づいてきた娘と何気ない世間話ができ，娘の愚痴を批判や性急すぎる行動なしに聞いていてくれる母親に支えられて前期アドレッセンスを過ごすことのできる娘は幸いである。女子のこうした両性性が減衰し始めると，それはすでに中期アドレッセンスが開始しているサインなのであると，Blosは指摘している。

Ⅳ. 早期段階のアドレッセンス心性と環境の相互作用

　ここまで触れてきたアドレッセンスの早期段階にあたるプレアドレッセンスおよび前期アドレッセンスの心性に関するBlosの見解を応用して，この段階の子どもの自我の危機の様態について述べてみたい。

　図2.1はプレアドレッセンスおよび前期アドレッセンスの自我と環境の布置を模式図として示したものである。プレアドレッセンスの布置は図2.1の配置にとどまりながら，徐々に高まる振動を内包するドルドラム（無風帯）の様相を呈するのに対して，前期アドレッセンスの布置は自我が再び外界への前進運動を顕在化させる段階と理解してよいだろう。その前進を支えるために中間的・媒介的な外界である学校や仲間集団による支えがよりいっそう重要になるが，そのためにはそれら外界での活動や人間関係に適応ないし成功することが必須である。したがって，前期アドレッセンスの子どもは多かれ少なかれ無理をした過剰適応の傾向を示すものである。当然このことが外界でのストレスに対する過敏性・脆弱性を高めることになる。

　その一方で，前期アドレッセンスの子どもの家族システムへの依存度は減少し，家族への大幅な依存は本能的な禁止にあうのが普通である。以下では，プレアドレッセンスおよび前期アドレッセンスの子どもの心の危機の様態を3種類に分類して検討した。

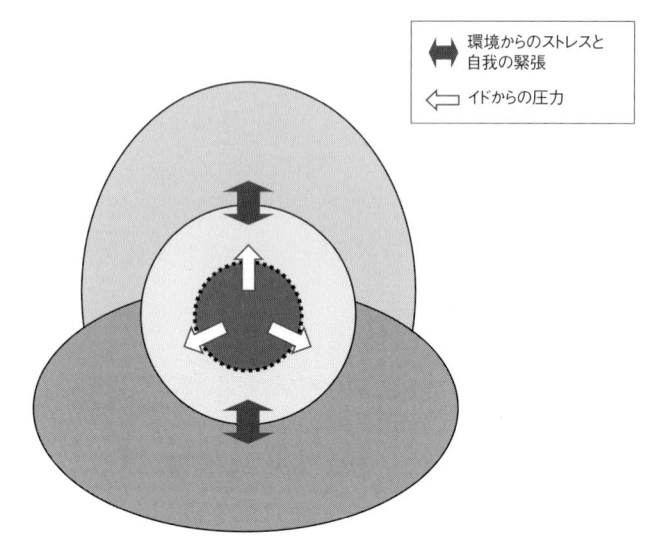

50 第一部 子どもの心とその病理の理解のために

■⇔ 環境からのストレスと自我の緊張
⇦ イドからの圧力

図2.2 危機の様態(1) ストレスと緊張の高まり

1. ストレスと緊張の高まり

　図2.2で示すように，外界での仲間関係を含む人間関係や，学業をはじめとする外界での活動における挫折，周囲の人間やその活動の迫力に圧倒された結果としての萎縮，あるいは仲間集団からの孤立といった外界でのストレスが急速に高まる状況が生じたり，両親の不和をはじめとする家族システム内の葛藤が高まったりするような状況は，プレアドレッセンスおよび前期アドレッセンスの子どものイドに属する攻撃性をはじめとする内的衝動を賦活し，その結果として内的葛藤を強め，環境との関係における緊張感を亢進させる。

　また，こうした外界や家族システムのストレスの増強がなくても，プレアドレッセンスや前期アドレッセンスの発達段階特有な内的葛藤が悪循環的に強まり持続するような事態は，子どもの成長を支える自我と環境の相互作用のホメオスタシスを崩し，外界や家族システムへの子どもの適応力を弱める。このような苦痛に満ちた病理的な布置のもとで，身体化症状，各種の不安，強迫症状，拒食・過食などの多くの神経症性症状形成や，自

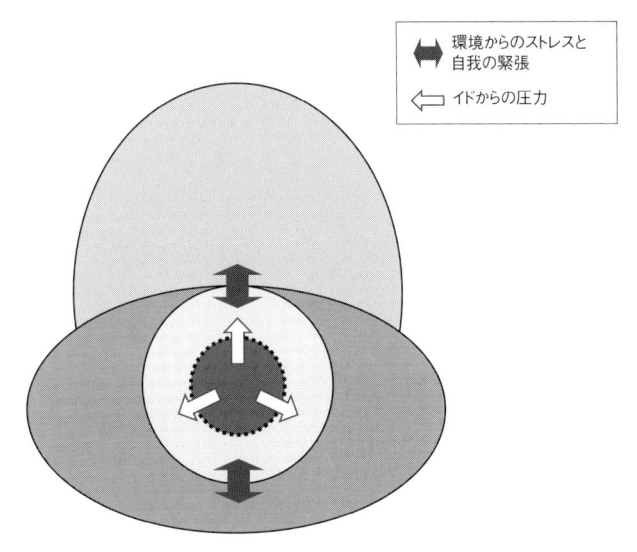

環境からのストレスと
自我の緊張
イドからの圧力

図2.3 危機の様態(2) 社会的ひきこもり

己破壊的あるいは他害的な問題行動による行動化，あるいは関係念慮などの精神病症状が発現してくるものと思われる。

しかし，この時期の子どもはこの苦痛からすぐさま外界を回避し家族システムへのひきこもりへと動き始めるわけではない。むしろ，自我-環境間の力学的均衡が崩れつつある緊張に耐えながら現在の布置にとどまろうとする強い傾向が存在するのである。この状態にとどまる間に，家族システムや中間的外界からの心理的支援が適切に提供されるならば，あるいはこれをしのいでいる間に自身の内面で適応的な自我機能の発達が生じてくるならば，この葛藤状況を通過でき，自我と環境のホメオスタシスが回復することを本能が教えているのかもしれない。

2. 社会的ひきこもり

図2.3に示した自我と環境の布置は，子どもがついに図2.2の状況にとどまることができなくなり，家族システムの中へと退却した状況をあらわしている。これがいわゆる社会的ひきこもりを意味していることはいうま

でもない。もちろんこの布置への移行は，直接には外界からのストレスを減少させることを目標に作動し始めるのであるが，これによって得られる心の平安はあくまで一瞬のものにすぎない。

　この新たな布置は，本来支援システムであった外界，自己実現につながり自尊心を育むはずであった外界（いうまでもなくこの年代の子どもにとっての外界とは，真の社会との間をつなぐ過渡的で中間的な外界のことである）から一人孤立してしまったという思いを生み出し，それに対する防衛として子どもを退行させ母親に過剰接近させるため，前エディプス的な去勢不安やエディプス的な父親の罰への恐れをはじめ，この年代の子ども特有な葛藤を過度に刺激するようになる。その結果，ひきこもり状況の中にあって，不安，回避，強迫，抑うつをはじめとする情緒の問題，あるいは家庭内暴力や自傷行為などの行動の問題が悪化もしくは新たにあらわれる。

　ひきこもり状況にある子どもは男女を問わず，通常のそれをはるかにしのぐ広範かつ強度の退行を示すのが一般的である。この退行は男子の場合には，前エディプス的母親像への愛着と暴君的支配という両価的姿勢を示す一方で，エディプス的父親の怒りによる報復を恐れて父親を回避するというあらわれ方をすることが多い。また女子の場合には，前エディプス的・男根的母親像への同一化の悪循環的失敗の姿として，母親を暴力的に支配しようとする一方で，内面的にはこの強大な母親像に屈服して母親に固着し，結果的に病的状態にとどまることで母親の自己愛のために奉仕し続けるというあらわし方をすることが多い。このような病理的な方法を通じて，男女を問わず子どもの側も太古的・万能的な自己愛を保持しようとしているのであろう。

3. 擬似家族システムへの接近

　前期アドレッセンス以降の子どもには，以上の2通りの危機の他に第三の危機の形が存在する。それは図2.4に示したように「擬似家族システム」に接近し所属することであり，それによって前期アドレッセンスや中

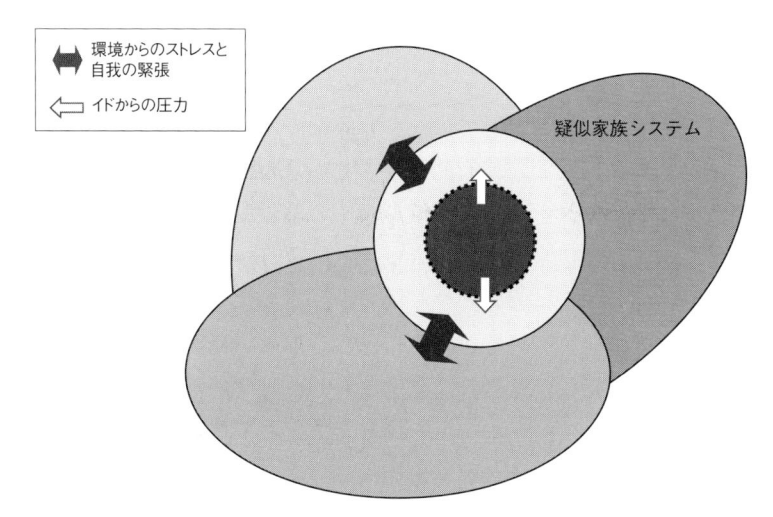

図2.4 危機の様態(3) 擬似家族システムへの接近

（凡例：環境からのストレスと自我の緊張／イドからの圧力）

期アドレッセンス特有な葛藤を解決しようとする方策の一つである。これは，帰るべき（すなわち，ひきこもることのできる）家族システムの機能障害が大きく，危機を家族システムへの退却によって表現できない子ども，すなわち帰るべき家を持たない子どもに主として生じるものである。

　しかし家族システムにはさしたる問題がなくても，前期アドレッセンス以降の心理的発達過程で，どんな子どもでも家族システムへ退却することに非常に強い抵抗を感じる局面があることも承知しているべきである。たまたまそのような時期に，親しい友人に帰る家を持たない子どもがいたり，一時的に親と不仲になったり，家族関係にいささかの動揺が生じるライフイベント（祖父母の同居など）が生じたりした場合には，擬似家族への接近が生じるリスクが急速に高まる。

　擬似家族システムに所属すると，子どもはそれによって強力に支えられるが，擬似家族システムに所属することは親や担当する教師の自己評価を著しく脅かすため，結果としてしばしば学校や家族との激しい対立が発生することになる。しかし子どもは，擬似家族システムに支えられることによって，図2.4に示したように内的にはひとまず葛藤が沈静するのを感じ

ることができる（イドからの圧力が減ることを，図2.4では矢印の減少で示した）。

　この擬似家族システムとしては，非行集団や犯罪組織，そしてカルト的宗教集団や政治団体などが代表的なものであるが，女子に見られる性非行にも擬似家族的なかりそめの温もりを求める心性が濃厚に感じられる場合が多い。しかし，擬似家族システムは以上のような否定的な集団や現象が提供するだけのものではない。フリースクールのような健全な居場所や自助組織，児童養護施設や児童自立支援施設，あるいは医療機関や情緒障害児短期治療施設が提供する精神医学的ないし心理学的治療，特に入院・入所治療などが，居場所やサポートを失ったと感じているアドレッセンスの子どもに強力な擬似家族システムを提供し，より安全な次の年代まで無事に送り届ける役割を果たしているということを忘れてはならない。肝心なことは，プレアドレッセンスや前期アドレッセンス，さらには中期アドレッセンスの子どもには，このような肯定的な擬似家族システムによる支援なしに葛藤や人間関係の悪循環を停止できない場合が稀ならず存在するということである。

おわりに

　ここまでBlosのプレアドレッセンスと前期アドレッセンスに関する"On Adolescence"中の記述を中心に考察を進めてきた。すでに述べてきたように，Blos的観点はアドレッセンスの子どもの心の病理を理解するうえで，そして治療・支援の方法と姿勢を組み立てるうえで，たくさんのヒントを与えてくれるという実感を筆者は臨床経験の中で持っている。しかし，Blosが観察し考察したアドレッセンスとは半世紀前の米国の子どものアドレッセンスに他ならない。果たして現在の子どもたちにもBlosのアドレッセンス論は通用するのだろうか。私はその問いには迷わず「Yes」と答えたい。しかしそう答えるには，いくつか現代のアドレッセンスの特徴に関する見解を表明する必要があるだろう。

表2.3 現在のプレアドレッセンスと前期アドレッセンスの特徴

(1) 仲間集団・友人関係の意義の低下
(2) 社会的価値観の相対化
(3) 多様化の一方での画一化と無力感
(4) 幼児期の親の受容機能の貧困化と相補的親子共生関係の遷延化
(5) "ひきこもり"への抵抗感の減少

　表2.3は，筆者が現代のアドレッセンスの特徴と考える諸点を挙げたリストである。このリストが示唆する現代の若者の特性は，仲間集団への愛着が明らかに以前より低下し，社会的価値の相対化によって真に没頭できる目標を奪われて白けており，早くから成功者と失敗者の二分化が進み，そのため成功者も失敗者も深い怒りを貯め，母親も働く豊かな社会の中で忙しく働く母親への幼児期の過剰適応の経験を多くが持っており，その結果ともいえる万能的自己愛を相補的に備給し合う強い母子の結びつきが思春期まで遷延しがちである，といったところであろうか。

　かくして，アドレッセンス年代に至った子どもの家族システムへのひきこもりは以前よりずっと容易に選択できる選択肢となったのであり，プレアドレッセンスや前期アドレッセンスの年代に至って，これ以上良い子の過剰適応を続けることができないという悲鳴を，精神症状や問題行動で表現している子どもも確実に増加してきた。このような現代のアドレッセンスの子どもの心性を理解し，支え，癒すために，Blos的観点は今でも十分に強力で生産的な指針であると筆者は考えている。アドレッセンスの精神医学や心理学などを学ぼうとする者にとっては，Blosの理論を知らずにはすますことはできないだろう。Blosのアドレッセンス論には，現代の若者の特性にあわせて若干の修正を加える必要があることを頑なに否定するつもりは筆者にはないが，アドレッセンス全体をかくもダイナミックな一連の流れとしてとらえ，しかもその中に明らかな共通の特性を持つ相期を見出し段階化して見せたBlosの豊かな思考と感覚には学ぶべき点が多々あると考えている。

追記：本論文中に引用した "On Adolescence" 中の文章の日本語訳は，野澤訳の誠信書房版が長く絶版状態にあり入手不可能なことと，時代を経て，現代の日本語表現にそぐわない点も見られるため，筆者が同僚らと独自にその一部を翻訳した日本語訳のほうを用いた。そのため文中で示した引用ページはすべて Free Press 版の原文のページである。

本章を今は亡き 師 野澤栄司先生に捧げる。

第3章
児童・思春期精神疾患の発症仮説と病態
―発達危機という文脈での理解―

はじめに

　これまで児童・思春期精神疾患の疾患概念を理解することは難しい課題と考えられてきた。これは児童・思春期，特に児童期の精神疾患の表現形（phenotype）がきわめて未分化で，かつ流動的であることによるところが大きい。子どもの特異性が承認され，子どもは小さな大人ではないという今では当然の常識が市民権を得た近代市民社会の開始以来，子どもの心は発達途上の流転の中に置かれ，子どもと環境との相互作用の影響下に常に変化する過渡的なものであると考えられるようになった。こうした通常の子どもの心の在り様と同じように，子どもの心の疾患の表現形もまた，年齢要因や環境の影響もあいまって，きわめて流動的なものとならざるをえない。そのため，疾患概念の多くは「子ども特有な疾患」という未分化で過渡的なものとならざるをえず，この流動性を織り込んだ疾患理解のためには，児童・思春期の心理的発達過程の諸特性と，それが環境との相互作用によってどのような変化を強いられることになるかを深く理解しておかねばならない。

　子どもの精神疾患における環境との相互作用による二次障害の付加しやすさは，子どもが本来持っていた精神疾患の加齢による症状変化とともに，精神疾患の表現形に顕著な流動性を付与する主要因であると思われ

る。加えて，近年注目を集める発達障害は児童・思春期の精神疾患を理解するうえで忘れることのできない要因である。そもそも，ある年齢で深刻化したために臨床例となった子どもの精神疾患は，必ずしもここまで述べてきた子どもの精神疾患の表現形が変化していく過程の起点とは限らないのである。それまで診断されていなかった発達障害が，二次障害としての併存障害の深刻化によってはじめて事例化することは決して珍しいことではない。この発達障害の発見により，二次障害の出現に関与した子どもの体質的，かつ心理社会的脆弱性の根拠がその発達障害にあることを理解でき，その子どもに対する治療・支援の展望が一挙に開けるということもよくあることである。

　ここでは児童・思春期の精神疾患の疾患概念および病態について，以上のような視点から検討を加えたい。なお，後に述べるように，児童・思春期の精神疾患とは決してICD-10（1992）でいう子ども特有な疾患（F8）や心理的発達の障害（F9）に摂食障害（F5）や精神遅滞（F7）を加えた4疾患にとどまらない。老年期特有な疾患を除けば，ほとんどすべての疾患が児童・思春期の子どもにも生じうることを意識しておきたい。

I. 精神疾患の発症仮説

　精神疾患の発症仮説として，現在は生物－心理－社会的（bio-psycho-social）な病因論が多くの精神疾患の発症を説明する合理性を認められている。筆者は図3.1のような模式図が子どもの精神疾患における生物－心理－社会的な疾患観を視覚化して表現するのに適当と考えており，二次障害が併存していない純粋な発達障害と器質性精神疾患を除いた大半の疾患の病因論ないし発現機序はこの模式図に従って理解することが可能である。

　一人一人の子どもは生来的な脳の体質的特性およびそのパーソナリティ的表現形である特有な気質を持っており，それが各々の個性を形成するとともに，ある種の精神疾患への親和性や脆弱性を形成すると考えることが

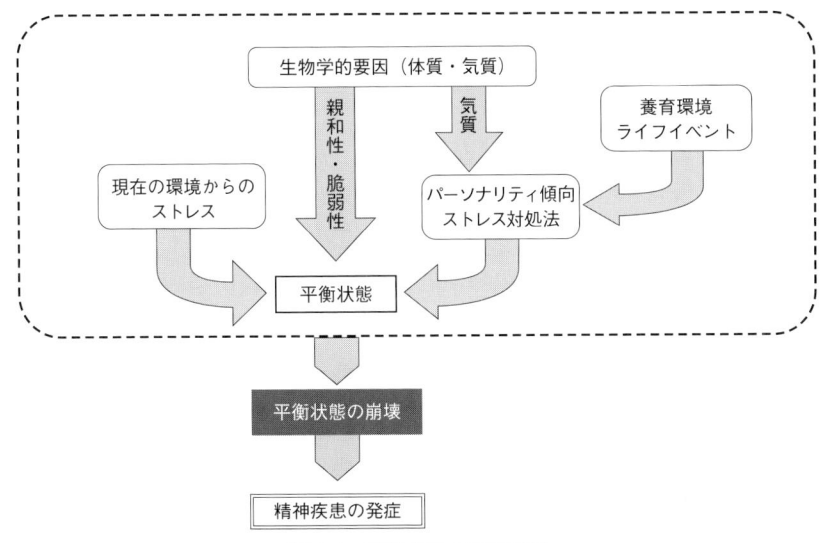

第3章　児童・思春期精神疾患の発症仮説と病態　59

図3.1　精神疾患の発症仮説

できる。そのような特性を持って生まれた子どもが人生のある時点で偶然にも重大な環境的ストレスに遭遇すると，それまでの発達過程で蓄積してきた養育者との関係性や様々なライフイベントとの遭遇を含む多くの経験を通じて培ったストレス対処法（筆者はこのストレス対処法の様式が形成されつつあるパーソナリティ傾向の機能的側面の一つであると考えている）を動員してストレスに対応しようとする。子どもに限らず一般に人間の心はこうした諸要因のダイナミックで繊細な平衡状態のうえに成り立っているものであり，心の健康とはまさにそのような平衡状態の恒常性を確立しようとするホメオスターシスのうえに成立するといってよいだろう。

　しかしながら，もしもストレス要因の量や質が限界を超えて苛烈であったり，たまたま精神的に不安定性が際立ち，脆弱性ないし過敏性が亢進する発達の一局面（例えば，第二次性徴発現の直前から始まる思春期）にあたっていたり，ストレス対処法そのものが機能的ではない場合，例えばパーソナリティ障害的であったり発達障害であったりした場合には，この心の平衡状態が崩れるという状況が生じやすくなり，ついには精神疾患の

発症に至るケースもあらわれる。もちろん，このような平衡状態の崩れには体質，ストレスの内容，ストレス対処法のいずれもが発現要因として関わっていると考えるべきであり，いずれか一つに限定されるような精神疾患はほとんどないといってかまわないだろう。

この発症仮説を理解する際に留意すべき点は，生物－心理－社会的な観点とは生物学的要因としての脳，心理学的要因としての子どもの自我機能，社会学的な要因としての環境的ストレスや外傷的経験という3領域の要因の単純な加算として精神疾患の発症を想定しているわけではないということである。脳機能や環境要因は子どもの内と外から加わる環境的圧力として自我機能に影響を与え，自我機能や脳機能は子どもの気質やパーソナリティとして環境に影響を与え，環境と自我機能の間の相互作用は脳機能に発達促進的なあるいは破壊的な変化をもたらすといった3要因間の複雑な相互作用が展開するシステムとして，子どもの自己をとらえるべきであり，精神疾患は子どもの脳と自我，そして環境からなるこの「自己」システムの悪循環的相互作用，あるいはシステムの部分的破綻の結果として発現してくると想定すべきである。このようなダイナミックな精神疾患の発症機序や疾病構造に関する理解こそ，生物－心理－社会的な観点と呼ぶにふさわしいものではないだろうか。

II. 子どもの精神疾患の実態

子どもの精神疾患の実態について，2004年度の国立精神・神経センター国府台病院（現在の国立国際医療研究センター国府台病院）児童精神科における初診統計（全初診患児703名）から見てみたい。

図3.2のグラフが示すように，DSM-IV-TR(2000)の疾患概念に準拠した分類を行うと際立って多いのが「通常，幼児期，小児期，または青年期に初めて診断される障害」という大きな括りの疾患グループで390名と全体の55％を占め，全般性不安障害，社交不安障害，強迫性障害などからなる不安障害82名（12％），不安や抑うつ感情を主症状とする適応障

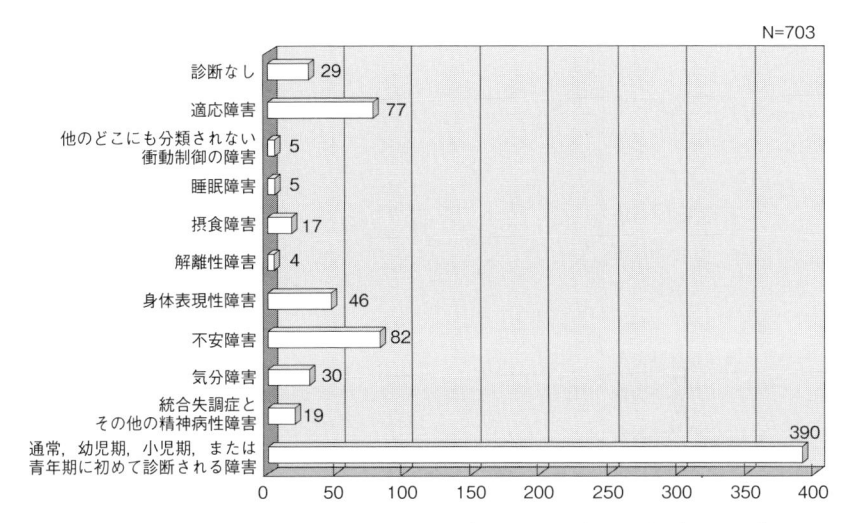

図3.2 国府台病院児童精神科初診時診断（DSM-IV-TR）の動向（2004年）

害 77 名（11%），身体化障害や転換性障害からなる身体表現性障害 46 名（7%），大うつ病や気分変調性障害からなる気分障害 30 名（4%），各型の統合失調症と妄想性障害などの関連障害 19 名（3%），神経性無食欲症をはじめとする摂食障害 17 名（2%）と続いている。

さらに，この「通常，幼児期，小児期，または青年期に初めて診断される障害」に含まれる諸疾患の内訳は，図3.3に示したように自閉性障害とその関連障害からなる広汎性発達障害（以下，「PDD」）が 231 名（全初診児 703 名の 33%）を占め，個別の障害概念の第1位を占めており，次いで注意欠如・多動性障害（以下，「ADHD」）が 77 名（同 11%）であり，この2疾患がこのグループの中の目立って多い疾患であることがわかる。その他では，反抗挑戦性障害 16 名（同 2%），トゥレット障害を含むチック障害 16 名（同 2%），選択性緘黙 11 名（同 2%），分離不安障害 8 名（同 1%），素行障害 6 名（同 1%）と続いている。

これらの DSM-IV-TR の診断概念で診断した 2004 年の初診統計を ICD-10 の二桁表記による障害群単位で再分類すると，図3.4のような分布となる。目立って多い障害群は，広汎性発達障害が含まれる「F8 心

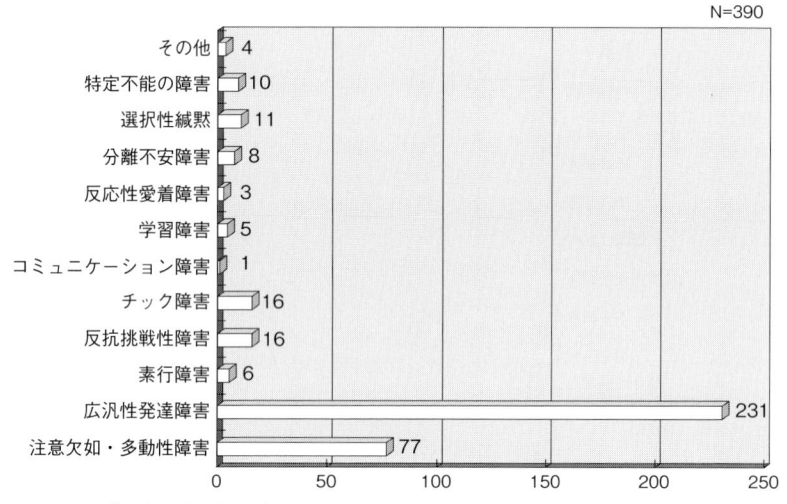

62 第一部 子どもの心とその病理の理解のために

図3.3 「通常，幼児期，小児期，または青年期に初めて診断される障害」の内訳

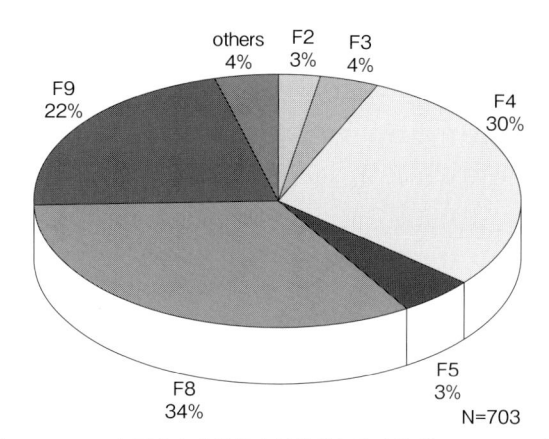

- その他 4
- 特定不能の障害 10
- 選択性緘黙 11
- 分離不安障害 8
- 反応性愛着障害 3
- 学習障害 5
- コミュニケーション障害 1
- チック障害 16
- 反抗挑戦性障害 16
- 素行障害 6
- 広汎性発達障害 231
- 注意欠如・多動性障害 77

N=390

図3.4 2004年国府台病院児童精神科初診時診断のICD-10診断

- F2 3%
- others 4%
- F3 4%
- F4 30%
- F5 3%
- F8 34%
- F9 22%

N=703

理的発達の障害」（34％），不安障害など成人型の神経症性疾患を中心とする「F4 神経症性，ストレス関連，および身体表現性障害」（30％），ADHDや素行障害（ICD-10では反抗挑戦性障害も一下位分類として素行障害に含んでいる）が属している「F9 小児期および思春期に通常発症する行動および情緒の障害」（22％）である。これらに比べるとかなり

少なくなるが，成人と共通の疾患概念である気分障害の F3（4％），統合失調症の F2（3％），摂食障害を中心とする F5（3％）と続いている。また，主診断を挙げたこの初診統計には表面にあらわれないが，「F7 精神遅滞」も子どもの年代で注目すべき精神疾患概念として忘れるわけにはいかない。

　以上のような子どもの精神疾患の受診状況から，子どもには DSM-Ⅳ-TR の「通常，幼児期，小児期，または青年期に初めて診断される障害」，すなわち ICD-10 の F8 と F9 に分類されるような子ども特有とされる特定の疾患群に限定して発現するというのではなく，成人に比較して比率的には小さくはなるものの，成人型の精神疾患を含む多様な精神疾患が発現していることがわかる。したがって，子どもの精神疾患を理解するためには，特定の子ども型の疾患に固執することなく，広く精神疾患概念の大きな広がりを展望できる素養が求められる。そのうえで，子どもの精神疾患を診断し評価するために特に重要な点は，その子どもの年代に規定された未熟で未分化な経験様式とその派生物たる子ども特有な心性からなる厚い地層を通過し地表にあらわれ出たものとして，精神疾患の表現形をとらえる発達論的観点を持つということだろう。

　以下では，子どもの精神疾患の病態をより具体的に解説するため，子どもの精神疾患の特異性を典型的に示していると理解できる発達障害，身体機能の発達性障害，神経症性情緒と行動の障害の 3 種類の疾患群を対象として述べてみたい。一見して理解できるとおり，この「疾患群」とは国際分類の規定によるそれとは異なり，ここでの検討に限って用いる独自の区分であることはいうまでもない。

Ⅲ．発達障害の発症仮説と病態

　発達障害は，ICD-10 で「F8 心理的発達の障害」の定義で「(a)発症は常に乳幼児期あるいは小児期である。(b)中枢神経系の生物学的成熟に深く関係した機能発達の障害あるいは遅滞である。(c)精神疾患の多くを特

徴づけている，寛解や再発が見られない安定した経過である」と記された3条件を満たす精神疾患と仮定すると，F8に含まれるPDDと各種の学習障害に限らず，「F7 精神遅滞」と，「F9 小児期および思春期に通常発症する行動および情緒の障害」の多動性障害（DSM-IV-TRではADHD）を含んだ大きな疾患群が浮かび上がってくる。わが国では，ここで挙げたようなPDD，学習障害，ADHD，精神遅滞をすべて含めて発達障害とする立場が，関連する領域の専門家の間で広く支持されており，発達障害者支援法も基本的にはこのような考え方に準拠し，法の対象となる主な疾患をPDD，学習障害，ADHDと規定している。蛇足ではあるが，精神遅滞は既存の知的障害者福祉法によってすでに支援対象とされているため，発達障害者支援法の対象からは除外されている。

　発達障害に分類される上記の諸疾患は，それぞれ特有な生来性の脳機能障害を背景に出現するものとされている。この脳機能障害については，例えばPDDの場合には「心の理論」の障害，中枢性統合の欠陥，実行機能の障害などが関与していると考えられており，またADHDではワーキング・メモリーの障害をはじめとする実行機能障害，ドーパミン神経系やノルアドレナリン神経系の機能不全などの多様な脳機能障害仮説が指摘されている。したがって，発達障害における基本的な症候ないし臨床像とは，個々の発達障害特有な脳機能障害の諸側面に他ならない。

　しかし実際の児童精神医学的な現場においては，このような「ピュアな発達障害」に出会う機会は決して多くはないのが現実である。これは，発達障害がしばしば反社会的あるいは非社会的な問題行動，あるいは気分の落ち込みや不安などの一般的な精神症状を伴い，それらの症候が前景に立ちふさがるため発達障害としての本来の（すなわちピュアな）特徴を認めがたくなっている場合が普通だからである。筆者は発達障害を，生来的な脳機能障害による主症状を純粋な形でいつまでも保持するという静的で固定的な疾患像でとらえるよりは，脳機能障害を出発点に，遺伝学的-生物学的-環境的-心理的な諸要因との相互関係の中で多様に変化していくダイナミックな時間的過程と理解し，個々の時点の臨床像を表現形としてと

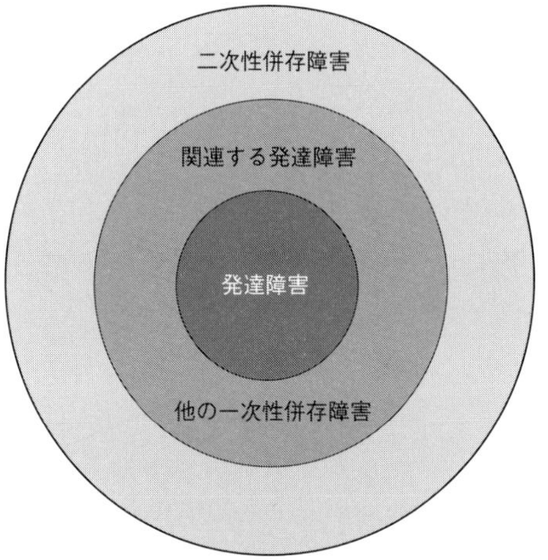

第 3 章　児童・思春期精神疾患の発症仮説と病態　65

図 3.5　発達障害の表現形

らえることを推奨したい。

　図 3.5 は，ある時点における発達障害の臨床像をあらわした模式図（臨床像を 3 層からなる球体に模し，図はその断面を示した）である。図の核にあたる部分に，焦点を当てた発達障害（PDD，学習障害，ADHD など）を位置させている。しかし発達障害は，例えば ADHD が 3 分の 1 ほどの確率で学習障害を併せ持つように，あるいは PDD の子どもの中に典型的な ADHD の疾患像を見出す場合がある（DSM-Ⅳ-TR も ICD-10 も，PDD と ADHD の併存を認めていないが）ように，しばしば他の発達障害を併存していることが知られている。さらには排泄障害やチック障害などのような身体調節機能の発達をめぐる体質的な要因を背景に出現する諸疾患（かつて"神経性習癖"と呼ばれた）の併存も発達障害には珍しくない。このような本来の発達障害とは別の発達障害や神経性習癖などを一次性併存障害とここでは呼び，核となっている本来の発達障害を球状に覆う半透明の第二層として表現した。このような核とそれを覆う第二層で構成される部分が一人の発達障害者の生来の姿，すなわちピュアな発達障害の表現形（図 3.6 の表現形-1）である。

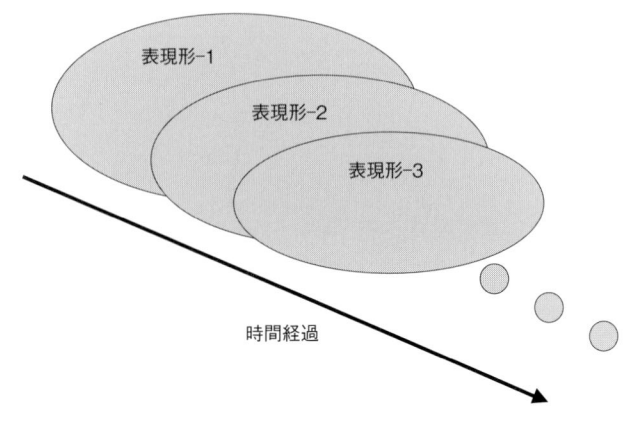

図3.6　発達障害における表現形の時間的展開

　この表現形-1であらわされる状態像は生後まもなくより，体質的脆弱性，養育環境，そして外界から受けるストレスとの相互作用から影響を受け始める。すなわち，発達障害の子どもは，しばしばこうした諸要因との相互作用を通じて徐々に自己像や自尊感情の変形を強いられ，自信喪失，環境に対する不信感，あるいは孤立感を蓄積する悪循環に陥っていく。そのような悪循環の結果として二次性の精神疾患が併存してくる経過（図3.6で表現形-2, 表現形-3……と変化していく展開のこと）を，ADHDにおける反抗挑戦性障害の発現過程を実例として模式図化したのが図3.7である。
　多動性，衝動性，不注意というADHDの本来の主症状は二次性精神疾患に対する体質的脆弱性の主要因となっており，しかもそれらの症状は養育環境の主体である親に対して影響を与え，しばしば虐待的でさえある強い叱責を幼い頃から与え続けてしまうという状況が生じやすい。そうした養育環境と本来の衝動性（気質といってもよい）があいまってADHDの子どもは自信を喪失し，孤立感を深め，怒りによる攻撃性の亢進した状態となりやすい。そこへもしも仲間によるいじめや，大人からひどく叱責されることが度重なると，子どもはかろうじて保たれていた平静さを失って，怒りと孤立感を伴う両価的な心性を回復不能なほど高め（すなわちこ

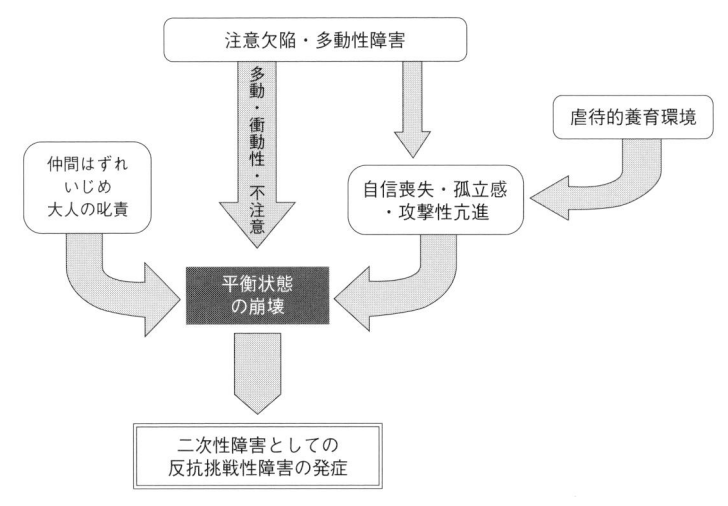

図 3.7 ADHD における二次性障害の発症の一例

れまであった社会適応をめぐるホメオスターシスが崩れ)，反抗的言動を繰り返すようになる．これがADHDにおける反抗挑戦性障害の一般的な発現機制であろう．

　発達障害では，こうした悪循環の結果として二次性併存障害を複数示すようになることも珍しくない．このような二次性併存障害を図3.5では発達障害の症状構造における最外層（第三層）に位置させた．この第三層が発達障害とそれに関連する一次性併存障害を包み込む最も表面に近い半透明の球状層を形成し，中心をなす本来の発達障害や一次性併存障害の特性を厚く覆う形となっているため，外からはこの3層構造が渾然一体に見えてしまう．臨床家が二次性併存障害の加わった発達障害の診断・評価に困難を感じるのは，まさにこのような表現形の構造によるところが大きい．

　発達障害の時間的展開とは，ここまで述べてきたような併存障害に代表されるような機能不全を増加させていく障害的側面だけで構成されるわけではない．経験を重ねながら獲得していく環境への有効な対処法や適切な自己統制機能などの適応的能力もまた，時間的展開が与えてくれる大切な

派生物である。二次性併存障害とこのポジティブな適応的能力の総和が時間的展開の中で様々な臨床像を作り上げる主要因となっており，表現形は表現形-1 から表現形-2 へ，表現形-2 から表現形-3 へ，そして表現形-3 から……といった具合に，時間の流れに沿って次々と変化し続けていくことになる（図3.6）。いいかえれば，発達障害における表現形とは，発達障害児が環境との相互作用によって生じる各年代特有な発達上の危機を通過していく過程で獲得した，心の成長と傷跡としての二次性精神疾患とを混合した状態像の全体に他ならないのである。

Ⅳ. 身体機能の発達性障害の発症仮説と病態

　子どもの精神疾患の特異性を典型的にあらわしている疾患群の二番目として，「身体機能の発達性障害」と仮に名づけた疾患群について述べてみたい。いうまでもなくこの疾患群はいわゆる発達障害とは領域を異にするもので，排泄障害やチック障害などのかつては「神経性習癖」と呼ばれた疾患の多くが含まれる。これらの疾患はこれまで，子どものストレスに対する反応そのものの身体化すなわち心身症と理解されたり，衝動・願望に対する代替的発散法や防衛機制ととらえる神経症的な病態理解をされたりしてきた。しかし，今では，排泄障害なら尿生成の生理学的機制や不随意的な括約筋統制機能の発達遅延ないし障害として，チック障害なら運動の錐体外路系調節機能の発達遅延や機能不全として理解されるのが普通となっている。すなわち，身体機能の発達をめぐる疾患と位置づけられることになった。しかし一方で，これらの疾患はストレス量の変化に敏感に反応して症状の増減が生じたり，支持的な介入やプレイセラピーなどの治療によって症状が改善したりするケースが数多く存在することもよく知られた事実である。すなわち，心理的葛藤とその防衛の身体化された表現としての心身症あるいは神経症の側面も存在するのである。この領域の諸疾患は，その病態を理解するために生物学的な発現要因と心理社会的な症状形成の機制とを包括した観点が求められる点に最大の特徴がある。

身体機能の発達性障害の病態を理解するには，まず各疾患における一次性の病因は生物学的な生来性の機能障害の水準にあることを前提とすべきである。しかし，この身体機能の器質因的障害であるチック障害にしろ排泄性障害にしろ，その症状そのものと，その存在をめぐる親子の特殊な関係性（子どもの習癖が気になってたまらない親の気持ちを中心に展開する関係性）が年余にわたって持続すると，状況は少しずつ変化し始める。チックや遺尿症が子どもの真の願望（例えば関心を向けてほしいなど）を非言語的に表現する一種のコミュニケーション法となったり，現実的なストレスの発散法となったりするという二次性の症状形成が，親子関係を中心とする主要な人間関係との相互作用の中で展開し始めるのである。すなわち，図3.1の最終到着点である「精神疾患の発症」を「身体機能の発達性障害の心理的防衛機制への組み込み」と読みかえることで，一次障害としての身体機能の発達性障害が二次性に心身症化ないし神経症化する経過，すなわち二次障害化過程を理解することができる。

　このような精神疾患の「二次障害化」は，身体機能の発達性障害以外の様々な子どもの精神疾患においてもしばしば見出しうるものである。そしてまさにこの特徴こそ，子どもに発現する精神疾患の概念的枠組みを曖昧にし，結果として成人に発現する精神疾患概念に比べて，その輪郭がとらえがたいとされる原因となっているのではないだろうか。

V. 神経症性情緒と行動の障害の発症仮説と病態

　ここでは不安，気分の落ち込み，強迫症状，身体化症状や解離症状などを主症状とする神経症性諸障害，反抗や非行などの行動上の問題を症候とする素行障害など，児童・思春期の子どもに発現する主として情緒上のあるいは行動上の症候を呈する非精神病性の精神疾患群に共通する発症仮説について述べる。この多彩な疾患群の発現機制は，以前はもっぱら心理的防衛機制の観点や幼児期の葛藤への固着といった観点や，ある種の偏った，あるいは誤った感情や対処法の学習の結果といった単一の成因論から

理解されてきた。しかし，この群の諸疾患をめぐる生物学的知見や認知行動療法的な治療経験などが急速に増加してきた近年の成果を見るにつけ，この群こそ生物－心理－社会的な包括的発症仮説（図3.1）が最もよく疾患理解に応用できる疾患群なのではないかと思えてくる。

　すなわち，これらの疾患にもある種の生物学的な脆弱性ないし親和性（例えば強迫，不安，あるいは抑うつへの親和性など）という体質的な要因が関与していることに関しては，近年多くの知見が蓄積されつつある。さらに，乳幼児期における養育上の困難な状況，例えばネグレクトをはじめとする虐待的養育や，統合失調症やうつ病性障害などの母親の精神疾患が，愛着障害を介して低い不安耐性や見捨てられ抑うつへの親和性などを形成する可能性の高いことも容易に推測できる。こうした生来の特性や人生の最早期に形成された不安や抑うつなどへの脆弱性ないし親和性は，それらを回避したり，抑え込んだり，様々な策略によって受容できるものへと変形させたりするための特殊なそして無意識的な対処法（そのような心理的過程を力動心理学は防衛機制と呼んできた）の動員を強力に求める。しかし，受け入れがたい感情がいつまでも持続し，ある対処法が反復的に動員され続けると，やがてそれが優勢な防衛機制として自動的で変化しにくいものへと変化していく。それがパーソナリティ傾向を構成する主成分の一つとなることはいうまでもない。

　思春期年代の開始とともに増大する親離れや自分作りをめぐる発達課題の展開は，家族や家庭外の人間関係や活動をめぐる葛藤を亢進させ，この年代特有な能力と脆弱性を二つながら強めることになる。こうした特性が思春期年代の子どもに情緒や行動の問題を引き起こしやすくしている条件であることはいうまでもない。実際，神経症性情緒と行動の障害は筆者が前期思春期と呼ぶ10代前半の年代（概ね10〜15歳）に初発するケースが多いとされている。この点に関して，前期思春期を中枢神経系の発達における脆弱性の臨界点ととらえることは妥当であるが，一方でこの年代は第二次性徴の進行と親からの分離をめぐる両価性の亢進に刺激された攻撃性や性衝動など衝動量の爆発的増加を経験しつつある内的環境の大きな変

容期であることを忘れてはならない。また，この年代は親や友人などとの関係性をめぐるストレスへの過敏性と脆弱性が際立って高まる時期でもある。以上のようなダイナミックな観点を精神疾患の発症仮説に組み込まないと，この年代の精神疾患の全体像が見えてこないだろう。

　上記のような過程を通じてあるパーソナリティ傾向と体質を獲得した子どもがある発達段階にさしかかったところに，転校，いじめ，両親の不和，家族の病気や死，父親の単身赴任など大小様々なストレス要因が降りかかる。子どもは，これら生物－心理－社会的な諸要因・諸条件のもとで，自己機能の均衡を崩さないよう本能的あるいは意識的な努力をするのであろう。しかし，一向に事態が改善しないままストレス状況が持続するということになると，この均衡が悪循環的に崩れていき，子どもの心は神経症性情緒と行動の障害の発症へと大きく傾いていくことになる。

　このような発症仮説が想定される神経症性情緒と行動の障害の大半は，その発症時点では外傷的事象あるいはストレスの強い状況に対する反応性の精神疾患，すなわちDSM-Ⅳ-TRやICD-10でいう適応障害の特性を色濃く帯びてあらわれる。そして，その疾患の症状の改善，すなわち図3.1でいう「平衡状態」の回復が，ストレス要因の解消に伴って速やかに生じるような場合には，それは「適応障害水準（または「反応水準」）」の疾患と評価することができる。

　しかしながら，適応障害的に開始した情緒と行動の障害の多くは慢性化し年余にわたって持続することになり，もはや一時的に付け加わった常ならざる情緒や行動，すなわち適応障害の水準の精神疾患ととらえることは適当とはいえなくなる。適応障害的に発現し，その後年余にわたって持続した優勢かつ異常な情緒や行動は，それらをもたらした病理的な防衛機制への親和性を増大させ，やがて些細な刺激でパターン化された情緒と行動上の症状を生じる反射性・自動性の亢進状態が成立する。これは従来の疾病論における神経症概念に一致するもので，「神経症水準」の疾患に至ったと理解すべきだろう。

　神経症水準にある精神疾患の多くのケースには治療による治癒や自然治

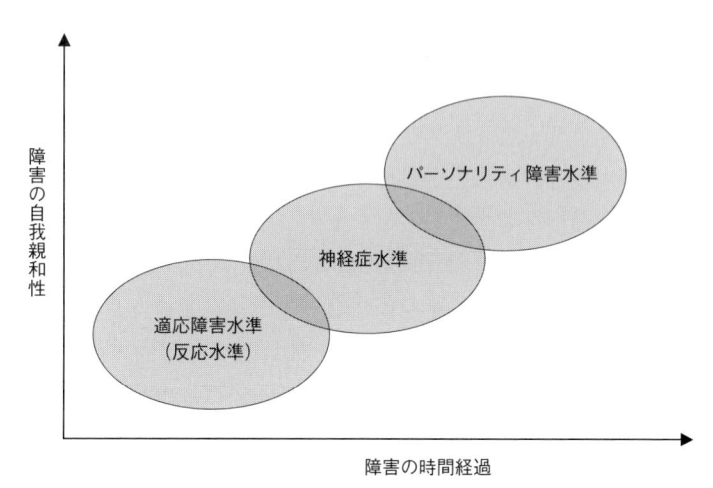

72　第一部　子どもの心とその病理の理解のために

```
          ↑
      障  │                          ┌─────────┐
      害  │                        ／ パーソナリティ障害水準 ＼
      の  │                       (              )
      自  │              ┌─────────┘
      我  │            ／ 神経症水準 ＼
      親  │           (              )
      和  │   ┌──────┘
      性  │ ／ 適応障害水準 ＼
          │(   （反応水準）   )
          │ ＼──────────／
          │
          └─────────────────────────────→
                    障害の時間経過
```

図3.8　「神経症性情緒と行動の障害」の自我親和性の時間的展開

癒が生じるが，一部とはいえさらに症状が持続するものもある。そのようなケースでは，子どもは不安，強迫，抑うつ気分，解離，身体化，あるいは反抗や非行といった情緒と行動の症候がきわめて身近で優勢な心理状態として持続しており，その心理状態の影響下で対人関係をはじめとする社会的活動が営まれ続け，その結果として「そういう自分」という自己像・自己感が形成され続ける。その最も重要な影響は，持続する偏った心理的状態や心的機能に対する違和感が徐々に減少していき，徐々にその特性がパーソナリティ構造へと取り込まれていくことであり，神経症性の症状とそれに関連し優勢となった防衛機制こそが通常の自己の心理状態であるという同一性の感覚が成立していくことにある。その結果，疾患の自我親和性は強まり，相対的に本人よりは周囲の人間がより強い違和感を持つ，すなわち本人の症状とパーソナリティを扱いかねる，そんな類の疾患になっていくのである。これを筆者は「パーソナリティ障害水準」と理解すべき精神疾患としたい。

　図3.8は，神経症性情緒と行動の障害の病態水準を適応障害水準，神経症水準，そしてパーソナリティ障害水準の3種に分類し，それらを時間軸と疾患の自我親和性の軸との関連によって二次元的に配置した図であ

る。精神疾患の病態水準といえば、パーソナリティ構造をその機能的諸側面から神経症性、境界性、精神病性の3水準に分類するKernberg (1984) のパーソナリティ構造論が知られている。それは概ね上記の順に疾患の病理が重症化することを前提に定義されているが、筆者の示した「適応障害水準（反応水準）」に始まる3水準は必ずしも病理の重症度の変化をあらわしてはおらず、純粋に子どもの神経症性情緒と行動の障害における病態の質的な差を時間経過と自我親和性との関連から表現したものである。

　蛇足ながら、この疾患の病態水準という考え方は、ある特定の精神疾患カテゴリーが3水準のどれかに分類される（例えば「解離性障害イコールパーソナリティ障害の水準」といった具合に）という意味ではなく、ある疾患（例えば解離性障害）が適応障害水準でも、神経症水準でも、パーソナリティ障害水準でもありうるという発想であることを強調しておきたい。この観点は、ある患児の強迫性障害（OCD）が13歳の評価時点では神経症水準と診断できる未分化ながら一定の自我違和感を伴っていたのに、17歳の評価時点での強迫症状はパーソナリティ障害水準の疾患と評価するにふさわしいくらい、他者との社会的関係性の展開を著しく制限され、未熟な自己愛性の維持に奉仕するだけの、自我違和感の乏しい策略と化していたといったように、発達に伴う精神疾患の病態のダイナミックな展開を理解するのに適している。

　OCDのように生物学的発現要因がかなり明らかになっている疾患では、適応障害の水準があまり顧みられず、いきなり神経症性障害の水準で発症してくると理解されていることが多い。しかし、OCDにおいても注意深く生育歴や現病歴を聴取すれば、その発症前に例えば思春期的な友人関係の葛藤や学校生活での重大な挫折体験、あるいは性衝動が刺激されるような家族状況の変化などへの曝露が生じていることを稀ならず見出すことがある。たとえ目立たないにしろ、経過の初期に現実的なストレスへの反応としての適応障害水準の疾患が存在するという病態を、神経症性情緒と行動の障害の開始段階として想定することは、子どもの支援において役立つ発想ではなかろうか。

ま と め

　ここまで発達障害，身体機能の発達性障害，神経症性情緒と行動の障害という3種類の疾患群の病態および発症仮説を中心に述べてきた。児童・思春期に現出するあらゆる心的現象は，それが通常のものであろうと病理的なものであろうと，流動的かつ過渡的なものと理解すべきであり，当然ながら子どもの精神疾患の症状もまた流動的である。そのため，精神疾患の病態水準の推移に代表されるような質的変化が子どもでは生じやすい。児童・思春期に診断された精神疾患の多くが「子ども特有な疾患」という未分化で過渡的な概念とならざるをえないことは，DSM-IV-TR や ICD-10 の疾患分類を見るまでもなく明らかである。子どもの精神疾患の病態理解にあたっては，精神発達の展開過程に関する理解とともに，こうした児童・思春期の発達過程の中間性と流動性をも織り込んだ視点が必須である。本章で取り上げた疾患群別の発現経過のとらえ方，あるいは病態水準という考え方もまた，この中間性・流動性をとらえる切り口として提案したものである。

第4章
思春期児童への治療的援助（講義録）
―被虐待児の支援のために―

はじめに

　ご紹介いただきました齊藤でございます。今日は思春期児童への治療的援助という題で，虐待を受けた子どもの思春期心性を心得た精神医学的治療とメンタルな支援についてお話しさせていただこうと思います。

　思春期心性を知るということ，思春期の子どもの全体像をとらえるということは，思春期の子どもの中で今どんな心性が動いているから，こんなに矛盾した行動をとるのだろうか，こんなに衝動的な行動をとるのだろうか，あるいはこんなに幼児返り（退行）した行動をとるのだろうかといった問いに答えを出すこと，そしてそれができるくらいの経験を積むということに他なりません。もちろん，思春期といいましても，小中学生，小学校高学年・中学生，そして高校生という各段階によって，治療や援助に大きな違いがあり，その相違も理解していなければなりません。

　思春期イメージを私なりにとらえるのに，多くの理論を断片的に得たりしながら，でもなにかどれもしっくりしないと感じてしまう，そんなことを繰り返す10年とか20年とかいった期間を経てはじめて，今日お話しするようなイメージにまとまってきたと感じております。この私の思春期像のほとんどはBlosの力動的思春期論に依拠しております。しかし，そのBlosの理論も1950年代のアメリカの思春期の子どもたちを観察し関

与した結果から導き出された理論であり，現在のわが国の子どもにすべてがしっくりと当てはまるわけではありません。

以下では，まず私の今持っている思春期像をお示ししようと思います。私は，皆様にご自分の現場でご自分の目にした思春期の子どもたちを通じて，皆さん自身の思春期論，思春期観といったものを作っていただきたいと願っております。本日お話しする私の思春期論が皆様の思春期論を支える石垣の中の石の一つとなれたら幸いです。

I. 思春期心性を理解するための前提

子どもは元々持って生まれた体質とか気質といった，生来性のぼんやりと規定された方向性を持ちながら，しかし発達過程で新たに書き込むことのできるたくさんの領域を持って誕生します。そして，人生最初の5，6年間のいわゆる乳幼児期に，母子関係を中心とする基本的な関係性の相互作用を繰り返し経験し，それを通じて徐々に自我，あるいは自己をおおまかに彫り出していきます。乳幼児期がそのような自我機能の開発期だとすれば，思春期は部分的とはいえ乳幼児期の繰り返しの時期という意味を持っております。なぜ思春期に幼児期を繰り返すのかといいますと，まさに幼児期に彫り出した自我もしくは自己は，まったく荒削りであり，機能を十分に発揮するにはあまりにも原始的で未熟な段階にあるからなのです。思春期はその機能の乳幼児期での開発過程を，部分的に体験し直すことにより，今度は本当に自我に備わった能力として調整し定着させていくという作業に取り組む年代なのです。10歳を入り口，そして25歳を出口と考えれば，なんと延々15年間も，人間にはそんな期間が必要なのです。

この幼児期の思春期における再体験は，いうまでもなく部分的に起きていることであって，決して全パーソナリティが幼児返りしているわけではありません。例えば10歳から数年間のプレアドレッセンスと呼ばれる年代の子どもは，2，3歳の頃の心性がかなり優勢になるといわれておりますが，優勢になるといっても10のうち1か2があらわれてくる程度なの

です。それが普通の経験の仕方なのです。でもこの1か2でも結構大きな衝撃になるのです。もし条件が悪くてバランスが崩れれば、1か2だったはずの幼児期心性が5か6になってしまうこともあるわけで、そのような場合の影響は必然的に大きくなります。このような思春期の通常の心理発達過程を知ることは、標準から外れた心性をあらわにしている子どもの心性を理解するうえでとても有益であることはいうまでもありません。

　思春期心性を知るための前提として、思春期の心が子どもの内面における自己と環境との相互作用の結果をあらわしているという点を特に心得ておかねばなりません。例えば不登校が始まると、思春期の子どもたちはきわめてワンパターンに幼児返りして母親に接近し、母親に無理難題を言ったり、「ママ、そばにいて」といった幼い願望を表明したりといった行動がほとんどすべての子どもに生じてくるのはなぜでしょうか。このような現象は、不登校という事態がもたらした子ども本人と家族の新しい生き方、新しい交流様式、新たな関係性、すなわち力動精神医学でいう「布置」の変化から生じるものではないかと私は考えています。不登校が強いる布置の変化とは、すでに母親離れが始まっている子どもと母親の間に生じた人工的な「過剰接近」に他なりません。この接近しすぎた母親と子どもの間に生じてくる様々な問題が、不登校の開始以後に見せる不登校児たちの共通した現象ということになります。まさに子どもの心の問題とは、子どもに生じた問題そのものの表現だけではなく、問題を抱えることになった子どもとその環境との相互作用の結果も加わった包括的な表現形なのです。

II. 乳幼児期の発達課題とその危機

　ここでは、思春期心性の基盤ともいうべき乳幼児期の7年間ほどを0歳児、1〜3歳児、4〜6歳児という3段階に分類して、その心性を述べてみたいと思います（図4.1）。

　第一段階である0歳児における親子関係の基本的なパターンは、母親

78 第一部 子どもの心とその病理の理解のために

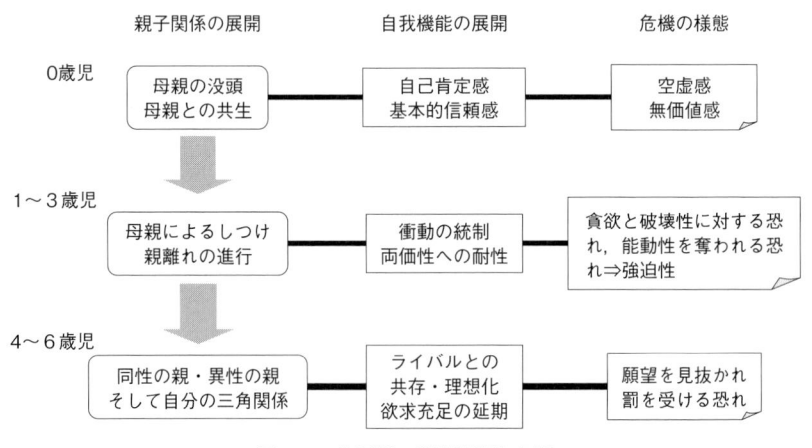

	親子関係の展開	自我機能の展開	危機の様態
0歳児	母親の没頭 母親との共生	自己肯定感 基本的信頼感	空虚感 無価値感
1〜3歳児	母親によるしつけ 親離れの進行	衝動の統制 両価性への耐性	貪欲と破壊性に対する恐れ，能動性を奪われる恐れ⇒強迫性
4〜6歳児	同性の親・異性の親 そして自分の三角関係	ライバルとの 共存・理想化 欲求充足の延期	願望を見抜かれ 罰を受ける恐れ

図 4.1 幼児期の発達課題と危機

が0歳児のわが子に没頭し，子どもは母親に一次的な愛着をひたすら向けるという，母子の共生的関係性を特徴とするような年代だというふうに考えてもよいかと思います。もちろん，母親と子どもの共生という言葉でイメージできる両者間の情緒的没頭がどのくらい必要で，いつ頃まで必要かという量や時間の規定は明確ではないと思われますが，この双方の没頭の中で子どもが自己肯定感や基本的信頼感といった心の基盤を形成する心理的構造が形成されていくというイメージはおそらく間違いないでしょう。そして，母子の相互の没頭という関係性がうまくかみ合わないとき，子どもの中でおそらくは自己の無価値感とか空虚感と呼ぶべき否定的な自己感が優勢になるのではないでしょうか。大切なことは，この否定的な自己感につながる母子のすれ違いと，そこで子どもが体験する欲求不満という心的体験は，あってはならないものではないということです。0歳代の子どもたちもこのすれ違いを何度も何度も経験していくことになります。母子の没頭がかみ合い自己肯定感が鼓舞される体験と，母子がすれ違い無価値感に満たされる体験の両者を，子どもは経験していくことになります。自己肯定感というものは，その背景にある幾分かの無価値感や空虚感によってより豊かに色づけられ際立たせられるものなのではないでしょうか。

ですから，母親にしろ，母親代理的なケア・テーカー（養育者）にしろ，子どもとすれ違うことやフラストレーションを与えることを恐れる必要はありません。でも，10のうち6くらいは最低限かみ合ってくれることを，母親にも他のケア・テーカーにも期待したいのです。それくらいの比率なら，養育に必要な母性的エネルギーと対象の提供としては子どもの心の発達にほぼ十分だろうと思われます。少なくとも，10のうち6はうまく調和したやりとりができるようにしてください，逆にかみ合うほうが4で外れるほうが6ではちょっとまずいと母親にお伝えすることが大切です。

　以上のような母子の共生関係が中心となる0歳児ですが，Mahler（1975）も指摘していますように生後5，6ヵ月のときには分離－個体化過程はスタートしておりますから，0歳後半にはすでに親離れは始まっており，もはや共生的ではなくなっています。

　第二段階の1～3歳児くらいになると，その様態が少し変わってきます。母は，受容的な役割を中心とするケア・テーカーでありコンテナーであるという側面が強調されていた最初の一年間に比べると，より積極的に子どもをコントロールし自立していくうえで望ましい行動を身につけさせようとするようになります。0歳児の頃には，望めばお腹がくちくなる，望めば不快な刺激を取り除いてもらえるといった交流が母子関係の中心であったのに比べると，褒めてほしい，心地よい言葉がほしいときに，母親がその言葉を与えてくれない，それどころか，叱られるといったすれ違いを多く経験する年代になるわけです。そしてその極端な場合に，「しつけ」と称する虐待的なやりとりがありうることも心得ておく必要があります。

　この段階で没頭からしつけへという母子の関係性に大きな質的変化が生じてくるわけですけれども，この時期が非常に大事なのは，大好きな母親からの心地よい刺激が与えられず，先延ばしにされる，それに対して当然ながら腹が立つという経験をしなければならないという点にあります。この感情とどう折り合っていくかということが1歳代，2歳代の子どもの大切な経験になるわけで，ここで経験される葛藤が両価性と呼ばれるもので

す。「大好きなお母さんにすごく腹が立つ」という両価性をどう乗り切っていくかということが重要な課題となり，子どもはそれを通り過ぎることによって，自らの衝動をどう出したら認められ，どう出すことは禁じられているかということを理解した制御ないし統制という能力を身につけていきます。その結果，子どもは大好きな人（誰よりもまず母親）を大嫌いになるという瞬間を持っても，結局その人のことを自分は大好きなのだから，大嫌いな気持ちに一瞬身をゆだねてもその人は壊れない（その人を壊さない）という，自己の衝動統制に対する信頼感に裏打ちされた関係性を維持できるようになっていくわけです。

　この発達課題の獲得に失敗すると，子どもは大好きな人を一瞬でも嫌いになるとその人が壊れるとしか思えなくなります。すると，この大嫌いな感情やそれに伴う攻撃的な衝動が出てきた瞬間に，子どもは激しく動揺し，急いでこの気持ちを押し隠してしまいます。その破壊的な気持ちを自分から切り離し，何もなかったことにしてしまうとか，あるいは理想的自己からその感情を持つ自己を切り離し，互いの存在を意識し合わないといった原始的な心理機制が優勢になることも珍しくありません。こういう子どもはたいてい，「ママ大好き」と言い続けるしかありません。そのような場合，「ママ嫌い，大嫌い，プンプン」とすねてみたり，母親を試すように駆け出したりといった通常の子どもが自然に示すような行動様式を表現できなくなります。このような年代相応な行動を実現できる能力は，実は非常に大切なもので，この年代に必ず獲得すべきなのです。この能力を獲得すると，子どもは大嫌いな人ともちゃんと一緒に生きていけるようになります。この大切な年代は，Freud 流にいえば肛門期，Mahler 流にいえば再接近期（rapprochement subphase），そして一般的には第一反抗期と呼ばれてきました。

　第三段階の 4 歳から 6 歳にかけての年代は Freud がいうエディプス期にあたり，「同性の親 − 自分 − 異性の親」という三角関係をめぐる心性が最も目立った特徴です。この三者間の関係性とは，一言でいえば，ライバルたる同性の親を押しのけて異性の親を独占したいという子どもの野心の

ことです。男女に共通する心性ではありますが，男子のほうが生理的，物理的にスムーズにその心性を持つことのできる仕組みになっていますから，より典型的にあらわれてくるものです。この年代の男子は，愛着の対象である母親を幼児期前半から継続して愛着対象とでき，自然に父親をライバル視する心性が前面に出てきます。しかし，そのような野心は父親という巨大な存在に対する畏れの感情を強く刺激することになりますから，たちまち意識から締め出され，抑え込まれてしまいます。そのときの締め出し抑え込む手段（心理的防衛機制）が母親への愛着をある程度あきらめ，むしろ父親のほうに愛着を感じているというつもりになるという心理的機制です。その愛着は，父親を理想化し，父親の能力や機能を取り入れようとする心性を伴います。「パパ大好き。僕パパみたいになりたい。パパみたいにサッカー上手になりたい。パパみたいに速いボールが投げたい」というわけです。こういう過程がスムーズに進むためには，エディプス期的三角関係の時代に威圧的で怖い父親がとつぜんあらわれることでうまくいくものではありません。エディプス期の息子の心性を受けて立てる父親というのは，息子が0歳児や1，2歳児の頃から母親の代役をときどき引き受けてきた父親なのです。

　女子の場合は男子の経過と少し違っています。これまでの愛着対象であり，今でも十分に愛着を感じている母親をライバル視することになるという難しい心性と直面することになりますから，父親への愛着を母親から隠し，とにかくすばやく能動的で積極的な母親像に同一化するというやり方を採用することが普通だとされております。男子と異なり，異性の親（父親）への愛着は男子ほど明確に抑圧されず，むしろ同性の親（母親）の目から隠すという不完全さが特徴です。

　子どもにとってのエディプス期の意義は何かというと，思春期を通過して完成する性的同一性をめぐる心の発達が明確にスタートする時期であるというだけではなく，社会的にはライバルと一緒に生きられるという大切な能力を獲得する時期であることにあります。それは，単にライバルに対する攻撃性を抑えるという側面だけで成り立つものではなく，ライバルの

良いところを積極的に見出し，そのライバルの能力に同一化し，理想としてのライバルと喜びをもって共在するという心性につながるものです。しかし男女とも，このような心性の維持にときどき失敗し，本音（同性の親を押しのけて異性の親を独占したい）を自覚してしまうことがあるのではないでしょうか。だから，この年代の子どもは，自分の本当の野心を同性の親に見抜かれ罰せられるのではないかという恐れを経験することにもなります。そのような両面をそこそこに経験していくということが，幼児期のこの段階の重要な意義ではないでしょうか。

　以上たどってきました幼児期の6年間ほどの心の発達をまとめますと，0歳児の経験を通じて自分は生きていてよい，自分は存在していてよいという基本的な肯定感の感覚を身につけ，その自己肯定感を媒介として他者への信頼感という感覚を身につけ，1歳から3歳にかけての年代に，信じられる相手に怒りを感じても，その怒りで大好きな相手を破壊することなく通過することができる，だからそれを恐れずにいることができるという両価的な関係性を抱える能力を身につけ，4歳から5歳にかけてのエディプス期に，愛着対象をめぐるライバルとも平和に共存できる能力を獲得するというわけです。

III. 乳幼児期の子どもと環境の関係

　ここで少し観点を変え，子どもの心の発達を環境と子どもの自我との相互作用として見てみましょう。幼児期の子どもの環境といえば，第一に子どもを産み育てる家族という環境があり，そして徐々に第二の環境たる保育園や幼稚園や地域社会における大人や幼児仲間が外の世界の中間的な受け皿として登場してきます。幼児はこういう環境に取り巻かれながら成長していきます。子どもは家族に支えられ，しかし，ときに家族とのすれ違いからストレスが生じます。同じように外の社会に支えられながら，同時に外の社会との関係から様々なストレスが生じます。そのようにして，外界でのストレスは家族の支えで癒され，家族からのストレスは外界の人間

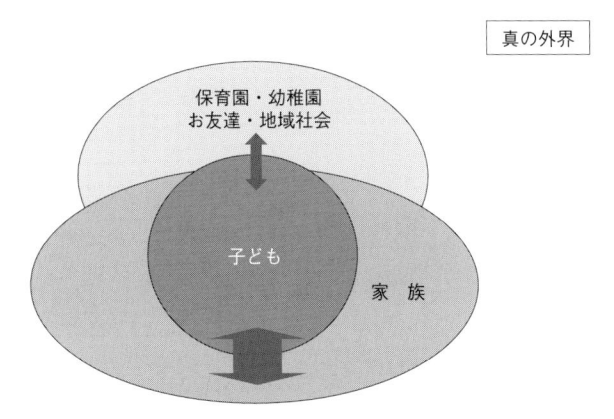

図 4.2 幼児期の子どもと環境

関係で支えられるといった均衡がそこそこにとれているならば，子どもは成長を続け，自我ないし自己を発展させていくことができるというわけです。おそらく，幼児とは図 4.2 であらわしたような存在なのではないでしょうか。多くを家族に依存し，家族から多くの支えを得ていますが，もちろん子どもは家族との間の葛藤もたくさん経験しています。一方，外の世界との関係性はその緒についたばかりですから，まだまだ細いつながりでしかなく，この年代の子どもは主として家族との関係性の中に存在しているのです。

Ⅳ. 思春期の発達課題とその危機

　乳幼児期を通過した子どもは，小学校の1年生から3年生くらいまでの年代に至ります。この年代はもはや幼児期ではないものの，思春期の開始期にはまだ間があるといった，中間的で過渡的な時期とされています。この潜伏期と呼ばれる時代は，幼児期の親子関係をめぐる非常に葛藤の強い対人関係を通じた基本的な自我機能の開発という課題から離れ，知覚，学習，記憶，思考といった，脳の生物学的な発達と密接に結びついた自我機能（葛藤外の自我機能と呼ばれる）を開発し拡大するとされています。

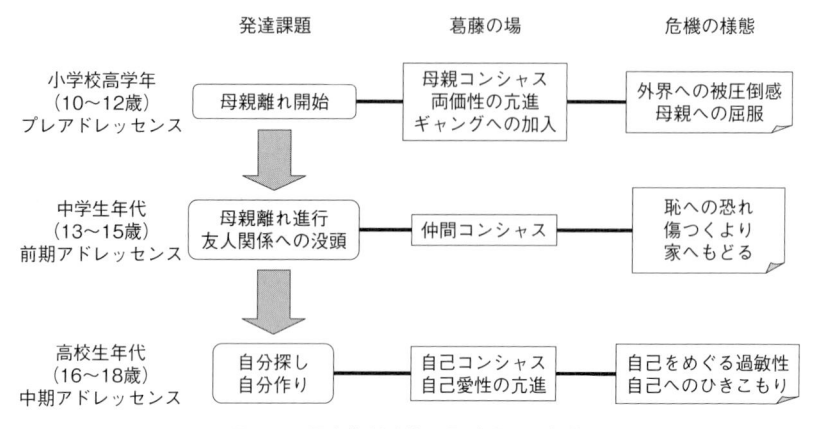

84　第一部　子どもの心とその病理の理解のために

発達課題	葛藤の場	危機の様態

小学校高学年
（10〜12歳）
プレアドレッセンス
── 母親離れ開始 ── 母親コンシャス／両価性の亢進／ギャングへの加入 ── 外界への被圧倒感／母親への屈服

中学生年代
（13〜15歳）
前期アドレッセンス
── 母親離れ進行／友人関係への没頭 ── 仲間コンシャス ── 恥への恐れ／傷つくより家へもどる

高校生年代
（16〜18歳）
中期アドレッセンス
── 自分探し／自分作り ── 自己コンシャス／自己愛性の亢進 ── 自己をめぐる過敏性／自己へのひきこもり

図 4.3　思春期前半期の発達課題と危機

　そうした子どもの内的作業は，学校という本格的な社会へ参画し始めることで，発達に必要なたくさんの支えと刺激を家庭外の世界から受けとるようになることと相互に影響し合って進行していくものと思われます。外から支援を受けとる能力そのものを含め，ほどよい潜伏期の発達は，葛藤の強い思春期という年代を生き抜いていくための重要な前提条件ではないでしょうか。

　そしていよいよ思春期です。思春期は 10 歳頃に始まり 25 歳過ぎくらいまでの概ね 15 年間にわたる期間の総称ですが，今回は 10 歳から 18 歳くらいまでの思春期の前半部分（前期思春期のすべてと中期思春期の前半を含んだ呼称である）についてお話ししたいと思います。

　図 4.3 は，10 歳から 18 歳までの年代を小学校高学年年代（Blos に従えばプレアドレッセンスです），中学生年代（同じく前期アドレッセンスです），高校生年代（同じく中期アドレッセンスです）の 3 段階に分け，各段階の発達課題は何か，その発達課題をめぐってどんな葛藤が生じるのか，その葛藤をうまく超えられない危機として何が生じてくるのかという観点からまとめたものです。

　思春期の第一段階であるプレアドレッセンスは小学校高学年にあたる年代（10〜12 歳）で，その発達課題は思春期版母親離れ（母親離れの第 2

ラウンド）の開始にあるとされております。母親離れは 0 歳児の 5 ヵ月頃から始まり幼児期を通じて進行する分離 – 個体化段階がその第 1 ラウンドにあたり，これが幼児期版母親離れということになります。思春期というのは，母親離れがもう一回グンと加速される時期だ，というふうに考えていただきたいと思います。そして母親離れが緊急の課題となるからこそ，プレアドレッセンスの子どもは非常に「母親コンシャス」となるのです。母親離れが始まると，当然ながらそこにとどまろうとする力が反作用的に出現してくるのは物理的現象とまったく同じで，母親から離れようとする本能的な力が強くなればなるほど，一方では母親が気になってたまらなくなります。加えてこの時期は，潜伏期の後半からぐんぐん体が大きくなってくるのに伴って，内臓機能がぐんぐん増し，第二次性徴の出現（その代表的現象が男子の精通と女子の初潮）を促す内分泌的バランスの変化も進んでいきます。これらの結果として，心身の衝動の総量は爆発的に増加し始め，それが母親離れを促すエネルギーともなります。

　マザーコンシャスになる結果，子どもは母親に対して意識過剰になっていき，自ら母親から距離を置き始めているのに，母親が冷たくなったように感じてならないという心性が優勢になります。その一方で，自ら母親のところへ近づいて甘えているのに，母親が自主性を阻害し，母親離れを邪魔しているように感じられてしかたなくなります。これは 1 歳半から 3 歳あたりまでの幼児の葛藤に似ていますが，実際この葛藤を和らげる有効な手段は幼児期心性（Freud の発達論に従えば，主に肛門期的心性）への部分的退行であり，男子で典型的にあらわれるとされています。この肛門期的心性とは図 4.1 の「1～3 歳児」の心性に他なりません。

　こうして幼児期心性への部分的退行が生じてきますと，必然的に両価性が強まり，「大好き vs 大嫌い」「くっつきたい vs 離れたい」などの両価的心性が亢進してきます。しかし，この年代の子どもは潜伏期の社会経験がすでに蓄積されていますから，幼児期と異なり，仲間集団に加入し，仲間との活動に熱中することで得られる仲間との一体感や，学校での活躍が親以外の大人に認められるといった状況によって支持されうるという能力

が身についています。しかし残念ながら，それはいつもうまくいくとは限りません。うまくいかないと，外の世界に圧倒されているという被圧倒感を強く感じるようになり，外の世界の迫力を恐れるようになりがちです。そのように外界に圧倒され，萎縮し，外界を恐れるようになると，この年代の子どもは「お家に帰りたい」気持ちになり，母親に屈服せざるをえなくなる危険を冒し，長期にわたって「お家にいる」ことになる可能性が出てきます。

　次の思春期の第二段階は「前期アドレッセンス」と呼ばれる，中学生年代（13 〜 15歳）を中心にした段階です。プレアドレッセンスに始まった思春期版の母親離れがさらに進行しています。子どもは，小学校高学年頃のわいわいと集まっていることに意味があったギャング集団から，理想を共有したり相手にあこがれたりしながら友人関係に没頭するようになります。「仲間コンシャス」な年代といってよいでしょう。この時期は親よりも友人が大事，親よりも友人に忠誠を尽くすといった心性が優勢ですが，それはここまで進行してきた母親離れを保障するための合理的な傾向なのです。この時期は恥をかくこと，特に仲間関係の中で恥をかくことを非常に恐れます。この時期の子どもは恥をかくことが最も苦痛な外傷的出来事と感じるらしく，プライドがきわめて高いことも含め，非常に自己愛的です。ですから，大半の子どもは恥をかいて傷つくくらいなら，恥をかく前に「お家に帰る」ことを選択するものです。この年代が不登校の最も生じやすいことも，以上のような特徴的な心性から理解していただけるものと思います。

　思春期の第三段階である高校生年代（16 〜 18歳）はBlosが「固有のアドレッセンス」と呼んだ時期にあたりますが，ここでは「中期アドレッセンス」と呼んでおきましょう。中期アドレッセンスの発達課題は簡単にいえば「自分探し・自分作り」であり，「自己コンシャス」な心性が目立ちます。この年代は自分を支えるという意味で，基本的に自己愛的な心性が前景に立ってきます。中学校年代もかなり自己愛的ですが，この固有の思春期の年代こそ最も自己愛的であり，自己をめぐる過敏性がとりわけ増

す時期です。この年代の子どもは自己を守ることが難しくなると，自己の中へひきこもろうとします。なお，中期アドレッセンスの発達課題として「自分探し・自分作り」を挙げましたが，この発達課題は思春期の開始期であるプレアドレッセンスから「母親離れ」と並ぶ重要な課題としてすでに取り組みが始まっています。ただ思春期の前半期では「母親離れ」のほうが優勢であったものが，後半期に入っていくにつれて「自分探し・自分作り」への取り組みが優勢になってくるという，両者が徐々に交替していく併存状態が思春期を通じた発達課題の特徴であると私は考えています。

　ここまで述べてきましたように，思春期心性には，部分的とはいえ幼児心性をもう一度やり直すという側面が必ず存在しますが，幼児とは異なり，内的葛藤の処理のために友人関係など家庭外の世界の力をうまく利用するという自我機能をすでに獲得しています。しかしこうした機能を持つということは，外の世界での失敗によって外界からの支援を失うことへの恐れが強いということであり，文字どおり外界に対して過剰適応的であるということを意味しています。そのため，外の世界における失敗，ささやかな失敗も重大な恥のように感じてしまう過敏性が高まり，それが通常の思春期心性の特徴ともなっています。

V. 子どもと家族

　図4.4は中学生や高校生を中心とする思春期の前半部分の子どもと環境との布置を，図4.5は思春期を通過しつつある青年のそれを示す模式図です。真の外界と考えられる社会に向けて顔を出し始めた思春期前半の子どもが，やがて図4.5のように大きく社会へと顔を出し，そこに自分の世界を作り出そうとしております。19歳以降25歳くらいまでの思春期後半の青年は，まさに将来自分が作る新たな家族（自分が親になった家族）に対する展望も具体的に見え始め，模擬的な恋愛体験やアルバイトのような職業人としての手探り的体験が行われる，そんな大人としての自己実現に向けた予行演習とチューンナップこそ思春期後半期の発達課題なのです。

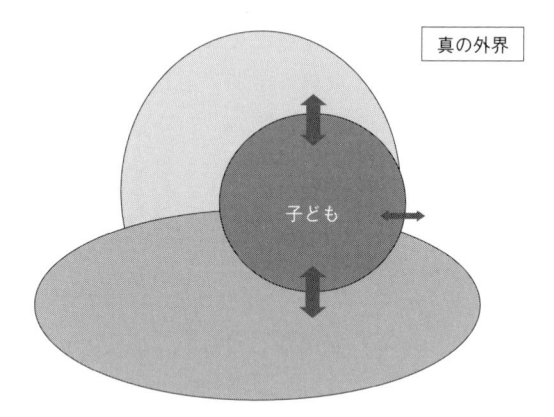

88　第一部　子どもの心とその病理の理解のために

図 4.4　思春期前半期の子どもと環境

　図 4.2 から図 4.4 へ，そしてさらに図 4.5 へと展開してくる子どもと家族の関係性を一言でまとめますと，子どもが親に育まれながら親を離れて独自の飛翔を行う準備に取り組み，親は子どもを育む経験を通じて自らの子ども時代，そして思春期由来の葛藤を克服する機会を与えられるという相互性に重要な意義があるということになります。何をいいたいかと申しますと，子どもは思春期の終わりまで何らかの形で親からエネルギーの備給を受けながら幼児期由来の葛藤を克服し親離れしていくわけですが，親もまた子どもを育む経験によって自らの葛藤を克服し，パーソナリティ形成を進行させることができるという相互作用があるのではないかということです。つまり，育つのは子どもだけではない，親もまた育つのだということ，そう考えないと「家族」というものはどうにも理解できない仕組みのように私には思えます。
　母親は子どもの妊娠中から出生直後までの長い期間をかけて徐々に子どもと出会っていくわけですが，出産・出生による実際的な出会いの当初は物理的に，そして心理的に特に強く相互に結びついております。まさに母親はわが子に没頭するわけです。その没頭の結果，当然ながら母親はかけがえのない自慢の赤ちゃんという感覚に満たされ，子ども側から見れば母親は自分にエネルギーを注ぎ続けてくれる最高の対象ということになりま

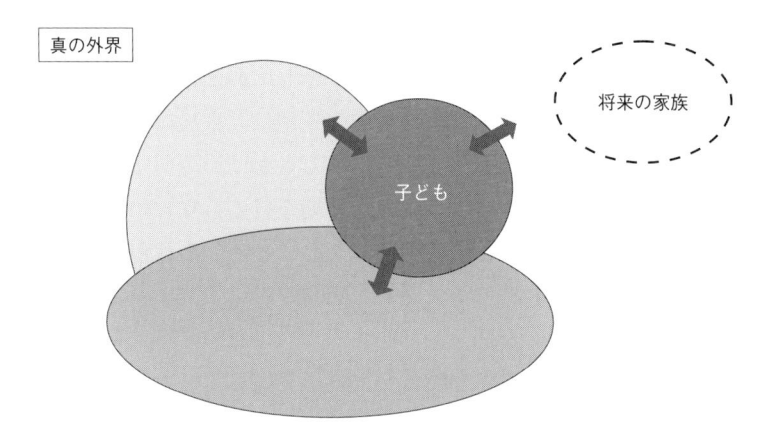

図4.5 思春期終了時の青年と環境

す。このようにして乳幼児期の母子関係は互いの自己愛を強力に支え合い満たし合うところに特徴があるといわれています。

　このような母子が互いの自己愛を強力に補い合うという当初の相補的な関係性は，子どもの心が分離－個体化過程に沿って成長していくのにつれ，万能な世界に徐々に現実や客観的な視点が入り込んでくることで変化していきます。母子は互いを現実的・客観的な対象として評価し合える能力を身につけ，互いに適切な物理的距離を保てる分離した存在となっていきます。その経過の進行に合わせて，母子関係は現実的・物理的な交流という次元にとどまらず，内的な関係性として子どもの心の中の現実として内在化していきます。「目を閉じれば心の中に居てくれるお母さん」というわけです。このような幼児期に築かれた親と子の関係性が大きな転回点を迎えるのが思春期，とりわけその前半期です。

　この時期を越える思春期の後半期に入ると，基本的には子どもは独立した存在として社会的な主体となる能力を身につけます。思春期の後半期はそのような機能を備えるための仕上げのための時期というニュアンスが濃厚な年代であり，思春期発達が何らかの理由で滞ると，両親，特に母親から適切に分離した世界を形成できない，親にこだわった，あるいは親に屈服した生き方を選択せざるをえないということになりがちです。

家族を少し別の視点から見てみましょう。家族の基本的単位はいうまでもなく「夫婦」ですが、夫婦は一組の男女として偶然に出会い家族を形成し始めます。その後の子どもを生み育てる期間は、家族は母子関係が中心に成立しているように見えます。これは子どもが幼い時期ほどその傾向が強いと思われます。子どもが成熟し、思春期を経て自立し始めると、夫婦は再び二人の男女という関係に直面することになる、これが自然な家族のライフサイクルであるわけです。子育て期間中の母子関係がどんなに密接なものであろうと、両者が融合してしまうことのないのは、親世代と子どもの世代の健全な世代間境界が機能しているという前提の中での話であるわけです。そして、その世代間境界を明確にする機能を担うのが父親の創造的な役割なのではないでしょうか。

VI. 児童虐待が子どもの心にもたらす影響

ここまで通常の子どもの幼児期および思春期の心の発達についてお話ししてきました。ここからは虐待を受けた子ども（被虐待児）の心の問題について考えてみたいと思います。図4.6は平成12年度に東京都の全児童相談所が取り扱った被虐待事例における虐待の発見時期を集計したグラフです。0歳から中学生の終了時周辺の年代まで児童虐待はまんべんなく発見されてはいますが、やはり発見数のピークは幼児期を中心に、2歳から8歳ぐらいまでの年代にあります。このことから被虐待体験は幼児期から学童期にかけて圧倒的に多いということがわかります。表4.1は同じ対象で虐待を受けた子どもの精神状況を集計した結果ですが、「情緒的・心理的問題」が最も多く、「行動上の問題」がそれに続いています。「強い攻撃性」と分類された子どもも、年齢とともに当然行動上の問題として社会的問題化する可能性が高く、また被虐待児の知能発達の評価は低く出ることが多いといわれていますが、その後の支援によりキャッチアップが期待できるケースも少なくありません。「情緒的・心理的問題」「強い攻撃性」「行動上の問題」「社会的問題行動」までを心の問題に基づく情緒および行

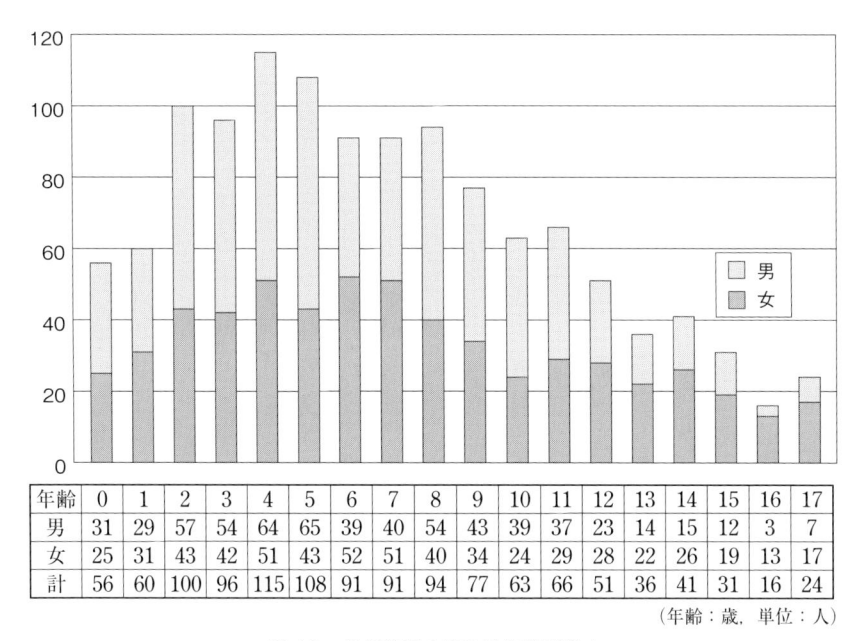

年齢	0	1	2	3	4	5	6	7	8	9	10	11	12	13	14	15	16	17
男	31	29	57	54	64	65	39	40	54	43	39	37	23	14	15	12	3	7
女	25	31	43	42	51	43	52	51	40	34	24	29	28	22	26	19	13	17
計	56	60	100	96	115	108	91	91	94	77	63	66	51	36	41	31	16	24

(年齢：歳，単位：人)

図4.6　被虐待児の発見時年齢別分布
(東京都の平成12年全児童相談所取り扱い事例の集計)

動の障害と理解すれば，これらに含まれる子どもが半数を超えており，さらに二次的な「知的発達の遅れ」を含めれば，被虐待児の少なくとも3分の2は何らかの心の問題を持っているのです。それに対して，虐待を受けた子どもで精神状況に問題が特になしとされた子どもは3分の1しかいなかったということになります。しかも，「特になし」は虐待の認定時における評価結果をいっているにすぎず，その後の思春期の発達過程を越えていく経過の中で，この3分の1の子どもたちも何らかの心の問題を経験する可能性は大きいと考えられています。

　次に，虐待種別に精神状況の分布を見てみましょう。表4.1で「情緒的・心理的問題」は身体的虐待と性的虐待で親和性が高く，ネグレクトと心理的虐待はそれらよりは出現率が低くなっています。「強い攻撃性」は身体的虐待で最も出現率が高く，「行動上の問題」は心理的虐待とネグレクトで出現率が高く，性的虐待ではかなり低いといえます。一方，「社会

表 4.1 被虐待児の精神状態

(複数回答)

	調査数	知的発達の遅れ	情緒的・心理的問題	強い攻撃性	行動上の問題	社会的問題行動	特になし	不明等
身体的虐待	627	27 4.3%	163 26.0%	52 8.3%	87 13.9%	68 10.8%	208 33.2%	140 22.3%
養育の放棄・怠慢	406	25 6.2%	63 15.5%	22 5.4%	70 17.2%	63 15.5%	147 36.2%	97 23.9%
性的虐待	53	3 5.7%	11 20.8%	2 3.8%	5 9.4%	9 17.0%	12 22.6%	18 34.0%
心理的虐待	140	4 2.9%	21 15.0%	6 4.3%	26 18.6%	10 7.1%	50 35.7%	39 27.9%

(東京都の平成12年全児童相談所取り扱い事例の集計)

的問題行動」は性的虐待とネグレクトで出現率が最も高いようです。「知的発達の遅れ」は心理的虐待で出現率が低いが，他の3種類の虐待の間には差はありません。このように虐待はその種類に関係なく高い確率で，子どもに情緒と行動の障害を引き起こす重大な要因といえそうです。

表4.1とは別に，より精神医学的観点から，虐待によって引き起こされる病理的な心理的反応をいくつかに分類してみましょう（表4.2）。

第一の心理的反応は，虐待を受け早期からの養育過程を通じて親の両価的で矛盾した感情を浴び続けた結果，自己肯定感や安全感，そして他者への信頼感を形成する機会を剥奪され，それらに欠ける自己形成を余儀なくされるということです。結果として，「自己感」形成の問題として強い無力感と空虚感を持ちやすいとされています。

第二の心理的反応は，本来は本能的に求めるはずの愛着をめぐる特徴的な異常反応です。虐待を受けた子どもはどのように愛着を求めてよいかわからず混乱した行動をとる傾向があり，絶えず他者（とりわけケア・テーカー）を試し続けたり，他者に対して心を閉ざし決して甘えようとしな

表 4.2　虐待が引き起こす心理的反応

1. 自己肯定感，安全感，他者への信頼感の形成不全
2. 愛着の形成不全
3. 欲求不満耐性の著しい低下
4. 他者への高い攻撃性
5. 両価的感情の受容不能，解離への高い親和性
6. 素行障害への高い親和性

かったり，反対に誰彼かまわず愛着を垂れ流すような傾向を示したりしがちです。これらのどのような姿勢をとろうと，背景には貪欲なまでに強い愛着欲求が存在します。ですから，愛着が受け入れられないと感じる事態では，どの被虐待児も怒りと見捨てられ感に圧倒され，何らかの形で大切な愛着対象を攻撃し，返す刀で自らを攻撃して抑うつ的となりやすいのです。結局のところ，対象への安定した愛着と，その結果として生じる対象側からの子どもへの愛着という，健全な「双方向性の愛着セット」を獲得する能力も資格もないという低い自尊心へと展開していきます。そのような被虐待児が思春期，とりわけその前半期たる思春期に達した際に，多くの子どもが判で押したように激しい対象へのしがみつきと掌を返すような価値の切り下げ，そして自在に相手をコントロールしたいという強い欲求を引き起こし，際限のない試し行動を繰り返すようになります。

　第三の心理的反応としては，虐待を受けた子どもは欲求充足するまでの時を待つことができず，欲求不満耐性が著しく低くなりがちということです。待てばよいことがあるという経験を内在化する機会を提供されなかった被虐待児は，「何かよいことが起きること」を待てませんし，待つ根拠を知りません。

　第四の心理的反応としては，虐待を受けた子どもは他者の価値を認めることができず，他者に対して攻撃的となりやすい傾向が認められます。しばしば愛着の形成不全とあいまって，とりわけケア・テーカーの役割を果たす大人への両価性の高い攻撃的な行動がよく見出されます。

第五の心理的反応として，虐待を受けた子どもは矛盾した感情を受容した統合的自己の形成が困難であり，解離への親和性や両価性に耐えられない心性を形成しがちです。これが被虐待児の解離性障害への親和性を高める要因であることはいうまでもありませんが，健全な対人関係形成の阻害要因としても注目すべきでしょう。

　そして第六の心理的反応としては，虐待を受けた子どもの素行障害への高い親和性を挙げておきたいと思います。人を信じない人間は相手を大事にすることをしません。当然といえば当然ですが，強く踏みにじられれば踏みにじられるほど，他者を踏みにじっても平気な気持ちが育ちやすくなります。

　このような深刻な影響を被虐待児は背負うことになります。そしてその被虐待児に思春期が到来します。通常発達において思春期心性の高まりの最大の特徴が強い両価性の出現，あるいは再現であることはすでに述べたとおりです。外部の友人や大人の支援を受けながら親から少しずつ分離していく，まさにその過程の真最中に親の包容力への依存と甘えも必須の支えであるという矛盾を包み込んだまま，第二の個体化とBlosが呼んだ思春期発達は進行していくものです。ところが，被虐待児はそれでなくとも両価性が高い状態にセットされており，その解決を得られないまま思春期に入っていくことになります。当然ながら虐待関係で結ばれた子どもと親には，思春期の両価性の激しさにも，分離と依存の両立という矛盾にも耐えようがありません。

　かくして思春期が被虐待児にとってとりわけ混乱と苦痛に満ちた年代となることに，支援者は常に意識的でなければなりません。

Ⅶ. 児童虐待が親和性を高める思春期の問題と精神疾患

　虐待が引き起こしやすい症候や現象のうちの代表的な一つが，表4.3にあげた「解離」です。解離はすべてが虐待と結びつくというわけではありませんが，解離性同一性障害の症状である多重パーソナリティはより虐待

表 4.3　被虐待児に認められる症状／現象

1. 多動・衝動性
2. 攻撃性亢進（反抗を含む）
3. 受動攻撃的非行（家出，薬物乱用など）
4. 不安・恐怖症状
5. 他者へのしがみつきと不信
6. 空虚感・孤立感
7. 解離
8. 抑うつ症状
9. 自傷行為・自殺行動
10. 不登校・ひきこもり

との関連が深いとされています。

　ここからは，表4.3に挙げたその他の症候を一つずつ説明します。「多動・衝動性」は，虐待によって高まった衝動性の一面をあらわす症状ですが，ADHDの多動・衝動性との区別がなかなか難しいところです。「他者へのしがみつきと不信」は，まさに反応性愛着障害の症状そのものですが，これらが多動・衝動性とともにあらわれている場合，虐待をまず疑ってみる必要があります。「攻撃性亢進」は，極端に反抗的になる状態も含めた，均衡を欠いた攻撃性の高まり全般を指しており，動物の虐待，大人への反抗と暴力的攻撃，同年代との喧嘩などが頻発する状態を指し，反社会性が強い場合には非行とされることになります。そして「受動攻撃的非行」は，非常に大事な虐待のサインで，これは攻撃性の亢進と結びついた前記の非行と異なり，何回も家出を繰り返し，家出中に万引きなどの盗みをするといった行動が中心となります。虐待を逃れるための家出あるいは放浪の場合には回避性非行と呼ばれることもあります。また，有機溶剤吸引などの薬物乱用やアルコール依存などは自己に向けた受動攻撃的な攻撃行動としてここへ含めることも，独立して扱うこともできるでしょう。「不安・恐怖症状」「空虚感・孤立感」「抑うつ症状」，そして「不登校・ひきこもり」などは，思春期年代までの子どもに見出すことの多い症状で，

表 4.4　虐待が脆弱性を高める精神障害

1. 知的発達の遅滞
2. 反応性愛着障害（抑制型，脱抑制型）
3. 反抗挑戦性障害
4. 素行障害
5. 解離性障害
6. 気分障害
7. 不安障害（外傷後ストレス障害を含む）
8. 摂食障害
9. パーソナリティ障害（反社会性パーソナリティ障害，境界性パーソナリティ障害など）
10. 統合失調症

必ずしも虐待との親和性が高いわけではありませんが，虐待を受けた子どもにもよく生じる症候であることは間違いありません。次に「自傷行為・自殺行動」ですが，思春期年代に入る小学生の後半から女子を中心に手首自傷をはじめとする自傷行為や自殺願望が出現することは決して珍しい現象ではありませんが，被虐待児にとりわけよくあらわれることに注目すべきでしょう。虐待を通じて受け続けた破壊的攻撃行動を，今度は自分自身が攻撃者となって自分を傷つけるという行動としての自傷行為もあるでしょうし，被虐待児の空虚感などに由来する希薄な自己感を埋める代償行為という意味で生じる場合もあることでしょう。

次に，被虐待経験によって脆弱性が増す精神疾患について述べたいと思います。表 4.4 にあげたような様々な精神疾患が被虐待経験によって発症しやすくなるのではないかと私は考えています。第一に挙げたのは「知的発達の遅滞」です。幼児期の最早期に始まったネグレクトを含むすべての種類の虐待は，知的発達の遅滞を起こさせる可能性があるといえるでしょう。以下，反応性愛着障害，反抗挑戦性障害，素行障害，解離性障害，うつ病を中心とする気分障害，不安障害，摂食障害などの精神疾患を挙げました。また，摂食障害では，神経性無食欲症と神経性大食症のどちらも虐

待への親和性が見られるとの報告があります。また，虐待は反社会性パーソナリティ障害や境界性パーソナリティ障害などのパーソナリティ障害との親和性が高いようですし，虐待が統合失調症を直接発症させる病因というわけではありませんが，統合失調症発症へと近づける発症促進要因の一つにはなりうると思われます。

　ここで精神疾患とはどのように発症してくるものか，その機制について私の見解を述べておきたいと思います。体質とか気質とかいった概念で説明されることの多い生物学的な脳機能の特徴（その一側面として「ある精神疾患への親和性あるいは脆弱性」という特性を想定することもできるでしょう）を，生まれつき刻印されて人間は生まれてきます。しかし，人間はそうしたいわゆる「素因」だけで精神疾患に罹患するわけではありません。ある生物学的な脆弱性を持った人間が，あるとき，環境の中に生じるストレスと出会います。ストレスはその体質的なある精神疾患への脆弱性を激しく揺さぶることでしょう。ここにその精神疾患発症の危機があることは疑う余地もありません。でも，それだけでは精神疾患は発症しません。このストレスに対して，人間はそのパーソナリティ的領域に備わった何らかのストレス対処法を動員して，ストレスのもたらす衝撃を和らげたり，ストレスそのものを取り除こうとしたりするのです。すなわち，「生物学的脆弱性」と「環境的ストレス」と「パーソナリティ特性に基づくストレス対処法」の三者のバランスが崩れてはじめて，精神疾患は発症するというわけです。このストレス対処法とその基盤であるパーソナリティ傾向は，生物学的な脳の特性に規定された気質を原型とし，生育過程における養育環境との相互作用を通じて発展していくものと思われます。虐待が子どものパーソナリティの展開過程を土台から揺さぶる苛烈な環境要因であることから，そこに形成されるストレス対処法が深刻な影響を受け，機能性の高い対処法の形成を邪魔されるであろうことは容易に想像できます。加えて虐待そのものが強烈な環境ストレスでもあります。生物学的脆弱性が容易に揺さぶられることになることはいうまでもありません。思春期はその最も苛烈な危機の年代に他ならないということをここで改めて強

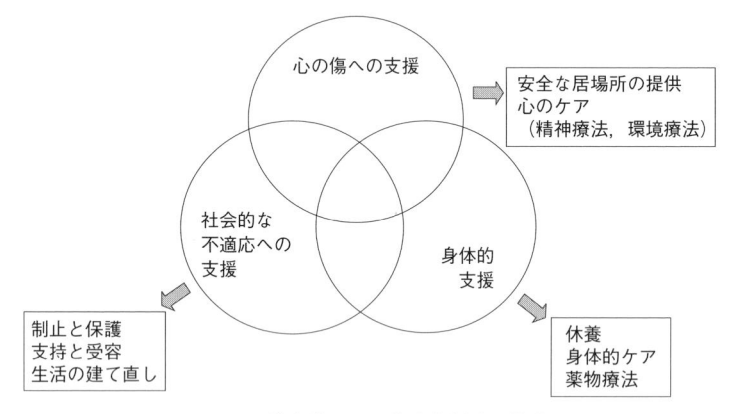

図4.7 被虐待児への治療的援助の構造

調したいと思います。

Ⅷ. 被虐待児の問題に対する支援・治療

　思春期年代の被虐待児への治療的援助ということになりますが，私は心の傷への支援，社会的な不適応への支援，そして身体への支援という3領域の支援がバランスよく提供される必要があると考えております（図4.7）。たとえどのような場で援助を行うにしても，この3領域の治療的援助を準備し組み合わせていくという感覚が求められることに変わりはありません。

　第一の心の傷への支援は，何よりもまず被虐待児に安全な居場所を提供することから始めなければなりません。心のケアはその安全な居場所に関わる様々な職種のスタッフによる環境療法的な関わりがまず中心になります。それに続いて，必要であれば、あるいは提供可能であれば、様々な技法による精神療法が行われることになります。心のケアが自己肯定感の薄さと動揺に取り組むことから始まるとしたら，安全な居場所の提供こそがまず行われるべきであり，安全で平穏な場所で生きるにふさわしい存在意義を持つ「大切な子ども」として本人を遇することから始めるしかないの

は当然といえましょう。いうまでもなく，被虐待児の心のケアは精神疾患が顕在化した子どもにだけ提供するものではありません。養護施設のような被虐待児に対するごく一般的な支援構造においても，心の傷（被虐待児は必ず傷を負っているものです）に配慮した心のケアが常に意識されていなければなりません。

　被虐待児に対する心のケアでは，常に辛抱強さが求められます。被虐待児の実は貪欲な果てしのない要求に耐えながら，子どもが自己肯定感を取り戻し，他者への信頼を打ち立てる経過を育ち直すものでなければなりませんし，支援者はそのプロセスに寄り添い伴走する存在でなければなりません。そのような環境の中で思春期年代を支えられてこそ，被虐待児はその後の社会生活で自らの価値と他者への信頼を見失わない生き方ができる基盤を獲得できるのではないでしょうか。

　第二の身体的支援とは，被虐待児が安心して休養できる生活が保障されることで，乱れていた睡眠，食事，排泄などの基本的な身体的リズムの回復を目指した身体へのケアのことです。子どもにとって自分の身体と日常生活を「お世話されること」は自己価値や他者への信頼を再建することにもつながっていきます。これに必要ならば薬物療法を組み込みます。虐待は病的な脳内の環境を作り上げるという脳研究の結果も報告されています。この病的な脳内状態を修正するという生理的レベルでの介入が休養と薬物療法なのです。繰り返しますが，繊細で熱心な身体的ケアの提供は，子どもにとっては「お世話される価値のある自分」という自己像や自尊心の回復につながる重要な支援です。ですから身体と生活を十分にお世話してあげる必要があるのです。身体がちゃんとそこに在り，ちゃんと機能しているという身体感覚を実感できるとき，はじめてその身体と対をなす心の領域で「自己（自分）」という実感が育つのであり，虐待とはまさに子どものそのような育ちを踏みにじり破壊する大人の行為に他なりません。

　第三の社会的な不適応に対する支援とは，多くの被虐待児が持っている社会的不適応をもたらす感情と行動に対する支援的な関わりであり介入です。この支援のためには，しばしば被虐待児の社会的な不適応行動を抱え

ることのできる物理的・人的な構造を備えていることが必須条件となります。この支援における物理的・人的構造とは建物そのものの構造（建物や部屋は鍵がかかるか，かからないか，個室対応が可能か，不可能かなど）という意味に加え，その建物の特性の運用法（危険な行動の制止手段があるか否かなど），スタッフの人数とその機能性，活用できる治療・支援法（薬物療法が可能か否かなど）が総合されたものを意味しています。この構造が被虐待児の不適応行動を制止したり，保護したり，受容したり，支持したりといった介入を可能にし，子ども本人もスタッフも傷つくことのより少ない環境で，望ましい関係性の展開を作り出すことができるのです。このような物理的・人的構造を整備せずに養護施設に機械的に被虐待児の支援が委託されるのは無茶といわざるをえません。

　ここで何度も用いてきた「保護」という用語の意味ですが，これは受け入れ認めるという受容的な意味合いでの保護を意味しているだけではありません。むしろ，被虐待児の破壊的衝動の強さによく耐え，それを押しとどめたり，安全に抑え込んだりすることで，それ以上自己破壊的な行動，他者破壊的な行動に走ってしまうという事態を生じにくくし，結果として他者から嫌われたり，見放されたりするという事態（それは虐待の再現です）が生じないようにし，子どもの真の自尊心が再び芽吹き力強く育ってくれることを期待するという一連の関わりのシリーズこそが真の「保護」だと思っています。こうした制止や保護と支持や受容の両者がバランスよく提供され，実際の生活を徐々に立て直していく辛抱強い支援が提供されることを通じて，被虐待児は健康な自尊心の回復が可能となり，必ずや社会的な適応能力を築き上げていく育ちへと向かうことができるのでしょう。

　こうした支援を成功させるためにどうしても必要なものがあります。それは支援者・治療者である大人が辛抱強くあきらめない姿勢と，どこか突き抜けた明るさを失わないということではないでしょうか。被虐待体験を持つ思春期の子どもにとって，支援者・治療者といえども所詮他人であり，心を許せぬ怖い人たちです。支援・治療が始まり，治療者との信頼関

係を手探りし始めた頃に，子どもはまず支援者・治療者たちを攻撃性の向かう標的とし，不信感を向ける対象とします。それに対して支援者がしなやかに耐えてくれる大人であり，困惑し抵抗する子どもをしっかりと抑えてくれる大人であり，そして壊れない大人であることによって，被虐待児は徐々に他者に心を開こうとする気持ちが高まっていくものです。しかし，その立ち直りと育ちの進行は，必ずその大人との関係性をめぐって，自分は大切にされる価値のない人間といった自己否定的な無価値感，孤立感，あるいは見捨てられる恐れなどの激しい感情にぶつかる時期を迎えます。

　この信頼すればこそ持たざるをえない両価的な感情（それは甘えと反抗の共存あるいは両者のめまぐるしい交替という形をとりがちです）の高まりこそ，被虐待児がさらに育つために何度もぶつからねばならない壁といってよいでしょう。こうして次々と押しかける大波小波に揺さぶられながら，子どもと大人の交流は深まっていき，その関係性を通じてやがてはその大人のパーソナリティを子どもは取り入れ，自分の新たなパーソナリティの材料の一部として組み込んでいくことになります。

　本日は，以上のような被虐待児の治療・支援と育ちに関する素描を，通常発達における思春期の育ちと重ね対比させる形でお話しさせていただきました。

第二部
子どもの心の諸問題

　第二部では，以下のような児童思春期の精神疾患と，情緒および行動に関連した病理現象を7種類取り上げて，子どもの心の諸問題についての筆者の考えや感覚を述べている。

　第5章は，子どもの精神疾患と心身症と呼ばれる身体機能の機能性の疾患との境界について考察した章である。わが国では子どもの心身症概念は非常に広く，明らかに精神疾患といえそうな疾患も含めている可能性が高いという現況を踏まえ，心身症と精神疾患の重なり合う部分の精神医学的な整理を試みた。第6章では，子どもの「不安症」，すなわち不安障害に分離不安障害や不安が前景に立った適応障害を含めた広い疾患概念で不安をとらえようという思いを記述しようと試みた。第7章は，子どもの強迫性障害のとらえ方を検討したもので，特に症候論については強迫性障害の診断評価のための構造化面接であるCY-BOCSに記載されている症状に基づいて解説したものである。第8章では，子どもの気分障害を大うつ病群，軽躁うつ病群，一般症状・前駆症状としての抑うつ群，双極性障害群の4疾患群に分け，各々の特徴を明らかにしようという筆者の試論を述べている。子どもの気分障害，とりわけうつ病性障害はとらえにくい概念であり，その実在そのものに疑問を呈する考えもある中で，子どものうつ状態の理解の一助となることを目指した章でもある。第9章の「不登校の児童思春期精神医学的観点」と第10章の「日本児童青年精神医学会誌上での不登校論の展開」の2つの章では，1960年前後から半世紀以上にわたってわが国の児童思春期精神医学の主要な課題の一つであった不登校概念（登校拒否と長く呼ばれてきた）について，その多軸評価を通じて得られる包括的・総合的な不登校児像とそれに基づくテーラーメードな支援の組み立て

について具体的に解説した前者と，1960年に発足した日本児童精神医学会（現在の日本児童青年精神医学会）の機関誌上での論争史を振り返ることを通じて戦後社会の子ども概念の展開を描き出そうとした後者を掲載することで，「子どもの心の問題はどのようにとらえ関わることがより治療的であるのか」という逃げ水のようにとらえにくい答えを追いかけ続ける児童思春期精神医学の営みを描き出そうとしたものである。最後の第11章では，筆者は素行障害概念の展開を取り上げ，従来，治療対象というよりは矯正対象ととらえられがちであった素行障害への精神医学的介入の可能性を検討した。

　いうまでもなく子どもが示す精神疾患や病理的現象は幅広く，かつ多彩であり，これら7つの章は氷山のほんの一角を取り上げたにすぎない。読者はこの第二部では，発達障害に触れた章がないことに疑問を持つかもしれない。筆者は，発達障害の二次障害やそのパーソナリティ発達といった文脈から構成した新たな書を，そう遠くないタイミングで上梓することを計画中であり，ここではあえて取り上げなかった。

第5章
子どもの精神疾患と心身症

はじめに

　児童精神科医の感覚からすると，「子どもの心身症」という概念は常にある種の曖昧さを内包しているように感じられてならない。心身症の中核概念が身体症状の遷延要因や増悪要因に心理社会的要因（ストレス要因とパーソナリティ要因）の関与する身体疾患にあることは，成人においても子どもにおいても何ら変わることのない基準であるべきだろう。しかし，子どもの場合いくぶん事情が異なるのは，そもそも成人に比較して心身の未分化さが著しいため，心身症の概念も拡大傾向を避けられないということである。結果的に，子どもの心身症と精神疾患の境界は曖昧になりがちであり，加えて児童精神科医の人材の少なさというわが国の特殊事情もあり，これまで多くの子どもの精神疾患が心身症として小児科領域で扱われてきた。そこで本章では，心身症概念の周辺領域である「精神疾患症状の一環としての身体症状」と「身体症状と混同されやすい精神症状を示す精神疾患」について検討したい（表5.1）。なお本章では，精神疾患名はDSM-Ⅳ-TR(APA, 2000)に準拠する。

表 5.1 心身症周辺の精神疾患

I. 精神疾患症状の一環としての身体症状	
1. 不安に伴う身体症状	➡不安障害，適応障害
2. 抑うつに伴う身体症状	➡気分障害，適応障害
II. 身体症状と混同されやすい精神症状	➡身体疾患へのとらわれ
1.「病気であること」へのこだわり	➡心気症
2.「病気」で表現する内的葛藤	➡転換性障害，身体化障害
3. 精神病的な身体症状へのとらわれ	➡統合失調症など
a) 体感幻覚，幻聴などの幻覚体験	
b) 心気妄想，被害妄想などの妄想体験	

I. 不安と身体症状

　児童思春期年代には，社会不安障害（SAD）や全般性不安障害（GAD）を中心とする不安障害は比較的一般的な精神疾患といえよう。この不安障害に伴う強い不安あるいは緊張感は自律神経症状を中心とする身体症状をしばしば伴うことはよく知られている。DSM-Ⅳ-TRでは，「小児の過剰不安障害」を含むことになったGADには緊張感ないし過敏，易疲労感，集中困難，筋肉の緊張，睡眠障害（入眠困難，睡眠維持の困難，熟眠感欠如）など多様な身体症状が診断基準に記載されている。GADは「不安，心配，あるいは身体症状」が著しい苦痛や社会生活上の支障をもたらす場合に診断されると定義されているように，DSM-Ⅳ-TRは身体症状をGADの中核症状として認めているのである。もっともこれらの症状は，実際には頭痛，腹痛，嘔気，めまいといった子どもの間できわめて一般的な自律神経症状であることに留意しておきたい。これは，不安障害ではなく「通常は最初に幼児期，小児期または青年期にはじめて診断される障害」に分類される「分離不安障害（SAD)」でもまったく同様で，愛着対象からの分離やその予期によって引き起こされる不安関連の精神症状だけでなく，反復する身体症状の訴え（「例えば頭痛，腹痛，嘔気または嘔吐」との記載）が診断基準の一つとしてDSM-Ⅳ-TRではリストアップ

されているのである。

　いうまでもなくこれら2疾患は，不登校の背景疾患として比較的一般的な疾患であるだけでなく，学校など家庭外の場で緊張の強い子どもや，過剰に内気な引っ込み思案の子どもの背景疾患でもありうる。こうした診断基準に自律神経症状的な身体症状が位置づけられている疾患にとどまらず，一般に強い不安あるいは緊張感は，自律神経系を介して身体症状にあらわれやすい情緒状態と考えてよいだろう。したがって，重大なストレス要因となる何らかのライフイベント（いじめ，転居・転校，家族の病気や死去など）に反応して不安が高まる「不安を伴う適応障害」にも不安障害と同じような身体症状が随伴することが多いのである。不安・緊張感を感じていないように見える子どもの身体的不定愁訴の背景にも不安と過剰な緊張感が存在している可能性を考慮しておく必要がある。

　以上のような不安がもたらす身体症状とはまったく反対に，身体疾患の症状の一環として不安があるという疾患が多数存在することも，また忘れてはならない。DSM-Ⅳ-TRはその例として甲状腺機能障害（亢進症および低下症），クッシング病，低血糖症（糖尿病などに伴う），褐色細胞腫，不整脈，肺炎，ビタミンB_{12}欠乏症，脳炎，脳腫瘍などをリストアップしている。

Ⅱ. 抑うつと身体症状

　不安と同じように身体症状をもたらしやすい精神症状として，抑うつがある。抑うつ状態は精神活動のみならず身体機能の抑制・停滞をもたらすため，自律神経系の活動抑制に関連する身体症状をもたらすことは以前から知られている。事実，DSM-Ⅳ-TRの気分障害における大うつ病エピソードや気分変調性障害の診断基準にリストアップされた症状の中にも，食欲減退・体重減少，食欲亢進・体重増加，易疲労感，不眠，睡眠過多などの身体症状が含まれている。これらの症状のうち食欲の障害は多くの場合「何を食べてもおいしいと感じない」といった食欲減退であり，体重の

減少を伴うことも少なくない。ときにはまったく逆に，気分が沈んでいる期間に一致して，「いつも何か口にしていないと落ち着かない」といった食欲の亢進（精神力動的には口唇性の亢進と理解される）や体重増加が生じることもある。易疲労感（「だるい」「すぐ疲れる」など）は抑うつ状態では必ずといってよいほどあらわれる症状である。また，睡眠障害は不安の入眠障害に対し，抑うつでは睡眠維持の困難（中途覚醒，早朝覚醒，浅眠感など）が優勢な傾向がある。この他の抑うつ状態に伴うことの多い身体症状には，便秘，頭痛・頭重感，月経異常（しばしば無月経）がある。

なお，前記の適応障害に含まれる疾患である「抑うつ気分を伴う適応障害」も，何らかの誘因に続いて発現する抑うつ症状の一環として，身体症状を伴うことが多い。

精神病水準の大うつ病エピソード，神経症水準の気分変調性障害，そして反応性水準の適応障害のいずれの疾患に基づく抑うつ状態であっても，それが出現する際には強い不安を伴うことが多いため，身体症状も自律神経系を中心とする身体機能の，抑うつによる抑制症状と不安による刺激症状の混合した形であらわれる傾向がある。

以上のように，抑うつ状態にある子どもが示す身体症状は，実際にはかなり多彩であることを承知しておきたい。さらに不安と同じように，身体疾患の症状の一環として抑うつが存在することも知っておかなければならない。子どもの場合に考えられるこのような身体疾患には，脳外傷，ナルコレプシー，ウィルソン病，アディソン病，クッシング病，甲状腺機能障害（亢進症および低下症），副甲状腺機能障害（亢進症および低下症），糖尿病，全身性エリテマトーデス，シェーグレン病，伝染性単核症，肺炎，悪性腫瘍，ビタミン B_{12} 欠乏症などが知られている。

III. 身体症状へのとらわれ

ここまで不安と抑うつという特殊な情緒ないし感情の中枢作用によって生じる身体症状について述べてきたが，ここでは身体症状への「とらわ

れ」と表現するしかない身体症状への関与の仕方（対処法）の病理について述べたい。これらは身体症状への異常に強いこだわりや，身体疾患であることをついに証明できない派手な身体症状の訴え，あるいは身体疾患とは考えられないほど多種類の身体症状の出現といった形をとる精神症状である。

　もちろんこれらは身体症状そのものではなく，純粋に精神症状に含むべきものである。ところが，実際には周囲からそれらの症状が身体症状と混同されてしまうことは珍しくなく，難治性の身体症状と勘違いされたり，単に詐病あるいは嘘と解釈されたりしてしまう恐れがある。

　これらの症状のうち前者の身体症状へのこだわりはDSM-Ⅳ-TRで心気症，後者の身体疾患と証明しがたい派手なあるいは多彩な身体症状の出現は転換性障害や身体化障害とそれぞれ呼ばれている精神疾患であり，いずれも身体表現性障害という上位カテゴリーに含まれている。DSM-Ⅲ（APA，1980）以前には，これらの疾患はそれぞれ心気神経症とヒステリーと呼ばれ，それぞれ神経症の一疾患とされてきた。

　心気症における身体疾患へのとらわれとは，自分が重篤な身体疾患になったらどうしようという恐れや，すでにそうであると思い込むことである。そのような恐れや思い込みから，周囲の親しい人物や医師からいくらそのような疾患ではないと言われても，どうしても納得できずに，もしや誤診されたのではないか，もしや心配させないために皆で嘘をついているのではないかと疑いを抱き，恐れかつ疑心暗鬼になるという形をとる。子どもの場合，心気症は思春期になってからあらわれることが多く，しばしば不登校傾向に伴う。身体症状のために受診した医師の「なんでもない」という診察結果は，しばしば子どもの「僕の病気を診断できないやぶ医者」といった怒りの引き金を引くことになり，子どもが「名医」を求めて彷徨し続けるということも生じてくる。なお，心気症の身体疾患へのとらわれはある程度修正可能であること（「もしかすると自分は少し大げさかもしれない」と自覚できること）から精神病水準の「心気妄想」とは異なるとされているが，子どもの場合これをめぐる境界は大人より曖昧である

ように筆者には思える。

　転換性障害は，身体的検索によって身体疾患であることが証明できないか，その検索結果からは説明できないほど重篤であるといった身体的愁訴を特性とする精神疾患である。また身体化障害は，疼痛，胃腸症状，神経学的症状の3領域にわたる多彩な症状を次々訴えることに特異性がある。転換性障害は，ヒステリーという疾患概念に括られていた頃から，背景には受け入れがたい強い願望とそれをめぐる葛藤が存在しており，それらが抑圧を受け，身体症状に加工ないし転換されてあらわれることで，子どもは真の願望やそのための葛藤が意識に登場することから守られるという心理的防衛機制によって説明されてきた。本来，これらの身体症状の形成は無意識的なものであり，意識的な「病気のふり」や「嘘」ではないことを知っていなければならない。

　しかし子どもの場合には，この心理的加工の機制が不完全であり，真の願望が透けて見える傾向を多かれ少なかれ持っているため，大人の転換性障害や身体化障害に比べるとどこかわざとらしい嘘っぽさを伴うことが多い。その理由は，主として思春期年代までの子どもの心理的未熟さに基づく防衛機制の不完全性，あるいは不徹底性にあるのではないかと考えられる。これらの疾患と文字どおり嘘をついている「虚偽性障害」との境界は，子どもの場合曖昧なことが多いものの，筆者はかなりのわざとらしさを伴う身体症状も転換性障害あるいは身体化障害に含めてよいのではないかと考えている。

IV. 統合失調症の身体関連症状

　ここでは主として，統合失調症の症状と理解できる身体関連症状について検討する。統合失調症に特有な身体関連症状は，精神病的に歪曲された病的な身体知覚（すなわち「幻覚」）と身体症状に強くとらわれた思考（すなわち「妄想」）に分けると理解しやすい。

　統合失調症における病的な身体知覚とは，しばしば「皮下を虫が這う」

「顔の骨が溶けていく」「内臓が腐っていく」などといったグロテスクな表現を伴う「体感幻覚」としてあらわれる。幻覚に関連するその他の体験として，身体症状（例えば頭痛）に関する病的なとらわれを強化する内容の幻聴（例えば「お前の脳を壊してやる」）が聞こえることで，軽微な身体症状に重大な意味（妄想的意味づけ）が付与され（例えば「この激しい頭痛は電磁波で脳を壊されているから」），強い訴え（例えば「すぐ治療してくれないと脳が溶解してしまう」）となって表現されることがある。このように，体感幻覚を被害妄想的に解釈するという現象が統合失調症でよく見出される。例えば，「宇宙人に電波を送られるので身体がしびれて困る」など，特定の人物や正体不明の存在がそのような不快な症状を自分に強いると考え，これを修正できないという病的体験がそれである。これらの症状は，体感幻覚や幻聴と被害妄想や迫害妄想とが互いを強化し合いながら併存しているものと理解できる。

また，身体症状に対する精神病的なとらわれとして「心気妄想」と呼ばれる病的体験がある。これは，前節で述べた神経症的な心気症に比較して，身体疾患へのとらわれが非常に強固で，いかなる説得によっても修正不能であり，しばしば妄想的な意味づけを行うところに特徴がある。

この他，統合失調症の罹患による心身の異常な緊張状態が一般的な身体愁訴である頭痛，消化器症状，めまいといった自律神経系の身体症状を伴うことは，不安や抑うつと同様であるが，しばしばこれらの症状を妄想的に解釈したり（「テレビの電磁波を浴びて脳神経が破壊されている」といった訴え），瑞々しい外界への関心を失った無気力な状態の理由になったりすることがある。

V. 精神疾患と心身症のとらえ方

ここまで身体症状と関連の深い精神疾患について述べてきたが，これらの精神疾患と子どもの心身症とはどのような関連があるのかを考察して本章のまとめとしたい。

子どもの心身症が精神疾患と明瞭な線を引きにくいことは本章のはじめに述べたとおりである。そのことを織り込み済みのものとして，子どもの心と身体の診療にあたる医師が身体症状の確実な評価を行えるよう，すなわち心身症と評価したとたんに精神疾患の可能性を考慮する思考回路が閉じてしまうといった事態が生じないように，子どもの心身症は一部精神疾患による身体症状をも含んで成立する概念であることを明確に定義する必要があるだろう。もともと「心身症」概念の独自性とその優れた点は，疾患概念そのものが独立した領域を占めることを目指すというところにあるのではなく，治療法・援助法に「心身相関」という概念を導入して，すでに別の診断名を持っている身体疾患を心身にわたる総合的・包括的な治療戦略という文脈からアプローチすることを目指したところにあった。しかし子どもの心身症という場合には，心身症がカバーする領域を身体疾患に限定せず，精神疾患に伴う身体症状ないしその関連症状にまで広げてとらえるということが，わが国の小児科医の間では普通に行われてきた。

　すでに述べてきたように，「精神疾患に伴う身体症状」という表現は，精神疾患によって引き起こされた自律神経症状などの身体症状を取り上げているだけではなく，身体症状と混同されやすい，身体症状への関与の姿勢あるいは対処法の異常を定義した精神症状も含んでしまうことになる。筆者は，心身症に含めても治療法・援助法の組み立てに合理性を失わない精神疾患の範囲は，不安障害や気分障害を中心とする精神疾患に伴う自律神経系の身体症状に限定されるべきであると考える。心気症，転換症状，身体化症状，体感幻覚など身体症状への関与の姿勢の異常を意味する身体関連症状は，たとえそれが身体症状に限りなく近かったとしても，心身症とは明確に分離して考えなければならない精神症状なのである。筆者には，これらの症状を示す精神疾患の治療に，「心身相関」という概念が有益な働きをするとは思えないのである。

　子どもの心身症としてある身体症状に注目する際には，本章で考察したような観点で身体症状と精神症状の両者に幅広く光をあてた評価をきちんと行うことを推奨したい。

第6章 子どもの「不安症」の理解のために

はじめに

　大人が子どもの不安，あるいは恐怖という言葉で思い浮かべるのは，雷や暗闇におびえる子ども，犬を恐れる子ども，母親から離れたくないと幼稚園や小学校の玄関で泣き叫ぶ子どもなどであろうか。この不安や恐怖と呼ばれる本来はきわめて一般的なものであるこの感情は，子どもの心にどのように形成されてくるものであろうか。

　1932年にBridgesは，有名な感情分化の系統樹（図6.1）を示している。それによれば，新生児の感情には当初は未分化な「興奮」しか存在しないが，生後3週間になると不快な体験に対応する「苦痛」が，3ヵ月頃になると快感に対応する「うれしさ」が，それぞれ興奮から分化してくるという。さらに，生後4ヵ月頃には苦痛から「怒り」が，5ヵ月頃には怒りから「嫌悪」が，そして6ヵ月頃には嫌悪から「恐れ」が分化してくるとしている。この恐れこそ，不安につながる感情のルーツといってよいだろう。もちろん現在では，乳幼児はBridgesの系統樹よりはもっと早くから様々な感情が出現することがわかっている。しかし，恐怖や不安は感情の一定の分化を基盤に登場するというBridgesの考え方は意義があり，彼女の提案した感情系統樹は現在でも十分に参考になる。

　Bridgesによれば，恐れの感情が分化してまもないとされる生後7ヵ月

114 第二部 子どもの心の諸問題

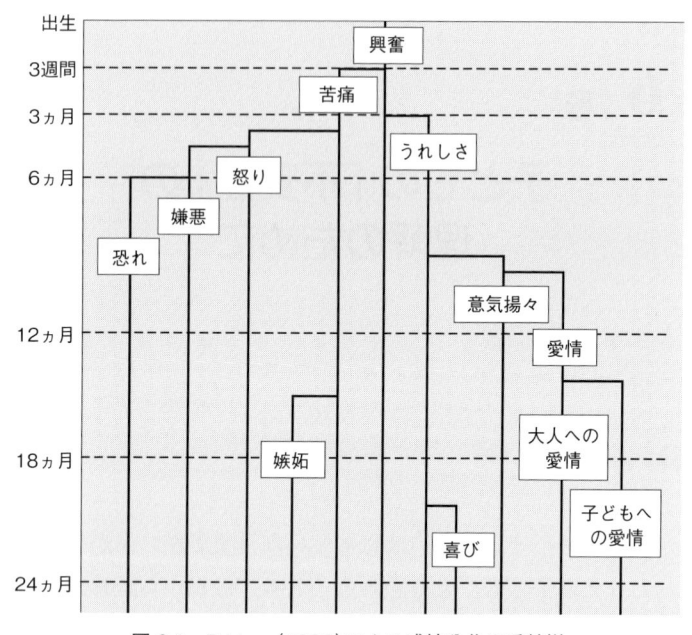

図 6.1 Bridges (1932) による感情分化の系統樹

頃から，たいていの子どもに「人見知り」が出現する。これは，愛着対象としての母親と母親ではない人物を見分けることのできる認知力を身につけた乳児が，母親ではない人の出現に対する恐れあるいは不安を実感していることを証明する現象ととらえてよいだろう。この後，子どもはさらに自律的かつ自立的な存在へと発達を続けていくことになるが，その経過で子どもは母親から離れることをめぐる恐れ（分離不安）を繰り返し経験することになる。さらに発達していく脳機能とともに，目の前にはないものを想像して恐れたり，未来を想定し，あるいは予知して不安に感じたりといった新たな感情体験へと突き進んでいくのである。

　こうした恐怖や不安は，本来は状況の急激な変化に対応するための適応システムを作動させる警告であり，同時に親をはじめサポートしてくれる他者に援助を求める信号である。しかしながら，恐怖と不安はいつもこうした合目的的な範囲にとどまるとは限らない。もし恐怖や不安が子どもの

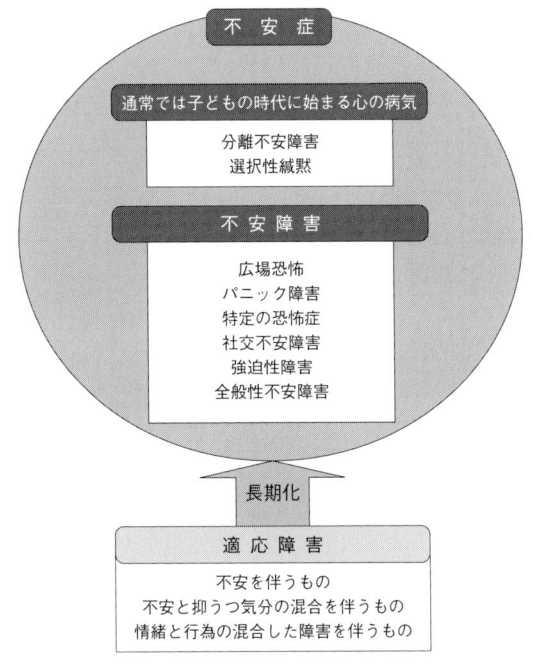

図6.2 本章の「不安症」に含めた心の病気（DSM-Ⅳによる）

[図の内容]
不安症
　通常では子どもの時代に始まる心の病気
　　分離不安障害
　　選択性緘黙
　不安障害
　　広場恐怖
　　パニック障害
　　特定の恐怖症
　　社交不安障害
　　強迫性障害
　　全般性不安障害
　↑長期化
　適応障害
　　不安を伴うもの
　　不安と抑うつ気分の混合を伴うもの
　　情緒と行為の混合した障害を伴うもの

心を大きく占領するようになり，その結果，子どもの生活を著しく制限するようになったとすれば，それはもはや心の病気と診断されるべき非常事態といわざるをえず，このような状態を子どもの不安障害ととらえることができるだろう。

　ところで，不安が主症状となる子どもの精神疾患は不安障害にとどまらない。そこで本章では，「不安症」という用語を用いて不安障害とその周辺の精神疾患を併せて呼ぶこととしたい（図6.2）。図6.2の下部に置かれている適応障害は不安症とよく似た不安が前景に立つものも多いが，原因が明確であること，および原因除去に速やかに反応して改善する性質があることから，不安症には含まない。しかし，適応障害の中には少なからず長期に及ぶものがあり（原因除去にもかかわらず長期化するものもある），そのようなケースの中にはやがて不安症に含まれる疾患概念に一致するよ

うになるものがある。すなわち適応障害から不安症への移行が生じるのである。

なお，頻繁に手洗いや確認を繰り返すなどの強迫症状を特徴とする強迫性障害は，その症状に関連して非常に強い不安を経験することから不安障害に含めているが，不安障害の一つである災害をはじめとする過酷な逆境的体験の後に出現する急性ストレス反応や外傷後ストレス障害（PTSD）は不安症とは別の枠組みでとらえるべき特性が多いので，ここでは仮に不安症に含めないこととする。

I. 不安症の原因

不安症の原因論としてこれまで様々な角度からの仮説が語られてきたにもかかわらず，現在でも必ずしもそれは明確となったわけではない。その主な仮説を，以下に挙げておきたい。

精神疾患の原因仮説は，第一に脳の体質的・器質的な要因を考えなければならない。不安症の中ではパニック障害への脳機能の関与は比較的多くの研究が行われており，その発症には神経伝達物質の一種セロトニンが関与していること，パニック障害の症状のうち予期不安には扁桃体の，パニック発作には中脳中心灰白質の関与を指摘する報告もある。

第二に，不安症は持続的あるいは反復的に出現する恐怖や不安の存在を前提にしており，その持続性・反復性が生じる理由については学習理論が比較的明快に解説している。暗闇恐怖を例にとれば，状況（ここでは暗闇）と感情（ここでは不安・恐怖）が一組の結合体となるためには，次のような一連の出来事が前提となると考えるのが学習理論である。もともと恐怖の対象ではなかった暗闇に，たまたま母親がそばにいないといった条件で遭遇したため強い不安・恐怖感を経験する（これはどの子にも生じうる）。そのときたまたま家族状況が非常に不安定で親に余裕のなかった時期であるとか，運悪く繰り返し同じような孤立した状況で暗闇の中にいるという体験を持ってしまうといった条件が加わると，暗闇と不安・恐怖が

一体化した体験として学習され，かつ強化されることになる。その結果，「暗闇は耐えがたく怖い」という病的な偏った認知が固定化され，「暗闇恐怖」という不安障害が成立するという考え方である。

　第三に，このような異常な恐怖や不安の形成は，子ども個人の資質の問題である前に，養育過程での親対象（母親・父親的な働きをなした人物の集合体）と子どもとの間の相互作用に深く関わる問題であるという原因論が考慮されるべきである。例えば乳幼児期の早い段階からネグレクトや身体的虐待を受けた子どものように，乳幼児期の養育環境があまりに貧しかったり不安定であったりする場合，子どもは「存在を祝福されている自分」という基本的な自己肯定感を持つことができないまま成長を続けることになる。このような子どもは，いつも周囲に圧倒される漠とした不安を強く感じながら成長する。別の例として，1歳から3歳くらいまでの年代にあまりに厳格なしつけを受けた子どもは，自らの衝動や願望を肯定的にとらえながらコントロールするというスキルを身につけることが難しく，自分の衝動（お母さんへの怒りなど）や願望（お母さんに甘えたいなど）が内面に浮かび上がるたびに，強い不安を感じることになる。さらに4歳，5歳という年代になり，異性の親への愛着と同性の親との葛藤という感情体験が喫緊の課題となると，「罪の意識」とでも呼ぶべき心の道徳律（精神分析では「超自我」と呼ぶ）が強く不安を刺激するようになる。以上の例のような親子の関係性に由来する不安という観点は，不安症形成の理解に有益である。

　実際に子どもの不安の原因をとらえようとする場合，一つの観点からだけではなく，脳の特徴などの体質的・気質的な特性，不安・恐怖の学習過程，幼い時代の親対象との関係性など多様な観点から見えてくる諸要因を総合してとらえるといった包括的理解をここでは推奨しておきたい。

　一例として，注意欠如・多動性障害（ADHD）のような発達障害の子どもの不安に注目してみよう。筆者が関わった調査研究では，児童精神科を受診したADHDの子どもの4分の1ほどに強迫性障害や分離不安障害，あるいは全般性不安障害といった不安症を見出した。ADHDの子ど

もにおけるこのような不安症の併存率の高さには，その体質的な不安への親和性が関与している可能性がある。しかし同時に，幼い頃から家族やそれ以外の大人から何回となく叱責される経験を繰り返し持ってきたため，自己評価が非常に低くなり，自分の行動に対する周囲の批判を常に予測して緊張することが普通になってしまった子どもの「いつも不安な心」を想定しないでは片手落ちといえよう。実際にADHDの子どもの不安症を考える場合には，こうした包括的な観点でとらえていくべきである。気をつけねばならないことは，不安症の原因について考えることが「犯人捜し」になってしまう不毛な事態である。そこからは治療・支援のために有益な何物も生まれないことを承知しておきたい。

II. 幼児期および小学生の不安症

　不安症は幼児期（0歳から6歳くらいまで）にも起こりうる精神疾患である。幼児期から小学校低学年にかけての子どもは，少しずつ親から離れた自律的な活動を拡大させていく年代である。そうであればこそ，この年代の子どもはふとした拍子で自分が一人ぼっちであるとか無力であるという感情にとらわれやすい存在である。もし生来的に不安になりやすい，あるいは不安に過敏な傾向（体質）を持っている子どもであれば，年代特有な一般的不安に曝露されることはより深刻な体験となりやすく，不安症の水準に入りやすいと思われる。

　この年代の一般的な不安症は，親や家庭から離れることに過剰に不安を示す「分離不安障害」，犬や雷，あるいは暗闇などを恐れる「特定の恐怖症」，そして過度に内気で，人前では母親の後ろに隠れて言葉も少なく小声でしか話さないといった「社交恐怖」である。さらに，幼稚園などの外の世界に出ると一言も発しないという子どももこの年代から見られるようになり，「選択性緘黙」と呼ばれるが，これは家庭外の世界や家族以外の人物への強い緊張や恐れを強く示すことから不安症の延長に位置づけられるべき特有な精神疾患である。これら不安症の主症状である強い不安・恐

怖は，年齢相応の一時的なものや，持続的ではあるものの性格傾向と考えればよい軽いレベルのものから，その不安・恐怖のために外出できない，母親から離れられない，長期間幼稚園や学校を欠席するといった，社会生活に大きな制限を受けるレベルのものまである。これらのうち後者のような，生活上の明らかな制限を受けている場合でなければ「不安症」とはいわないことは大切な原則である。

　幼児や小学生の場合，不安・恐怖は大人のように内的な苦痛として語られることは比較的少なく，むしろ親にしがみつく，泣き叫ぶ，不機嫌になる，癇癪(かんしゃく)を起こす，立ちすくむといった問題行動や，頭痛・腹痛といった身体症状であらわすことが多いとされる。また，不安症のはじまりには，例えば犬恐怖症が犬にかまれたり追い回された経験から始まったり，震災後に小さな地震にも激しい恐怖を示すようになったというように，そのきっかけが明らかな場合もある一方で，あまり明確なきっかけを持っていない場合も多い。

III. 思春期の不安症

　思春期に入る小学校高学年頃から，不安症はそれまで以上に出現するようになる。その理由はいうまでもなく，思春期が「心理的な親離れ（特に母親離れ）」と取り組む重要な年代であることにある。この親離れの課題に直面している子どもの心の中では，親に縛られたくないという自立を目指す気持ちが盛り上がる一方で，同時に母親に甘えたいという依存性を強く刺激されている。親から離れ自立的であろうとして自己の無力さと孤立無援さに直面することになり，その一方で母親に甘えようとして母親に自立性を奪われる恐れに向かい合わねばならない。このような矛盾した心性，すなわち高い両価性は，思春期の最大の特性といってよいだろう。

　こうした親離れをめぐる両価的な心性のバランスをとろうとして，この年代の子どもが求める支えの最もパワフルなものが友人関係であることは今も昔も変わらない。その強力な支えを保持し続けるために，思春期の子

ども，とりわけ前期思春期（小学校高学年～中学生）の子どもは仲間から浮き上がり孤立することを極端に恐れ，孤立や仲間の批判に対する過敏性を亢進させる。この過敏性こそ，この年代の不安症への親和性の高さの根拠ととらえることができる。

　これに対して中期思春期（高校生～大学生前半期）は，すでに親離れの課題をほぼ通過しており，それまでもある程度は取り組まれていた「自分探し・自分作り」という発達課題にもっぱら取り組むようになる年代といえよう。このため高校生を中心とするこの年代の若者は，自分が他者の影響を受けることに対して，さらには自分が他者の目にどう映っているかに対して，ひどく敏感になる。このような中期思春期の若者の一般的な心性こそ，以前からわが国で指摘されてきたように，この年代に対人恐怖症（すなわち社交不安障害という不安症）が発症しやすい理由となっている。

　小学校5年生くらいから不登校の子どもが急激に増加し始めることは周知のとおりである。現在のところ中学生では3％ほどの子どもに不登校があらわれ，これは小学生の約10倍にあたることがわかっている。その不登校の子どもの中に不安症を持つ子どもが多数含まれている。幼児期および小学校低学年に生じる不登校には「分離不安障害」の関与を見出すことが多いが，前期および中期思春期に生じる不登校には，不安症のうち「全般性不安障害」や「社交不安障害」の関与が中心となる。不登校出現の背景要因として，不安症と並んで，すでに触れた「適応障害」（図6.2）を見出すことが多い。この適応障害はきっかけとなる明らかな出来事があり，それに続いて不安や気分の落ち込みのような精神症状や，あるいは逸脱行動，不登校・ひきこもりといった行動上の問題が生じてくるものをいっている。適応障害には不安だけのもの，不安と気分の落ち込みを併せ持つもの，それらにさらに行動上の問題が生じてくるものなどがあるとされている。この適応障害が長く継続するようになると，やがてそれに伴う症状に影響された生き方（例えば回避的でひきこもりがち，あるいは恥を過度に恐れるなど）がパーソナリティ傾向に組み込まれていき，不安症はもはや反応的なものではなく，持続的な不安症に近づいていく。

以下では，思春期年代に出現することの多い不安症の主な疾患について解説する。

　「全般性不安障害」は「小児の過剰不安障害」を含むもので，その不安の特性はこれから起きると思われる様々な出来事を予測して強い不安・恐怖を感じる予期不安である。これらの不安・恐怖の発現の契機は多岐にわたるが，特に自分が学校で恥をかくような失敗を犯し，自己像が深く傷ついてしまうという事態をひどく恐れるというパターンが一般的である。例えば，宿題や授業準備に関する「何か忘れているのでは」という不安，学校でトイレに行くことを仲間に嘲笑されるのではという不安，「今日のサッカーの試合ではミスしてしまうのではないか」あるいは「今日の試験で大失敗を犯すのではないか」といった不安が典型的なものであろう。この不安が強まると，何度も間違いのないことを確かめたり，何度もトイレに行ったりといった対処法で不安を和らげようという努力を人はするものである。しかし子どもの場合には，自分の努力だけでこの不安を抱えることができず，多くの場合は母親に確認の助力と「大丈夫」という保証を求めるようになる。そこまで不安が高まると，家庭生活とりわけ登校前の時間や，学校生活を通じて，いつも不安と感じる緊張状態（焦燥感，情緒的不安定，強迫症状，食欲低下，睡眠障害などの症状を伴う）が続くようになるばかりでなく，しばしば腹痛，頭痛，吐き気，めまいといった自律神経症状に悩まされるようになる。

　思春期の「社交不安障害」は，人前で活動することを非常に恥ずかしがり緊張するなどによってあらわされる過度の内気さや，人前で目立つことを避けようとする過剰な回避的姿勢が存在し，それによって生活を著しく制限されている場合に診断される不安症の一種である。その社会的な活動に対する抵抗感が強くなりすぎれば登校をも回避するに至るので，社交不安障害は分離不安障害や全般性不安障害とともに不登校の背景疾患として登場することの多い疾患といえよう。この社交不安障害は，赤面恐怖，放屁恐怖，視線恐怖など「対人恐怖症」と呼ばれてきたわが国特有な疾患概

念と重なり合う部分の多い疾患である．対人恐怖症は中期思春期の若者に多く見られるもので，自分探し・自分作りという発達課題に取り組んでいるために生じる自意識過剰が悪循環的に亢進した際の症候と考えられる．

「パニック障害」は思春期の開始期（10歳前後）から増加してくる特異な不安症である．その特徴は，不安・恐怖感の襲来と激しい自律神経症状（動悸，頻脈，発汗，窒息感，吐き気，腹部の不快感，冷感または熱感など）を伴う10分から30分ほど持続する発作的エピソードという点にある．パニック発作中の不安・恐怖は，発作的に高まる漠然とした激しい不安・恐怖感と，それに続く「死んでしまう」「発狂する」，あるいは「苦しさに耐えかねて自殺してしまう」といった予期不安から構成されている．このパニック発作が頻回に生じると，しばしば社会的な活動を回避したり，発作が生じやすい特定の状況や場，あるいは発作が生じた際に逃げ出せない電車やバス，授業中の教室，行事中の講堂などの場を恐れて回避しようとする「広場恐怖」が加わり，生活の幅が狭まっていき，ついには不登校に陥ることも稀ではないと考えられる．

同じく思春期の開始期以降に目立ってくる不安症の一つとして「強迫性障害」がある．思春期の強迫性障害に目立つ強迫症状は何よりも不潔恐怖であり，それに伴う入浴を含めた洗手強迫である．この時期の内分泌系をはじめとする体内環境の大きな変化がもたらす脳への影響も重要な病因ととらえるべきであるが，思春期の子どもに特有な心の在り様もまた強迫性障害の発症に重要な影響を及ぼしていると考えるべきである．男子も女子も，思春期の到来とともに急激に拡大する内的衝動の心理学的統制手段として，隔離（行動に伴う感情を切り離す），置換（真の願望の対象を別のものに置き換える），反動形成（真の願望と正反対の姿勢を示す），打ち消し（いったんあらわした言動をなかったことにする行為）などの心理的防衛機制をさかんに利用するようになるが，これらの防衛機制はいずれも強迫症状の心理学的意味を説明する鍵概念となっている．こうした思春期特有な生物学的および心理学的要因に加え，以前から存在した性格傾向や，例えば父親が単身赴任で家庭にいない，両親の離婚により単親家庭となっ

たなどの家庭内の関係性（特に母子関係のそれ）の変化，学校でのストレスの急激な増加などが強迫性障害の発症に関与しているのであろう。この時期の強迫性障害の際立った特徴は，例えば不潔恐怖に基づく儀式的な入浴や手洗い，あるいは確認強迫としての戸締まりの確認行動へ母親を巻き込む傾向がきわめて強いことにある。思春期の強迫性障害では，しばしばこのような母親の巻き込みが重度化し，家族全体の生活が立ちいかなくなったり，子ども本人が強迫症状の増加とともに通常の社会生活が送れなくなったりすることになりやすい。

IV. 不安症の治療・援助について

　子どもの不安症も大人の場合と同じように，身体的治療と心理社会的治療とを合わせて行うのが一般的である。

　身体的な治療は主に向精神薬を用いた薬物療法が行われることになるが，幼児や小学校低学年の子どもでは薬物療法は例外的にしか行われていない。小学校高学年以降の思春期では，不安・恐怖，不安に伴う気分の落ち込み，強迫症状などの症状が日々の生活に重大な影響を与えるほど重大であるようなケースであれば，薬物療法が積極的に検討されることになる。不安症の症状のうち不安・恐怖に対する薬物療法では，成人であれば抗不安薬が用いられるところであるが，子どもでは意識水準を下げたり，認知機能を低下させたりすることが懸念されるために，投与は慎重に行う必要がある。

　不安・恐怖の特殊なかたちであるパニック障害，強迫性障害，あるいは社交不安障害に対しては，抗うつ薬である選択性セロトニン再取り込み阻害薬（SSRI）が適用となっている。さらには，適用とはなっていない分離不安障害や全般性不安障害など他の不安状態にも，上記のような理由で抗不安薬よりは SSRI を好んで投与する傾向がある。しかし現在，SSRI をはじめとする抗うつ薬は賦活症候群（activation syndrome）ならびに自殺関連現象を若者の間では生じさせる可能性が警告されており，処方初

期を中心に投与後のきめ細かな観察が必須となっている。

　不安・恐怖から発展した焦燥感（イライラ感）が強い子どもではSSRIや抗不安薬に反応しないケースも少なからず見られることから，抗不安薬や抗うつ薬とは別に，抗精神病薬や気分安定薬（カルバマゼパン，バルプロ酸ナトリウム，炭酸リチウムなど）などが投与されることもある。

　次に，子どもの不安症に対する心理社会的な治療の代表的なものをいくつか挙げる。心理社会的治療の治療対象は，子ども本人の心やその機能だけではなく，子どもに対する親の気持ち，修正すべき親子の関係性，学校の受け入れ姿勢や援助の姿勢など子どもを取り巻く環境でもある。心理社会的治療が目指すものは，不安・恐怖を抱えた体験と，それを克服するための治療体験が子どもにとって自らの心を成長させる有意義な体験となったと，子どもおよびその周りの人々が感じている境地である。心理社会的治療には，支持的精神療法や遊戯療法などの精神療法，行動療法および認知行動療法，心理教育の技法を導入した子ども本人用や親用の集団療法，個々の家族そのものを対象とする家族療法，学校と医療の連携など多様・多彩である。これらの治療技法は，不安症の種類と，子どもを取り巻く個々の異なる事情に応じて選択し，組み合わせる必要がある。

　いずれにしても，子どもの不安症の治療は最初に薬物療法ありきということではなく，その不安の正体をよく吟味したうえで心理社会的支援を計画・実践し，それではなかなか改善が得られないという評価を経てはじめて薬物療法の併施を考慮すべきである。例外はあるにしても，それが原則であることを治療者・支援者は忘れてはならない。

まとめ：不安症の子どもを支える親のために

　本章のまとめにかえて，不安症の子どもを支えるには最も身近に存在する親はどのようなことを心得ておくべきかについて，筆者の感じているところを記しておきたい。

　不安・恐怖という感情に襲われている子どもは，親にしがみついて離れ

ようとしなくなったり，何度も何度も大丈夫かと親に確認したり，些細なことに腹を立てたり，いつもイライラしているといった不安定さを示すものである。また強迫観念に襲われ，強迫行為を繰り返す子どもは，親にも確認を求めたり，しばしば確認行為を親に手伝わせたりするようになる。こうした不安症状への他者（たいていは母親や年下の同胞）の「巻き込み」は，幼児から思春期までのいずれの年代の子どもにも生じうるものである。この巻き込みにどう対処するかが，親にとっては支援の最も重要なポイントの一つとなるだろう。

　子どもの不安・恐怖や強迫症状に，親も不安になり，子どもと一体となって揺れ動くという反応は，初期にはごく自然なものではあるが，親はできるだけ早くその混乱から抜け出さねばならない。同じように，おびえる子どもやしつこく確認を繰り返す子ども，あるいは手を洗い続ける子どもを見ているのが精神的に辛くなって，子どもを叱りつけてしまうといった親の反応もよくあるものではあるが，それはたいていの場合，子どもの症状を悪化させる結果しか生まない。

　というわけで親は，子どもの不安症に対して巻き込まれるのではなく，かといって距離を置きすぎるのでもなく，不安に動揺しパニックに陥っている子どもに寄り添うという感覚を求められることになる。同じように，すがりつき繰り返し求める強迫的な確認にも，親はそっぽを向いているわけにもいかず，ある程度は確認に巻き込まれてあげることになる。子どもが不安なときには少々の幼児返りした甘えや要求には応えてあげるというのが合理的なのである。

　その一方で，親，特に母親には，「子どもに巻き込まれすぎない，子どもの奴隷にならない」という言葉を肝に銘じて覚えておいてもらわねばならない。すなわち，子どもとほどほどの距離を置くということが必要なのである。その実現のためには，母親のみならず父親の積極的な関わりが必要である。そもそもそれを意識した父親が家の中にいてくれるだけで，子どもの不安症からの回復が加速することも珍しくないのである。さらに父親には，子どもの最も身近に存在することを求められ，四六時中子どもの

症状を見ていなければならない母親の精神的激務とそれによる疲労をねぎらい，支えるという重要な役割がある。

　父親が，子どもの不安症を母親のせいにして責めたてる，あるいは自分は仕事にかこつけて子どもの問題にソッポを向き，すべてを母親に丸投げするといった姿勢をとることも決して珍しくはない。しかしこのような姿勢をとるなら，両親の分裂状況が進行し，子どもの治療は重大な停滞に陥ってしまう可能性が増し，ついには家族の崩壊にまで発展しかねない。反対に，子どもの不安症と向かい合う両親が手を携えて子どもの治療を支えようと努めてくれるなら，それは子どもの回復に貢献するだけでなく，家族全体の成熟を促進し，家族メンバーの各々が幸せに生きる能力を向上させることにつながる可能性が高まるだろう。

　治療者・支援者はそのような大きな目標と夢を持って子どもの不安症の治療と支援にあたりたいものである。

第7章 子どもの強迫性障害

I. 強迫性障害概観

　子どもの精神科においても，学校から帰宅するや否や衣服を脱ぎ捨てて風呂場に直行し，長時間にわたってシャワーを浴び続けたり，教科書など学校で用いた道具に触れるたびに手を石鹸で何回も洗わないといられなくなったり，「親が死ぬ」と考えると「大丈夫死なない」と10回声に出して唱えないと不安でいられない，雑誌を必ず2冊買い，一方は包装のまま保管し続けるなどの強迫症状はよく出会う愁訴の一つである。

　強迫症状は，なぜか気になるといった程度の軽度のものから，強迫症状に伴う不安にさいなまれ，それをやわらげるための強迫的な儀式（例えば手洗いや安全のための回数を決めた確認行動や呪文などの取り消し行動など）に縛りつけられ，生産的現実的な活動がまったくできないほど重症なものまで，大きな広がりがある。強迫症状の存在のために社会生活あるいは家庭生活に著しい制限を受け，それによって本人と家族をはじめとする周囲の人間の一方あるいは両者が強い苦痛を感じているような場合に，はじめて強迫性障害と呼ばれることになる。米国精神医学会（APA）のDSM-IV-TR(2000)や世界保健機構（WHO）のICD-10(1992)のような精神疾患の国際分類にしたがえば，強迫性障害は概ねそのように定義されている。

強迫性障害は今では特に耳新しい名称とはいえないが，精神疾患を内因性疾患，外因性疾患，心因性疾患に大きく分類する古典的な精神医学体系に基づく疾患分類学を叩き込まれた筆者のような世代には，「強迫神経症」という名称と概念のほうになじみが深く，捨てがたい愛着もある。しかし，1980年代から続くこの四半世紀の脳科学の発展は，神経症の基本概念といえる心因性一本やりの原因論には収まりきらない各神経症の脳機能障害を明らかにしてきたことは確かである。
　いまや強迫性障害も，その発現要因の中心に遺伝子に規定された生来性の脳機能障害があると理解されており，心因論が根拠とする親子関係の特殊性や，その影響を受けて形成された自我機能の障害，その結果としての優勢な強迫的防衛機制，そして特殊なストレス要因などは疾患の発現契機となる可能性や個人を規定する状態像の決定に関与していることは確かであるが，発現機制の中心にはなりえないと理解されるようになってきた。
　また強迫神経症と呼ばれていた時代から精神科臨床の現場では，強迫症状は必ずしも神経症児者にだけ生じるものではなく，統合失調症者をはじめ多様な精神疾患に併存することの多い症状であることがわかっていた。すなわち，自我機能の障害度の水準をも意味してきた「神経症」という概念で強迫関連障害を覆いきれないことは明らかであり，少なくとも神経症性，境界性，精神病性からなる3段階の自我機能の障害水準に分けて考える必要があるのである。そうであるなら，DSMもICDも神経症概念をその疾病分類の体系から基本的に排除したことは合理的であり，強迫関連障害の領域においても有意義であったというべきだろう。
　現代の精神疾患の診断基準はDSM-IV-TRがそうであるように操作的診断法にしたがって顕在化した症状の組み合わせから定義されたものである。これは伝統的な，すなわち多くの身体疾患の診断と同じ，原因と症候と治療が一体となった疾患概念に基づく診断とは大きく異なる診断法といえる。この操作的診断法とは，一定の種類の症候が一定の数存在していることを前提に，それらの症候が存在することで一定の重症度以上の社会的機能の障害を引き起こしていること（重症度の評価），そして症候の一部

を共有する他の障害では全体像を説明できないことを明確にする過程（鑑別診断）を経てはじめて特定の疾患単位であると規定することができるという診断システムのことである。当然ながら，急性ストレス障害や外傷後ストレス障害などを例外として，大半の疾患概念は原因を規定しておらず，症候群と規定せざるをえないものである。このように症候と重症度を二大決定因とする疾患概念であることから，これを「○○病」でなく「○○障害」と呼ぶことになったものと理解している。強迫性障害もこのような操作的診断法によって規定された，原因については特定していない疾患単位である。

　強迫性障害は，その症状が比較的鮮明な輪郭を持つものであることから，例えば不安や抑うつのような一般的感情を主症状とするような疾患と異なり，概念としての曖昧さは比較的少ないように思える。いうまでもなく強迫性障害の主症状は強迫観念と強迫行為であり，このことは大人と子どもに共通する原則である。

　強迫観念は精神病理学では「意思に反して考えずにはいられない不合理な内容の考想，語句，文章」と定義されており，一連の思考やイメージ，あるいはある単語や字句などが本人の意思に反して心に浮かんでくるという精神的体験を意味している（濱田，1994）。この体験は通常，当事者からすれば「本当は考えたくないのに浮かんでくる」違和感の強い思考であり，そのためしばしば強い不安や恐怖感を伴うことが多い。

　強迫観念は，殺すのではないか，車ではねたのではないかなどの攻撃的なもの，性的行動を異性に強要するのではないか，人前で性的な言葉を口にするのではないかといった性的なもの，自殺するのではないかといった自己破壊的衝動に関連したもの，そして完全に収集しなければならない，あるいは捨ててはならないといった貯め込みに関連したものなどが代表的である。いうまでもなくそのような強迫観念の多くは現実に実行されるなら（自傷・他害的な強迫観念が実行されることは稀である），自分が倫理的・道徳的な非難にさらされることは明らかであるし，また内容によっては直接に自分や家族の安全が脅かされることになるため，強迫観念の出現

は強い不安・恐怖を刺激することになる。そのため強迫観念はそれを抑え込み打ち消すための儀式化された行動を伴うことが多い。そのような儀式的行動が強迫行為である。

　強迫行為は精神病理学的には「ある行動に駆り立てられて，行わないと気がすまない」という状況で実行される行動のことである（濱田，1994）。具体的には執拗に「ごめんなさい」と謝罪を繰り返したり，手の汚れが気になると決められた回数だけ手を洗わねば気がすまなかったり，火事で家族が死ぬという強迫観念に駆り立てられて何度も火の元やコンセントを見て回ったりといった行動である。強迫行為には，頭の中であらかじめ決めた回数だけ数を数える，打ち消しの儀式として中和するための一定の言葉を思い浮かべるといった外からはうかがい知ることのできない内的体験も含まれている。

II. 子どもの強迫性障害

1. その特性

　子どもの強迫性障害といえども大人のそれの概念と大きく変わるところはほとんどない。違いがあるとすれば，子どもの心理的未成熟さによる表現の相違に基づくものが大半であるだろう。

　ICD-10 の診断ガイドラインによれば，強迫症状は以下の4点の特徴を持っていると定義されている。➡のあとのカッコ内の文章は ICD-10 の規定に触発された筆者の連想を記載したものである。

① 強迫症状は自らの思考あるいは衝動として認識されていること。
　➡（幻聴のような外から届く思考内容や命令の類ではなく，自己に属する思考であり衝動であるという感覚を逸脱していないということであるだろう）
② すべてではないにしてもその思考や行為に抵抗しようとする気持ちが存在すること。　➡（その思考や衝動は自分に属するものではあっ

も違和感があり，基本的にはそのまま表現することをはばかられるものという感覚を伴っているが，ときにそれが曖昧な場合もあるということらしい）
③　その思考あるいは行為の遂行がそれ自体楽しい体験ではないこと。
　➡（違和感のみならず，例えば不道徳な考えや破滅的攻撃行動への衝動のような，不愉快で，その人にとって苦痛な内容であることと理解してよいだろう）
④　それは不快でかつ反復的であること。　➡（このような体験は繰り返し生じるものであり，強迫行為による一回ごとの不安の軽減はその強迫症状が消滅することを意味せず，通常それほど時を経ずに再現してくるものと理解してよいだろう）

　以上のような定義は子どもの強迫症状にもそのまま当てはまるものなのだろうか。もしこのまま定義とすることができないとすれば，いったいどのような修正が必要となるのだろうか。この問いに対して，子どもの強迫症状の特性を以下のような3項目を挙げることで答えてみたい。
　第一に挙げるべき子どもの強迫症状の特徴は，幼い子どもでは成人のそれに比較すると，強迫観念はあまり前景に出ず，強迫行為が前景に出るという傾向があるという点にある。幼児期から小学校低学年にかけての年代には，この儀式的な行為をなぜ繰り返し行わねばならないかよくわからないけれど，やらずにはいられず，止めようとするとひどく苦痛な不安に襲われるという，強迫観念なき強迫行為を見出すことがよくある。もちろん，この年代でも強迫観念が先行し，それに伴う苦痛な不安をやわらげるための強迫行為を行わずにはいられないという強迫観念と強迫行為が緊密に結び付いた強迫症状（大人の強迫症状の基本形）も少なからず見出すことができる。
　第二の子どもの強迫症状の特徴は，症状の不合理性に対する自覚の曖昧さ，あるいは症状に対する違和感の乏しさという点である。成人の強迫性障害においても自我機能の水準が低くなればなるほど，その思考能力の偏

りや未熟さ，あるいは精神病性の思考障害の関与により強迫症状の不合理性に関する自覚が曖昧になり，違和感なしに強迫症状の合理性を他者にも認めるよう求めたり，「他者から考えさせられる」，「考えを吹き込まれる」，「(強迫行為を) 他者にさせられている」体験として認識したりと自我障害水準の体験に近づいていく。

　いうまでもなく，子どもとはそもそも自我機能の水準が未熟で原始的な心性を持った存在であり，そのため幼児期から思春期の前期頃まで，すなわち0歳から14，5歳くらいまでの年代では，強迫症状への違和感が乏しく，その不合理性の自覚を持たないまま，強迫症状が直接もたらす苦痛だけを訴えるケースが多い。不潔恐怖を例に挙げれば，子どもの強迫性障害では不潔であること自体が苦痛なのであり，そのような不合理な感覚を持つこと，あるいはそれに抵抗できないことが苦痛という成人のそれとは苦痛の内容が異なっているのが普通である。

　しかし，DSM-Ⅳ-TRも記載している子どもの強迫性障害のこの特性が強迫性障害概念に新たな問題を生じさせていることは興味深いところである。すなわち，強迫性障害とは別の疾患概念である広汎性発達障害に見出される興味の限定に必然的に伴う固執（こだわり）がしばしば限りなく強迫症状に近く，そのため両者の区別に苦労することがあるという点である。元来，典型的な自閉症（DSM-Ⅳ-TRでは自閉性障害）における特有な症状の一つとして規定されてきた固執性は，アスペルガー障害をはじめとする，より知的能力が高く，症状的にもより軽症な状態像まで自閉症関連障害（すなわち広汎性発達障害あるいは自閉症スペクトラム障害）の枠組みが拡大される中で，強迫症状との違いが議論されるようになった。その際，広汎性発達障害の研究者から，固執性と強迫性の鑑別という点では結局のところ違和感や葛藤的側面の有無が両者の違いとして挙げられるところに，この問題の複雑さと微妙さがある。この場合，違和感と葛藤的側面のいずれも強迫性にはあって，広汎性発達障害にはないということが前提となっている（十一ら，2008）。しかし，子どもの強迫性障害ではしばしばこの前提が崩れるため，両者の境界はきわめて曖昧なものとならざ

るをえない。現在のところ両者の異同について明確な結論は出ておらず，典型例では両者の差は違和感などを根拠に明確に区別できるものの，両者の合併の可能性を含めて，明確には区別しきれない膨大な領域を含んでいると考えるべきだろう。

　第三の特徴は症状へ他者を巻き込む傾向の強さである。第二の特徴で挙げた強迫症状体験の質に関する子どもと成人との相違が，この巻き込みの原因そのものといってもよいだろう。子どもの場合には，強迫症状に伴う苦痛を内的に抱え，自ら解決しようとすることは難しく，ためらいなく依存対象（主に母親）にその解消のための努力を求めることのほうがはるかに多いのである。この特性こそ成田が「巻き込み」と呼んだものに他ならない（成田，2002）。

　この巻き込みも年代によってあらわれる比率が異なるとされている。本城ら(1998)は，10歳以前のケースの64％が巻き込みを示したのに対して10歳以降では22％にとどまるという数字を示し，年齢が上がるほど巻き込みの生じる可能性は減っていくことを示唆した。しかし，10歳以降の思春期年代においては，巻き込みの比率は下がっていくとはいえ，いったん巻き込みが生じた場合，雪だるま式に巻き込んだ対象との退行的関係性が悪循環化することで，家庭内暴力を含む困難な巻き込み像を呈する傾向があることを忘れてはならない。

2. その症状

　Goodmanらが開発し，Scahillら(1997)が標準化したCY-BOCSは，子どもの強迫性障害の重症度の数値化に成功した。CY-BOCSは強迫症状を強迫観念と強迫行為に分け，それぞれに属する各症状の一覧を示し，その評価を求めている（清田ら，2008）。

　CY-BOCSは強迫観念として以下の8項目の症状リストを挙げている。

a. 汚染に関する強迫観念
b. 攻撃的な強迫観念

c. 性的な強迫観念
d. ものを集め／貯め込むことに関する強迫観念
e. 魔術的考えや迷信的強迫観念
f. 身体に関する強迫観念
g. 宗教的な強迫観念（実直性）
h. その他の強迫観念

また，強迫行為については以下の9項目の症状リストを挙げている。

a. 洗浄と掃除に関する強迫行為
b. 確認に関する強迫行為
c. 繰り返される儀式的行為
d. ものを数えるという強迫行為
e. 整理整頓に関する強迫行為
f. ものを集め／貯め込む強迫行為
g. 過剰な魔術的ゲーム／迷信的行動
h. 他人を巻き込む儀式的行為
i. その他の強迫行為

　以上の強迫観念と強迫行為を併せた17症状は，強迫性緩慢を除いてほぼ強迫症状を網羅している。これらの症状のうちの一つだけが前景に立つという場合もないわけではないが，大半のケースでは各強迫観念に応じた強迫行為を伴う一連の強迫症状という形であらわれる。これは強迫行為が強迫観念の出現によって高まった不安や葛藤の軽減手段という意義を持っているからであることはいうまでもない。また，強迫観念あるいは強迫行為の各領域の症状を複数持っているケースも珍しくない。ある一つの強迫症状だけが顕著なケースであっても，CY-BOCSにしたがった半構造化面接を行うと，自発的な陳述や，それに評価者の臨床経験に基づく若干の質問を加える程度では気づかなかった症状の存在が浮かび上がることは臨

床ではよく経験するところである。

　子どもでよく見る強迫症状には何があるだろうか。この問いについては，CY-BOCS の強迫行為と強迫観念のそれぞれのリストの最初に「汚染に関する強迫観念」と「洗浄と掃除に関する強迫行為」という不潔恐怖をめぐる強迫観念と強迫行為が挙げられていることからも，これらが子どもではきわめて一般的な強迫症状である可能性が高い。

　不潔恐怖が目立って増加してくるのは思春期の開始期である10歳以降であり，性的な強迫観念，順序へのこだわり，あるいは回数や数字へのこだわりなどとともに目立ってくるようである。しかし，それよりも幼い幼児期や児童期においても不潔恐怖は最も多く見られる強迫症状である（本城ら，2008a）。また，幼児期と児童期に出現する強迫性障害には分離不安が伴うケースが非常に多いこと，学習障害や注意欠如・多動性障害の併存が多いことにも注目すべきだろう（本城ら，2008b）。

3. その病理性の幅について

　強迫性障害の病因については精神分析学的な理解が以前は優勢であったが，現在ではその生物学的病因が注目されており，身体疾患としての側面の色濃いことがわかってきた。そこでここでは，子どもの強迫を脳機能の特性に規定された症状という側面と，内的・外的ストレスに対する心理的防衛機制の表現形という側面の両者が各ケースによって異なる混合比で関与している現象という理解をしておきたい。

　選択的セロトニン再取り込み阻害薬（SSRI）の有効例が多いこと，探索的精神療法よりは行動療法的治療の一つである曝露反応妨害法（Exposure/Response Prevention：ERP）の治療成績が優れていること，トゥーレット障害との併存の高さなどから，強迫性障害の脳機能障害としての側面が注目されて久しい。特に有力視されているのは前部帯状回皮質－腹側線状体－視床内側核の関与と，前頭皮質眼窩面，前頭葉背外側部，頭頂葉等の関与，あるいはセロトニン神経系の関与等であるとされている（高橋，1997；金生，2008）。

一方，力動精神医学の観点から，強迫という症状形成は内的衝動（内的な無意識領域から一次的に出現するものと外的ストレスに反応して二次的に出現するものがある）の高まりに対する無意識的・自動的な対処行動としての心理的防衛機制とされている。イメージや行動とそれに伴う感情とを切り離す「隔離」，自己に所属する衝動や願望を受け入れがたい場合にそれをなかったことにするための儀式を行う「打ち消し」，内的な真の願望を抑圧したうえで正反対の気持ちや態度を意識する「反動形成」などが主に強迫症状の形成に関与する防衛規制である（生地ら，2008）。

　実際の強迫性障害は，環境ストレスや発達的な内的ストレスの増加に対する，生物学的水準の反応と心理社会的対処行動という水準の反応の両者が症状形成に関与すると考えるのが合理的であるだろう。例えばSwedoら（1998）が提唱した連鎖球菌関連性小児自己免疫神経精神障害（PANDAS）やシデナム舞踏病に伴う強迫症状が100％近く生物学要因によって発現するものだとすれば，その対極には幼児期における入眠時の儀式行動（枕を整え，シーツのしわをとり，ママにお話してもらわないと眠れない……など），思春期での性的衝動や攻撃衝動を防衛するための軽度の強迫症状，思春期における適応障害に伴う一過性強迫症状などがあり，これらは心理的防衛機制の表現という側面が濃厚なものといえるだろう。実際の強迫性障害はこの両者の間にあって，様々な病因の関与のもとに発現してくるものととらえることが，現在のところ最も合理的な発現機制であると筆者は考えている。

Ⅲ．子どもの強迫性障害の治療

　前章で述べたような強迫性障害発現に関与する脳機能障害の側面と心理的防衛機制の側面という両者の各ケースへの関与の質と量に関する評価は治療の組み立てに大きな影響を与えることになる。この評価に基づいて，生物学的発症要因への対処と心理的防衛機制という側面への対処をケースの特性に応じて組み合わせていくことになる。

1. 薬物療法

　強迫症状発現の生物学的側面に注目した治療としてまず挙げるべきは薬物療法である。現在，強迫性障害の治療に用いられている薬物のうち第一選択薬とされているのはSSRI（フルボキサミンとパロキセチン）と三環系抗うつ薬のうちセロトニン再取り込み阻害作用の強い塩酸クロミプラミンである。これらの抗うつ薬で効果が十分でない場合には，抗てんかん薬であるクロナゼパムや抗精神病薬であるハロペリドールやリスペリドンなどを用いることもある。いうまでもなく薬物療法は，SSRIの投与開始期に出現しやすいアクチベーション・シンドローム（自殺関連事象を含む）などの副作用に十分配慮しながら行うべきである。なお抗不安薬は特に子どもの強迫性障害では，その依存形成の生じやすさや，意識水準に影響を与える可能性があることを考慮すると，少なくとも第一選択薬とすべきではない。

2. 行動療法

　学習理論に基づく行動療法の強迫性障害に対する基本的治療理念は「いかに問題行動を直接減少させることができるか」ということにある。

　強迫性障害に主に用いられる行動療法的技法はすでに述べたERPである。これは，例えば儀式的手洗い行為を含む不潔恐怖への治療として，汚いと感じる対象物にあえて触れ（曝露），一定時間手を洗うことを我慢する（反応妨害）という一連のチャレンジと行動コントロールのプログラムである。これを成功させるには，適切な動機付けと，行動分析に基づきデリケートに配慮された段階的チャレンジのためのプログラムが必須であるとともに，温かい受容力と一貫性を持った治療者の姿勢が必須である（下山，2008）。

　ただし，思春期の強迫性障害の場合には，大人との関係性は高い両価性を伴うのが常であり，とりわけ強迫性障害ではその傾向が際立つことから，ERPへのアドヒアランスは低いことが多い。このため思春期では，例えば入院治療を適切に用いるなどの工夫をしたうえで，徐々に治療的関

係性を発展させ，いずれは ERP への参加を了承できるまで思春期葛藤の解決に取り組まねばならないことが多いことを心得ておくべきだろう。

3. 力動的精神療法など

以前は強迫性障害の治療の中心に位置づけられていた力動的精神療法は，現在では直接的治療法としての効果が疑問視される傾向にある（Gabbard, 1994）。しかしすでに述べたように，子どもの強迫性障害には葛藤に対する防衛機制としての特性を色濃く持ったケースが少なからず存在している。治療者側の個々のケースに対する支持的な治療姿勢を一貫して維持していくうえで，思春期における親子関係由来の葛藤や仲間関係由来の葛藤の急激な増大という文脈に注目する精神分析的発達論に基づいた病態理解が必須であると考える（齊藤，2006；齊藤，2007a）。子どもへの直接的な治療的介入と同時に，強迫性障害を持つわが子との関係の再建に取り組む親を支援するために，前記の力動精神医学的な発達論に基づいた心理教育を提供することも大切な支援となる。防衛機制の悪循環的展開という側面が強く，しかも行動療法に取り組むことを強く恐れたり頑固に拒否したりする幼児や小学生には，プレイセラピー（遊戯療法）を通じて，内的葛藤そのものや治療者との関係性への転移感情の象徴的表現に取り組む機会を提供することも考慮すべきである。

4. 入院治療

強迫性障害の子どもの中には外来治療の枠組みでは十分なアドヒアランスを得られず，一向に治療が進展しないまま，母親との両価性の高い共生的関係性が持続するケースがある。さらにはその結果，家族崩壊の危機に立ち至っているケースもある。また，こうした状況が遷延し，社会的回避状況が長期化するケースもある。こうしたケースに適切な治療を提供するため，家庭から引き離すことが必要になる場合には入院治療も検討されるべきである。その場合，可能ならば児童精神科専用病棟での入院治療が治療環境という点で望ましい。入院治療では薬物療法がきちんと実施でき，

外来では深められなかった行動療法の技法であるERPを治療に導入しやすく，治療へのアドヒアランスの低いケースでも，思春期の力動的発達論に基づく発達支援を行う過程でERPを受け入れる段階がやってくることが多い。いうまでもなくそのようなポジティブな治療の展開には，子どもが強迫性障害の深刻化の中で失われていた同年代仲間集団との交流や，病院内学級の教育への参加といった入院治療ならではの支援が大きな推進力になっていることも忘れてはならないだろう（齊藤, 2007a）。

おわりに

　以上で，子どもの強迫性障害の概念的特性と治療の特徴について総論的な解説と考察を試みた。強迫性障害は明確な生物学的障害という側面と，心理社会的な対処法（心理的防衛もその一領域）の破綻という側面の両面を持った疾患である。その生物学的障害の明確さは薬物療法やERPの有効性を示唆するものであるが，一方でそれが関係性を操作する手段や葛藤の存在を曖昧にする策略（防衛機制を中心とする）として用いられているという側面もあることを無視すると，適切であるはずの治療に対するアドヒアランスがきわめて乏しいまま推移するケースに対しては打つ手がないということになってしまう。力動精神医学の文脈による心の発達という観点抜きに子どもの強迫性障害，特に思春期のそれに対して適切な理解に基づく支援の提供はできないことをここでは強調しておきたい。

第8章 子どもの気分障害

はじめに

　子どもの気分障害については議論が多く，しかもその大半は大うつ病性障害をはじめとするうつ病性障害に関するものである。本章でも主としてうつ病性障害について述べることになるため，以下では特に双極性障害と表現しない限り，うつ病性障害についての解説と見解であることを断っておきたい。

　わが国では，児童・思春期にも「うつ病」があるという，当然といえば当然の認識をめぐって今でも議論が続いており，妥当なコンセンサスに到達しているとは必ずしもいえない状況にある。その結果，児童・思春期のうつ病の多くが見逃されているという警告がなされる一方で，児童・思春期の抑うつを大人と同じ大うつ病エピソードの概念でとらえること自体に問題があるとする見解も健在であり，いまだ決着に至っていないのがわが国の現状といえよう。以下では，このような児童・思春期の大うつ病概念を中心に，可能な限り臨床的な観点から子どもの気分障害について考えてみたい。

I. 児童・思春期の気分障害概念小史

1. DSM-Ⅲ以前

　米国における児童精神医学の最も早期の教科書の一つである Kanner (1972) の『児童精神医学』の第4版でも，現在の気分障害概念にあたる症候の記載としては，Spitz の依存性うつ病（anaclitic depression）概念を含む「ホスピタリズム」と，自殺行動の背景要因として罪責感と抑うつという用語に触れた「自殺」の2項目があるだけで，臨床単位としての「うつ病」についてはまったく触れられていない。この Kanner の影響を強く受けたわが国の牧田清志(1969)による『児童精神医学』は，ホスピタリズムとの関連から依存性うつ病（現在の観点からは反応性愛着障害に近く，気分障害とはいいがたい）について記載しているものの，現在のうつ病性障害については反応性の症候としてしか触れておらず，双極性障害に至ってはその存在自体に疑問を表明している。同書の改訂版である『改訂 児童精神医学』(牧田，1977)では，「精神病的状態」という概念の中に「デプレッション」という記述が導入されてはいるものの，思春期以前の子どもの抑うつは大半が反応性のうつ状態であり，神経症的ないし心身症的な水準の比較的一般的な症候の一つではないかという示唆にとどまっている。

　こうした児童・思春期のうつ病性障害をめぐる世界的状況は 1970 年代に変化し始め，成人と同様の診断基準で児童・思春期の気分障害を診断できるという考え方が徐々に優勢になっていった。Cytryn ら(1972)は，児童・思春期の「うつ病」を身体症状や攻撃的問題行動などが前景に出る「仮面抑うつ反応」，心的外傷体験との関連が深い「急性抑うつ反応」，早期からの対象喪失体験と関連している「慢性抑うつ反応」に分類し，大人の仮面うつ病と同じように抑うつ気分が前景に出ないうつ病が存在することを主張し，「うつ病」概念の児童・思春期への拡大に大きな糸口を与えた。

2. DSM-Ⅲ以降の児童・思春期の気分障害

このような1970年代を経て，1980年に米国精神医学会（APA）が刊行した『DSM-Ⅲ　精神疾患の診断・統計マニュアル』は，「大うつ病エピソードの基本病像は幼児期，児童期，思春期・青年期，成人期という年代を超えて同一である」という見解を明確にするとともに，「異なるのは関連した特徴である」と規定した。DSM-Ⅲは，思春期の到来までの小児には分離不安が関与することで大うつ病発症に伴う不安症状を顕著にすることから，母親へのしがみつきや不登校，あるいは親の死をめぐる予期不安が大うつ病に伴う不安の表現でありうると指摘している。また，思春期の男子では大うつ病の発症に伴って，かすかなものであるにしろ，あからさまであるにしろ，反社会的行動があらわれやすく，自己が周囲に理解されていないと感じやすくなるといった形をとって攻撃性の高まる傾向があると記述した。こうした特徴の違いはあるにしろ，大うつ病の中核症状が年代を越えて共通であるとする規定は，1987年のDSM-Ⅲ-R，1994年のDSM-Ⅳ，2000年のDSM-Ⅳ-TRと続いた度重なる改訂においても一貫している。

DSM-Ⅳ(1994)では，主症状のうちの顕著な症状は年代によって変化すると指摘し，児童では身体愁訴，易怒性，社会的ひきこもりが特によく出現する一方で，精神運動制止，過眠，妄想などの症状は前思春期（10〜12歳にかけての年代）までは少ないとしている。また，前思春期から思春期の終わりまでの経過を通じて，大うつ病エピソードは単独ではなく，破壊的行動障害（反抗挑戦性障害と素行障害），注意欠如・多動性障害，不安障害，物質関連障害，摂食障害などと関連して発症することが多いと記載されている。このような解説はDSM-Ⅳ-TR(2000)でも基本的に継承されている。

3. わが国の現状

わが国の児童精神医学界においても，1990年代にはDSM-Ⅲ-RやDSM-Ⅳの影響を受けつつ，気分障害の枠組みを受け入れる方向にようや

く大きく動き始めた。1990年度から1992年度までの3年間，厚生省の精神・神経疾患研究委託費による「児童・思春期における行動・情緒障害の成因と病態に関する研究」（主任研究者：若林慎一郎）が実施され，そこで児童・思春期のうつ病性障害に関する複数の研究が取り組まれた。その結果，各研究がわが国の一般の子どもの中にうつ病傾向の目立つ一群が確かに存在していることが証明され，児童・思春期のうつ病性障害概念がわが国で広く受け入れられるための先駆けとなった。『現代児童青年精神医学』の中で神尾（2002）は，DSM-IVの気分障害概念を踏まえたうえで，児童・思春期の気分障害の特徴を病像が年齢によって異なること，不安症状および行動上の問題など多彩な症状を伴うこと，定型的な周期的経過をたどらないことの3点にまとめて記載した。このような歴史を経て，現在ではわが国においても児童・思春期の大うつ病性障害を含むうつ病性障害の存在を前提とした研究と臨床がさかんに取り組まれるようになってきたが，その診断と実態に対するとらえ方を中心に，なお議論の余地が大きい領域である。

II. 児童・思春期の気分障害の諸型

児童期および思春期の気分障害を成人のそれを基準としたDSM-IV-TRやICD-10（WHO, 1992）でとらえるという方法は，国際基準ないし共通語として無視できない意義があることはいうまでもないものの，その文脈だけから児童・思春期の抑うつ状態をすべて定義でき，臨床に役立てる診断・評価ができるということに必ずしもなるわけではない。児童・思春期のうつ病というデリケートな病態を定義するには，国際的診断基準に沿った評価と同時に，わが国の現状に即した臨床的基準による評価を行う必要があると筆者は考える。そこで以下では，児童・思春期の気分障害を仮に大うつ病群，軽症うつ病群，一般症状・前駆症状としての抑うつ群，双極性障害群に分けて，各群の症候について考察してみたい。

1. 大うつ病群

児童・思春期に大うつ病が存在することは，今や臨床家の間では常識とされている。20世紀末には米国児童青年精神医学会（AACAP）が「臨床指針（Practice Parameters）」(AACAP, 1998c)を公表し，そこでは児童期における大うつ病の発現率は2％ほど，思春期・青年期における発現率は4〜8％と記されており，決して珍しい疾患ではないことがわかる。しかし，大うつ病がわが国の子どもの間でどのような頻度で生じているかについては，十分に検討された信頼すべき数字はまだないといってよいだろう。

●症例1：13歳（中2），女子

私立中学校2年生のAは，生来内気で穏やかな性格であった。進学した中学校では，1年生からかなり速い速度で授業が進行するため，Aはかなりの努力をして中1の授業をこなしてきた。中2に進級した際のクラス替えで親しい仲間は皆無となったが，何とかがんばろうと努力した。しかし，5月の連休後から学業に集中できなくなり，授業中もぼんやりと時を過ごすことが多くなっていった。宿題をこなすことが難しくなり，毎晩遅くまで取り組もうとするが，集中できないまま時間ばかりが過ぎてしまい，宿題を終えることができないため，翌朝登校することが辛くなるという悪循環が生じてきた。6月に入る頃には，家庭ではいつもイライラしているようになり，これまであまり争うことのなかった弟の些細ないたずらに激怒するといった易怒性が出現した。6月半ば頃になると，午前2時過ぎに入眠しても5時頃には目覚めてしまうという睡眠障害が生じ，食欲もあまりなくなった。何とか登校は続けていたが，朝の起床を促す母親に無言で辛そうに涙ぐんだまま起きてこず，そのまま欠席したり，授業中に教師から質問されても答えずに涙を流し続けたりという様子が目立ってきたため，6月後半のある日，両親はAを伴って児童精神科を受診した。精神科医との初回面接で，Aは4月末頃より何ごとにつけ集中できなくなり，身体が重く感じて疲れやすく，一日に何度も不安感に襲われ，いつもイライラした気分になっていたと話してくれた。その他，気分はいつも重く，何ごとにも関心を持てず，すぐに悲しくなって涙が出ること，こんな自分ではいけないと

思うがどうしても動けないこと，死んでしまいたいとは思わないが，このままだといずれ自殺を考えるようになるのではないかと不安であることなどを話している。睡眠は熟眠感のなさと早朝覚醒が顕著であり，食欲の低下も著しく，最終月経（初潮は小 6）は中 2 の 4 月半ばで，以後は無月経である。

　症例 1 の状態像からは，不安を伴う抑うつ感，興味や喜びの喪失，食欲の低下，睡眠障害，精神運動性の抑制，無気力と易疲労性，集中力減退などの症状を見出すことができ，DSM-Ⅳ-TR における大うつ病エピソードの診断基準に挙げられた 9 項目の症状のうち，自殺にまつわる症状以外の 8 項目をすべて満たす形となっており，しかも受診までの 2 週間にそのすべてがあらわれている。これらの症状のために，A はこれ以上登校を続けることがほぼ無理という状態に陥っており，状況は深刻であると判断された。

　鑑別診断としては，物質関連のうつ状態を疑わせる既往はなく，身体疾患に罹患しているわけでもないことから，抑うつ気分を伴う適応障害が主たる鑑別の対象であった。症候論的には大うつ病エピソードを完全に満たしており，クラス替えという契機もあまりに一般的なものであることから，初期診断として大うつ病性障害（major depressive disorder：MDD）を採用したうえで，治療経過の中で適応障害か否かの結論を出すこととした。

　症例 1 の治療は，選択的セロトニン再取り込み阻害薬（selective serotonin reuptake inhibitors：SSRI）を中心とする薬物療法，速やかな休学による精神的休養の保証，本人への支持的精神療法，親ガイダンスを行ったが，症状がある程度緩和するのに約半年を要し，復学しようとする意欲がわいてきたのは約 9 ヵ月後，復学したのは約 1 年後にあたる中 3 の 5 月末であった。なお，薬物療法にあたって，特に服用開始直後から数ヵ月間を中心に，賦活症候群，とりわけ自殺関連事象の出現に注意を払ったことはいうまでもない。

　以上のような A の臨床経過も，A の抑うつ状態が大うつ病性障害によ

るものであるという前提と矛盾しない。米国の臨床指針（AACAP, 1998c）によれば，児童・思春期の大うつ病は治療により平均7〜9ヵ月で寛解状態に至り，発症後1〜2年の間に少なくとも90％が寛解状態となるとしており，1回の大うつ病エピソードの予後は悪くない。しかし同時に，児童・思春期の大うつ病は再発を繰り返す場合も多く，寛解に至ったケースの40〜60％が再発すると，同じ臨床指針は指摘している。

2. 軽症うつ病群

　大うつ病性障害は症候も時間経過も比較的その輪郭が明確であるのに対して，症状がより軽かったり，大うつ病エピソード診断の基準には症状数が足りなかったり，1回のエピソードの時間経過がごく短期間であったり，逆に著しく遷延性であったりといった臨床像を示すうつ状態も存在している。それらのうつ状態もまた大うつ病性障害に匹敵する深刻な影響を子どもの精神的機能や生活能力に与える可能性があることを，臨床家は忘れるわけにはいかない。しかも，一般の感覚からすれば，そのような大うつ病性障害以外のいわゆる軽症のうつ状態を含めて「うつ病」なのである。このような広義の「うつ病」概念（DSM-Ⅳ-TRでは「うつ病性障害」）には，大うつ病の症状を一部しか示さないケースや，症状が大うつ病とするには軽症なケース（これらをDSM-Ⅳ-TRは今後の研究課題として「小うつ病」と名づけている），そして従来から抑うつ神経症と呼ばれてきたDSM-Ⅳ-TRでは「気分変調性障害」と診断される慢性うつ病ケース，あるいは女子の月経周期における排卵後の高温期後半から月経開始直後までの時期に生じるうつ病様の状態像，すなわち「月経前不快気分障害」と呼ばれるケース，そしてストレスの強い出来事を契機に生じる「抑うつ気分を伴う適応障害」のケースなどが含まれる。それらをまとめて，本書では「軽症うつ病群」と呼んでおきたい。

● **症例2：14歳（中3），男子**

　Bは中2となって間もない頃から続く不登校を主訴に，中3の6月に児童精

神科を受診した。母親に伴われた初診時の面接では，無気力そうな表情と気だるそうな立ち居振る舞いが印象的であった。主治医の質問に小声で答えるが，基本的には連れてこられたことは不本意であり，診療の必要はないという姿勢を示し続け，ほとんど発言はなかった。初診以後も気のないふうを装いながら通院を続けていたが，数回目の面接から母親を退室させた個人面接の形で話し合うと，他人事のような様子は消え，率直な実感を語り始めた。そのBの言葉から，中2でクラスが替わって親しい友人と別のクラスになった頃から何もかもつまらなくなってきて，それなりに続けていた陸上部の練習からも遠ざかり，放課後はすぐに帰宅しゲームに打ち込む毎日になっていったという発症経過がわかった。また，叱責とはいえない程度の注意はいうまでもなく，日常での親の何気ない話しかけも一つ一つ腹が立ち，イライラした気分をどうしようもなかったという旨を語った。そして，中2の5月の連休明けには登校の意欲を失い，完全な不登校状態となっている。不登校開始後もイライラした気分はいっこうにおさまらず，親にそっぽを向いた毎日を過ごしている。調子はいつも同じではなく，ときどき気分の楽な日がしばらく続くこともあるが，結局はすぐにまた同じような無気力な気分に戻ってしまう。Bは「そんな自分が嫌でたまらない，本当にだめなやつだと思う」と述べている。

　このBの受診までの経過は，イライラを中心にやや漠然とした抑うつ気分が中2のはじめ以来1年2ヵ月ほど続いており，抑うつ気分以外にも食欲減退，身体症状，睡眠障害，気力の低下，自尊心の低下といった症状を示している。これらの症状は大うつ病を疑わせるほどの重症感は乏しいものの，その結果として不登校が生じていることから，著しい社会的障害を引き起こしていると判断できる。また，その後の経過を通じて大うつ病を含む他の精神疾患に展開することはなかったことから，Bは気分変調性障害（dysthymic disorder：DD）の診断が確定した。

　気分変調性障害の発現率については，米国の臨床指針（AACAP, 1998c）が児童期には0.6〜1.7%，思春期には1.6〜8.0%であると記載しているように，児童・思春期では大うつ病性障害よりも発症は少ない。しかし，

気分変調性障害も含んだ軽症うつ病群全体として見ると，大うつ病を大きく上回る比率で発症していることは間違いないと思われる。また，気分変調性障害は症例2のように大うつ病よりも長い経過になるのが普通であり，その経過中に大うつ病が発現することも稀ではないと，上記臨床指針は指摘している。Bの治療には複数の種類の抗うつ薬を用いたが，いずれも効果は今ひとつ明確ではなく，治療は徐々に思春期の主要な発達課題である「親離れ」をめぐる力動精神医学的な観点と，自己像や自己評価をめぐって認知の修正をはかる認知療法的観点からなる折衷的で支持的な精神療法が中心となっていった。Bは中3の2学期の間に学校の勧めを受け入れ，週に数回は放課後登校し，担任教師と面談したり，数学と英語の補習を受けたりするようになった。主治医と担任教師の勧めで単位制高校に進学したBが，主治医に大学へ進学して心理学を学びたいという積極的な夢を語り，「なんかこの頃やる気が出てきた」と語ったのは，高2の夏を過ぎた頃であった。

●症例3：15歳（中3），女子

Cは，中2の終わり頃からしばしば頭痛や腹痛を訴えて急に不機嫌で無気力になるという状態に陥るようになり，それに伴って学校を欠席せざるをえない日もあらわれてきた。学校生活は以前に比べ消極性が目立つようになり，友人関係も減っていった。こうした状態が半年以上にわたって続くため，心配した母親に伴われて児童精神科を受診した。Cは聡明で素直な印象を与える子どもで，初診の面接でも抵抗を示す様子もなく適切な表現で受け答えしている。Cによると，中2のある時期（母親が気づくより半年ほど前）から月に1回ほど居ても立ってもいられないほどイライラしてたまらなくなり，何もかもに関心を持てなくなり，他愛もないことですぐに涙が出てくるような何日かがあることを自覚するようになった。しかし，そのような状態は決まって1週間以内に回復し，回復すると自然に登校もできるようになるという。そんな自分に何が起きているのか不安であり，真実を知りたいというのがCの述べた受診理由である。この初回面接でそのエピソードは月経と関係があり，こうした気分から

回復するのは決まって月経が始まった2日目だとわかった。Cの初潮は小6の5月であり，その後の月経周期などに問題はない。1ヵ月後，Cは指示された基礎体温表を持参し，その検討から高温期に入って7日後から気分の落ち込みと焦燥感が出現し始め，2日ほどで頂点に達し，月経開始2日後には改善していることがわかった。

　その後の基礎体温表の検討でもほぼ同じような経過が繰り返されているため，Cの問題は高温期後半に抑うつ気分が出現してくるというエピソードを繰り返していることが証明されたため，月経前不快気分障害（premenstrual dysphoric disorder：PMDD）と診断することができた。CにはSSRIの効果がすぐにあらわれ，高温期の開始日の翌日から月経開始日までフルボキサミンを1日50mg服用するだけで，不快な抑うつ症状をほとんど感じない1ヵ月を過ごすことが可能となった。Cの良好な状態は薬物療法と支持的精神療法だけで維持することができ，治療開始後数ヵ月で以前のような活発で知性的な中学生に戻ることができている。この月経前不快気分障害は決して頻発する気分障害ではないが，治療可能な疾患であることを知らずに我慢し続けるケースが多く，不登校のような回避的傾向を強めたり，周囲を巻き込んだ情緒的混乱が頻発しない限りは，周囲の大人たちに気づかれることなく潜行することになる。この疾患が女子の軽症うつ病的な状態像の中に一定の比率で混じっていることを，思春期の女子に関わるすべての医師，養護教諭，保健師などが熟知している必要があるだろう。

　以上のような軽症うつ病群の各疾患が概ねどのような経過をたどるものかを，太い実線で示した大うつ病を基準に重症度と罹病期間を表現する模式図として表現したのが図8.1である。軽症うつ病群の各疾患に出現する抑うつ症状の重症度が大うつ病性障害より軽いことはこの群の前提であるが，その時間経過は各疾患によって異なっている。適応障害の経過は図の細い点線で示したように，大うつ病性障害より罹病期間が短いのが普通とされるが，しばしばストレス要因が解決した後も症状が遷延し，やがて気

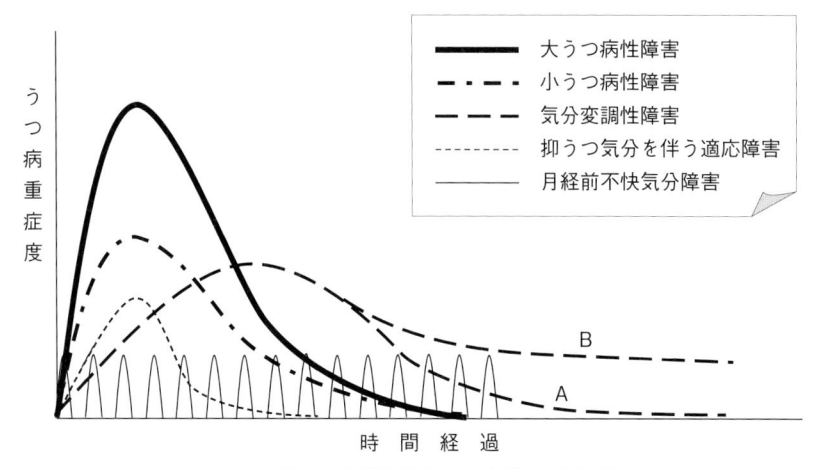

図8.1 大うつ病群と軽症うつ病群の時間経過

分変調性障害など他のうつ病性障害への診断変更を考慮せねばならなくなることも稀ではない。小うつ病は図に点鎖線で表したように症状は大うつ病より軽症であるが，経過は大うつ病に準ずるというものが典型的である。気分変調性障害は太い点線の「A」で表現したように大うつ病よりは慢性の経過をたどるのが典型であるが，図の「B」の点線のような遷延性の経過をたどるものもある。また，月経前不快気分障害は細い実線で示したような月経と関連した反復性の経過をたどることに特徴がある。

3. 一般症状・前駆症状としての抑うつ群

気分障害について考える際に，症状としての抑うつ気分はうつ病性障害の主症状であるだけでなく，子どもの内的苦悩を表現するごく一般的な症状ないし現象という側面があることを忘れてはなるまい。抑うつ気分がいかに一般的なものであるかについては，以前から実施されてきた自記式質問紙票を用いた一般児童生徒の健康調査を通じた複数の研究結果で明らかである。例えば，1989年の福岡県の中学生543人のCDI（Children's Depression Inventory: Kovaks, 1981）を用いた調査（村田ら，1990）では，カットオフ・スコアを22点としたうえで，それを超える得点を示

した抑うつ的な生徒が22％見出されており，同じくCDIを用いた1991年の京都市210人の中学生と西宮市2,031人の中学生の調査（石坂ら，1992）では，22点を超える抑うつ的な生徒が前者で7％，後者で16％見出された。比較的新しい資料としては，DSRS-C（Depression Self-Rating Scale for Children: Birleson, 1981）を用いて北海道内の小・中学校56校の生徒3,331人を対象に行った調査（傳田ら，2004）がある。それによれば，カットオフ・スコアとされた16点を超える抑うつ的な生徒は小6から急増し，小6で14％，中1で16％，中2で23％，中3で30％という高い比率で見出され，女子が男子より有意に高いという結果であった。また，佐藤ら（2006）はDSRS-Cを用いて関東の4都県と宮崎県の小4から小6までの児童生徒3,324人を対象とする調査を実施し，16点を超える児童生徒が11.6％存在し，女子に有意に高い比率であることを見出した。

　上記の報告の著者は，いずれもこれらの数値をうつ病の発生率と同一視してはおらず，読者に慎重なとらえ方を求めている。また，調査による高得点群（抑うつ群）はその後実際に気分障害に展開するリスクが高いという証拠も示されていない。以上のような調査結果は，小6から中学生にかけての思春期前半の年代の子ども，そしてとりわけその年代の女子における抑うつ気分が情緒状態として一般的であることを証明しているものと理解できる。そのことは，抑うつ気分がストレスの強い環境への反応として一過性に強まったり，何か別の精神疾患や，ときには身体疾患に付随する症状として表に出てきたりすることが普通に生じうることを意味している。

● 症例4：11歳（小5），女子

　Dは小5となったのを機に，憧れであった校内の音楽系クラブに入部した。発表会が秋にあるため，夏休みも返上で練習というハードな活動が続いた。負けず嫌いなDはそれに何とかついていっていたが，両親の目には徐々に疲れがたまっているように映った。11月の発表会で，Dたちが優勝を逃したことか

ら，会場でメンバー全員が指導教諭から厳しい叱責を受けた。その晩から，Dは眠れないといって母親の布団にもぐり込んではシクシク泣くようになった。その一方で，Dはひどくイライラしており，些細なきっかけで妹が泣き出すほど激しく罵倒するようになった。登校は何とか続けていたが，食欲がなく，食事を毎回のように残すようになった。このような状態が3週間ほど続いた後に，Dは母親に「私が人の影を踏むとその人が病気になるかもしれない」と訴えては「大丈夫」という保証の言葉を母親に求めるようになった。同時に，自分の行為が人や他の生物を傷つけたのではないかという不安が急激に増加し，その打ち消しのための儀式に家族を巻き込むようになったため，両親はDを伴って児童精神科を受診した。初診時のDは両親に挟まれて座り，心細げではあったが，質問にははきはきと答えている。そのやりとりの最中にも，唐突に不安げな表情となったDが小声で母親に何やらささやきかけ，母親が「大丈夫よ」と応じるという場面が何回かあった。

　Dの抑うつ状態は初診以降急速に見られなくなっていき，その後はもっぱら強迫性障害としての側面が前景に出た病態を示した。治療にはSSRIであるフルボキサミンとパロキセチンを病状に応じて使い分けた薬物療法とプレイセラピーを選択した。抑うつ症状は薬物療法開始以前にすでに改善し始めており，初診以降の速やかな改善ぶりはSSRIの成果というよりは，Dの強迫症状の前駆症状としての抑うつ気分が急速に本態としての強迫症状に入れ替わっていったという強迫性障害そのものの経過として理解すべきだろう。

　Dのように思春期前半の年代（10〜15歳頃）に発現する摂食障害，強迫性障害，分離不安障害などの疾患は，その経過中にあらわれる諸症状（DSM-Ⅳ-TRにおける診断基準としての症状リストのことではない）の一環として抑うつ気分を中心とする抑うつ症状を示すことが少なからずある。もちろん，それが無視しがたい重症度と期間で存在し，何らかの気分障害の診断基準に合致するなら，すでに存在した疾患の併存障害として位置づけることもできる。しかし，ある精神疾患が顕在化する前の短期間

(数日〜数週間），あるいはその疾患の初期症状に重なって，大うつ病エピソードを疑わせるような症状が一過性に表面化する場合，この抑うつ症状は摂食障害など本来の疾患の一般的な前駆症状と呼ぶにふさわしい初期症状と理解すべきである。

4. 双極性障害群

　双極性障害は躁病エピソードの存在を前提とするⅠ型と，大うつ病エピソードおよび軽躁病エピソードの存在を前提とするⅡ型に分類されている。双極性障害の躁病エピソードが 10 歳以前に発症することはきわめて稀と，これまで考えられてきた。しかし，2007 年に米国で公表された子どもの双極性障害の臨床指針（AACAP, 2007）は，10 歳以前に発症した双極性障害が全患者の 0.3 〜 0.5％であるとの報告を紹介しており，同時に成人の双極性障害者はしばしば子ども時代から抑うつ気分ないし躁的な気分を経験していたとの報告もあることに注意を喚起している。

●症例 5：12 歳（中 1），男子

　E は知的発達に問題はないものの，幼い頃より落ち着きがなく，幼稚園では他児をすぐに叩いて泣かせるとの苦情を親はしばしば受けていた。小学校入学後も同じ状況が続き，加えて忘れ物が多い，宿題をやってこないといった各学年の担任からの指摘もあったが，「元気がよくていい，自分の小さい頃にそっくりだから大丈夫」という父親の意見と，さらに高学年になるにつれ少し落ち着いたということもあって，専門機関に相談することなく小学校を終えている。中学校入学後，E は陸上部に入部し，すぐに複数の友人もでき，当初は張り切って通学していた。しかし，軽はずみな行動が目立ち，他の生徒にちょっかいを出しては小競り合いになることが続いたため，叱られることの多い学校生活になっていった。例年，夏休み末に地域中学校の合同陸上大会が開催されるため，夏休み中も陸上部の練習が続いたが，8 月に入ると E は練習中これまでになく落ち着きがなくなり，上級生の練習ぶりにさえ口を出し，注意を受けると顧問の教師に激しい言葉で食ってかかるようになった。同じ頃から家庭でも休みな

く話し続けるようになり，それまで一目置いていた兄にさえ殴りかかるといった乱暴さが目立ってきた。このため陸上大会の数日前に，顧問の教師より練習を休むよう命ぜられたことを機に，両親はEを伴って精神科受診を申し込んだ。初診の場で，Eは目を爛々と輝かせて自らがいかに自校の陸上部の水準を上げようと努力しているかを夢中で語った。これに主治医が相槌を打っていると上機嫌だが，現実には周囲が迷惑していることを話題にすると，とたんにイライラとした表情になって目をキョロキョロさせ落ち着かなくなる様子に強い印象を受けた。

　Eの状態像は躁病エピソードの診断基準を十分に満たすものであり，経過から双極Ⅰ型疾患との診断は容易についた。陸上部および2学期の学校生活への参加は一時中止して薬物療法を受けるべきである旨の主治医の指示に，いったんは激しく反発したものの，父親も口を合わせて説得したことから，Eは渋々同意している。また，薬物療法として気分安定薬の炭酸リチウム300mgと抗精神病薬のスルトプリドの投与を行ったところ，1週間後には病状が落ち着きを見せ始めた。その後，2学期が始まり焦燥感がやや強まったことを機にバルプロ酸400mgを追加してからは，日を追って落ち着いていった。8月はじめの発症から約2ヵ月の9月末頃には通学再開を認めたが，その後も再燃することなく軽快していった。
　Eの双極性障害をめぐって注目しておくべきは，Eに発達障害が疑えるということである。Eは気分障害を発症した中1よりもはるかに幼い頃から，多動性，衝動性，不注意といった注意欠如・多動性障害（ADHD）の主症状をはっきりと示しており，その年代で評価を受けていればADHDと診断された可能性が高い。Barkley（2006）によれば，ADHDには大うつ病性障害や双極性障害をはじめとした気分障害の併存率が高いことが指摘されており，また，広汎性発達障害においても同様の指摘があることから，発達障害は様々な気分障害の発症に注目したフォローアップが必要であることを付記しておきたい。

III. 治療のあり方

　児童・思春期の気分障害の治療も基本的には成人の気分障害治療の原則に準じて行われており，ここではそれを改めて詳述することを避け，児童・思春期の治療に特有な留意点にのみ触れておきたい。

　児童・思春期のうつ病性障害に対する薬物療法は成人と同様に，SSRI・SNRIから古典的な三環系あるいは四環系抗うつ薬までの薬剤から適宜選択されている。近年では，特にSSRIとSNRIがその副作用のマイルドさから，広く子どもにも投与されるようになっている。わが国においてもSSRIが児童・思春期のうつ病や強迫性障害に有効性と忍容性を持つことが示されている（齊藤ら，2003b）。しかし，2003年に英国でパロキセチンが自殺念慮や自殺行動のリスクを高めることが指摘され，わが国においてもいったん18歳未満の大うつ病性障害への投与が禁忌とされて以降，SSRIやSNRIを児童・思春期のうつ病性障害治療の第一選択薬と無条件で述べることはできなくなった。現在では，そのような副作用がSSRIやSNRIをはじめ，すべての抗うつ薬に生じうるという見解に落ち着いており，パロキセチンを含む抗うつ薬の青年や子どもへの投与（特にうつ病性障害への投与）にあたっては，焦燥感と自殺関連現象が賦活されるいわゆるactivation syndromeをはじめ多くの副作用のリスクと，処方しようとしている抗うつ薬の効果から受けるベネフィットとのバランスを，経過観察の中で常に検討し続けることが義務づけられている。双極性障害の治療では，児童・思春期においてもリチウム，バルプロ酸，カルバマゼピンなどの気分安定薬を用いる。抗精神病薬は双極性気分障害の躁病エピソードに適応となるだけでなく，うつ病性障害においても焦燥感の強い場合などに有益な場合がある。

　うつ病性障害における認知療法を中心とする心理社会的治療の意義は児童・思春期においても変わることはないが，子ども特有な人生経験の不足と親への依存度の高さを織り込んだ技法上の工夫が必須である。経験不足

は早すぎる絶望を生みやすく，抑うつ気分の出現は容易に子どもの自殺願望を亢進させる。一方で，親への高い依存性は，抑うつ気分の出現に刺激された絶望感を回避するために，両親，特に母親にしがみつくという退行（幼児返り）を容易に生じさせ，結果的に自殺行動への接近から保護される。

このような特徴を持つ子どものうつ病性障害には，薬物療法にいきなり飛びつくのではなく，休養はぜひとも必要であること，それが決して孤立を招かないこと，大切に思ってくれている人間関係が実在すること，うつ病性障害は必ず回復できること，出口は必ずあることなどをできるだけ具体的に検討し合う認知療法の要素を持った支持的精神療法がまず行われるべきだろう。同時に，親の保護機能を高めるための様々な家族への介入が必須であり，親ガイダンス，心理教育，家族療法などが行われている。親の承認を前提として，子どもが所属する学校と，病状や登校した際の留意点などについての情報交換を積極的に行うべきである。こうした当初の取り組みではうつ状態の改善がほとんど見られなかったり，自殺企図を中心とする自己破壊的な行動が危ぶまれるようなケースでは，薬物療法の決断をいたずらにためらうべきではないことはいうまでもない。

本章では，児童・思春期の気分障害の実像について，ケースを挙げて述べた。また，うつ病性障害や双極性障害は児童・思春期にも発症する重要な疾患であるが，一方で抑うつ症状はきわめて一般的な現象でもあり，過剰診断は厳に慎むべきであるとの筆者の考えを示した。さらに，そのような観点を理解しやすくするために，児童・思春期の気分障害をいくつかの群に分類し，各々の特徴について述べるとともに，治療に関する方向性を提示した。

第9章 不登校の児童思春期精神医学的観点

はじめに

　不登校は，わが国では長く独立した疾患概念のように扱われてきたが，実際には多様な要因が不登校の発生に関与しており，現象的にも多彩な情緒と行動の症状を伴った非社会的行動の一つであることから，現在ではごく一般的な症状ないし現象として扱うべきとの社会的合意が得られている。その文脈に従えば，不登校問題は個々の疾患に伴う一症状として扱われるべきであるという結論で収まりがついたといえなくもない。しかし，それで不登校問題は解決済みとしてよいのだろうか。筆者には，不登校は原因のいかんにかかわらず，不登校中の子どもが共通の病理現象や関係性の変化を強いられるという意味で，一定の均一性を持った現象なのではないかと思えてならない。すなわち，個々の不登校児の独自性は決して背景にある疾患特異性だけで説明できるものではなく，不登校がもたらす共通の圧力に対する反応の個別性として理解すべきものではないかということである。この個別性には，疾患の特異性だけではなく，それ以外の様々な要因が関与しているものと思われる。それらを同定し整理するための評価システムは，疾患の治療といった次元にとどまらない包括的かつ実際的な支援を不登校の子どもの個別性に応じて提供するうえで有効ではないかという思いが，現在のところ筆者の不登校論の前提となっている。

I. 多軸評価とは

　児童期と思春期青年期を通じて比較的よく出会う一般的な社会現象である不登校という現象を一括りにして，分離不安という一つの精神病理学的症候の結果とだけとらえたり，母子の密着性や父性の欠損あるいは管理教育といった社会病理の枠組みからだけ理解しようとしたり，学校恐怖症のように特定の精神疾患概念にはめ込もうとしたりといった，これまで繰り返されてきた試みは，いずれも不登校という現象の一端をいいあてはしても，包括的に全体像を描き出すことには失敗してきたと筆者は考えている。

　どのような現象や症状を訴えている子どもの診断・評価であっても，それが個々の子どもの特性や事情に適合したテーラーメードな治療法・援助法を組み立てるという目標のために行うのだとすれば，子ども本人の諸特性と子どもを取り巻く種々の環境要因のうち，子どもを過不足なくとらえ，支援に有益な諸要因を見出し，具体的に記載するための複数の軸を設定する多軸評価システムを用いることが，現在のところ最も合理的ではないだろうか。一般的な現象としての不登校を呈する子どもの診断・評価にあたっても，それは完全に当てはまるため，筆者は以前から以下に示すような5軸を用いた多軸評価を提案し，実際の臨床に応用してきた（齊藤，2004a；齊藤，2007b）。

1. 背景疾患の診断（第1軸）

　この第1軸は不登校という現象の背景に存在する精神疾患の診断を記載する軸であり，不登校の子どもの精神状態や精神機能が病理的といえるか否か，病理的であるならどの疾患概念に合致するかを評価し，その結果を診断として明確にすることを求めている。これは，不登校とそれ以外の病理現象や問題行動などを，その各々の時系列での出現順に整理し，独立した現象か，あるいはある疾患の連続的なプロセスかといった因果関係を評価し，さらに各々の現象の深刻度などを評価したうえで，これらの諸側

面が合致する疾患概念を特定する作業に他ならない。

　不登校の背景疾患として最も一般的なものは不安障害と適応障害である。不安障害は，人前で活動することで恥ずかしい思いや緊張を強いられることに対する恐れと，社会的な場面からの回避が主症状の社会不安障害と，行動上の失敗によって恥をかいたり叱られたりすることに対する強い恐れと，それにまつわる予期不安が特徴的な全般性不安障害（小児の過剰不安障害を含む）を中心とする疾患群である。この不安障害の周辺疾患として，親や家庭から離れることへの恐れ，親や家庭の確かさをめぐる強い懸念が特徴的な分離不安障害も不登校にしばしば関与している疾患であり，とりわけ年少群では主要な背景疾患となっている。この不安障害およびその関連疾患の子どもにとって，学校はきわめてストレスの強い場となっており，傍目には些細に感じられる出来事にも強い不安や恐怖を刺激され，不登校への親和性が高まる。

　適応障害と診断される不登校は，家族の病気や死，転校，いじめ，過重な学校活動，両親の不和などの明らかなストレス要因を契機に不安や抑うつ感情が強まり，結果として不登校に至ったと評価されるもののことである。しかし，誘引となったストレス要因の改善後にも症状が長期にわたって持続するような場合，いずれかの時点で適応障害から不安障害などへの移行が生じたと理解すべきであると考える。

　身体表現性障害も，不登校の背景疾患として比較的よく登場する。不登校の子どもの大半は，不登校発現前後，とりわけ直前の段階で様々な身体症状を訴えるものであるが，その多くは不定愁訴と呼ばれる自律神経系の機能不全であることがわかっている。身体表現性障害は，この不定愁訴のことではなく，身体化障害，転換性障害，あるいは心気症のような身体症状へのこだわりが中心症状の疾患のことである。不登校の背景疾患として抑うつ状態を呈する疾患を見出すことも珍しくないが，その多くは大うつ病性障害のような典型的な気分障害ではなく，抑うつ気分を伴う適応障害と気分変調性障害が大半である。気分変調性障害は適応障害とは症状の遷延性において一線を画している。もちろん，大うつ病のために不登校と

表 9.1　不登校の随伴症状と中学校卒業後 10 年目の社会適応状況（齊藤，2000b）

	適応群[1]	不適応群[2]	χ^2 値	p 値	
身体症状	59（78）	17（59）	3.795	.0514[3]	N.S. 傾向あり
不安・恐怖	40（53）	20（69）	2.287	.1305[3]	N.S.
抑うつ症状	19（25）	13（45）	3.895	.0484[3]	p<0.05
家庭内暴力	7（ 9）	11（38）		.0011[4]	p<0.01
ひきこもり	7（ 9）	7（24）		.0572[4]	N.S. 傾向あり
転換・解離症状	8（11）	6（21）		.2031[4]	N.S.
強迫症状	6（ 8）	5（17）		.1718[4]	N.S.
妄想関連症状	1（ 1）	4（14）		.0199[4]	p<0.05

1) 人(％：適応群中の比率)　2) 人(％：不適応群中の比率)　3) Chi-square test
4) Fisher's Exact test

なっている子どもも存在するが，その数はそれほど多いとはいえない。

　以上の他にも，学校の教師や規則，あるいは親への反抗が過剰に強まる反抗挑戦性障害，敏感関係妄想や自己臭恐怖，あるいは自己視線恐怖を訴える思春期年代の妄想性障害などは，登校や級友との接触を拒絶し，しばしば不登校に至る疾患である。統合失調症は陽性症状が前面に立ち，統合失調症との診断が可能な場合には，たとえ学校を欠席しがちであっても，不登校の概念でとらえるべきではないことはいうまでもないが，陰性症状が先行する場合や，不登校が先行し経過中に陽性症状が発現してくる場合には，必ずしもその診断は容易ではないことから，統合失調症が不登校の中に混じっている可能性は，臨床家として常に想定しておくべきである。

　これらの背景精神疾患は，不登校児が義務教育以降，特に成人に達して以降に示す社会適応状況を予測するための有効な指標とはならないことが，筆者の行った長期経過研究では明らかとなった（齊藤，2000b）。では不登校に随伴する症状ないし現象ではどうであろうかという点を解析したところ，表 9.1 のような結果を得た。すなわち，義務教育期間に不登校とともに示した症状のうち，卒業後 10 年目の社会適応上の困難さと有意

な関係を見出したのは，家庭内暴力，顕著な抑うつ症状，不登校との関連で理解可能な（すなわち精神病性ではない）敏感関係妄想や被害感を中心とする妄想関連症状，そして家族さえ拒絶するような顕著な自室へのひきこもりであった。これらの症状を示した義務教育期間の不登校児は，示さなかった子どもと比べ，中学校卒業後10年経過した時点で，有意に高率にひきこもり状態あるいはそれに準じる状態を呈していることがわかった。

2. 発達障害の診断（第2軸）

　第2軸は，発達障害の有無を評価し，もし存在すればどの発達障害であるかを診断し記載するための評価軸である。自閉性障害を中心とする広汎性発達障害（PDD），注意欠如・多動性障害（ADHD），学習障害，精神遅滞がわが国では発達障害とされているが，自閉性障害にも不登校が生じるとの指摘はあるものの，主として不登校の背景要因となる発達障害はPDDに含まれるアスペルガー障害，ADHD，学習障害など発達障害としての軽症群といえよう（ただし，社会適応的な観点からは決して「軽症」ではないことに留意せねばならない）。同じような意味で，疾患概念からははずれるものの，境界知能の子どもの学校適応上の脆弱性にも注目する必要がある。

　軽症の発達障害を持つ子どもの間では，そうでない子どもと比較して，不登校出現率がかなり高いとされること，個々の発達障害に応じた特有な不登校への脆弱性が想定されること，そしてそれに対応した治療技法や援助システムの修正が必要であることを考えると，不登校の診断・評価の過程で発達障害に注目することの意義は大きい。

3. 不登校出現過程による下位分類の評価（第3軸）

　第3軸は，以下のような仮説に従った下位分類の評価軸である。これまで筆者は，不登校を子どもが家庭から家庭外の社会へと活動の場を移動させ拡大していく分離過程と，親から独立した独自の存在としての自己の

表 9.2　不登校の下位分類

過剰適応型不登校	背伸びが目立ち，恥をかくことへの恐れが前景に出る
受動型不登校	圧倒されることへの恐れが前景に出る
受動攻撃型不登校	支配されることへの不服従が一貫して存在する
衝動型不登校	衝動統制の問題から，孤立が生じている
混合型不登校	いずれかの一型に分類できない

確立へと向かう個体化過程という二つの発達課題にわたる危機であるととらえ，子どもが不登校へと行き詰まっていく過程，あるいはその様式の相違に従って，表 9.2 に示すような類型に分けるという下位分類を提案してきた。

不登校が開始する前後の時期に顕在化している子どもの学校や友人に対する姿勢は，子どもがそれまで主として用いてきた社会的な諸課題への対処法を際立たせたものであると筆者は理解した。このようにとらえると，浮かび上がった対処法は，学校や友人関係をめぐる不適応状況の進行を食い止めようとする回復機制であり，不登校の発現はその対処法そのものの破綻を意味していることがわかる。不登校からの回復，あるいはその克服とは，上記の従来の対処法に修正を，おそらくは小さな修正を施し，自己と社会環境との相互交流を破綻なしに調整できる対処法とするという課題に取り組むことなのだろう。背景精神疾患の違いを超えて存在する，このような観点から作成した不登校の下位分類のどれにこの不登校児はあたるのかという判断が，子ども一人一人に適合した支援システムを構築する際に，とりわけ社会との再会を援助する段階における介入の戦略・戦術を組み立てる際に，重要な手がかりを与えてくれるに違いない。

表 9.2 にあげた 5 種類の下位分類の同定は，初診時から数回の親からの経過の聞き取り，面接における子どもの対処法の直接的観察，そして教師の目に映った学校生活の印象などを総括して，できるだけ早期に実施すべきである。さらに，不登校の子どもの支援に携わる者は，子どもの社会的対処法，あるいはその姿勢に常に関心を持ち続け，必要ならば当初の同定

結果を修正することのできる柔軟さを持っていなければならない。

　表9.2に挙げた最初の下位分類である「過剰適応型不登校」とは、子どもの社会適応法として最も一般的といってよい過剰適応的な背伸び傾向が、本人の年齢や性格と環境ストレスの相互作用によって過度に高まり、その結果、周囲の自分への評価や失敗に対する過敏性が亢進し、不安と緊張が高まったために登校が難しくなるという発現メカニズムが想定できる不登校のことである。もちろんこの発現には、環境ストレスが著しく強ければ本人のパーソナリティ傾向に過剰適応性が少ない場合でも緊張は亢進していくであろうし、逆に本人のパーソナリティ傾向が以前から高い過剰適応性を持っているとすれば少ないストレスでも破綻に近づいてしまうという、両者の相対的な関係性を前提としなければならない。

　「受動型不登校」は、過剰適応気味のクラスメートや学校そのものの空気に圧倒された子どもが、強い緊張と恐れを抱いた学校生活を続ける間に萎縮した姿勢を強めていき、やがて何らかのストレス要因が追加された際に、辛抱の糸が切れたように登校しなくなるという出現メカニズムが想定できる不登校である。生来受動的で消極的な気質を持った子どもがこのような仲間集団に圧倒された教室生活を早い段階から送っているといったケースが最も典型的である。しかし、さして受動的・消極的な幼年期を過ごしたわけではない子どもが何らかの事情で思春期の門をくぐる主流派の流れに乗り遅れ、思春期的な迫力を増した仲間集団に圧倒されるというケースも多いものと思われる。

　「受動攻撃型不登校」は、以前から怠学と誤解されることの多かった不登校の一下位分類で、一貫して過干渉で支配的であった大人に対する、自分の存在を傷つけ踏みにじるという自虐的な方法による、実りのない自己破壊的な反抗や自己主張の手段ないし表現として不登校となったと理解すべき下位分類である。自己を損ない傷つける方法でしか自己主張ができなくなった子どもが、大人の指示には積極的に逆らわず、努力しない、失敗する、放棄するといった頑固な不従順さを通じて反抗しているのであり、不登校はその最も一般的な手段ないし表現であると思われる。しかし筆者

の経験では，このタイプの不登校はそれほど多く見られるものではなく，不登校の辺縁的な亜型ととらえておくべきであるが，支援の特異性という点で支援者の記憶にはとどめておくべきタイプである。

「衝動型不登校」は，発達障害や反抗，あるいは愛着障害などの要因を背景に，同年代の仲間集団が集団からはじき出し，仲間はずれにしなければならないほど，衝動的ないし自己中心的な行動を頻発するような子どもの不登校である。結果的に仲間集団から孤立し，その状況を学校の大人に理解されないまま放置されていたり，大人からも叱責されてばかりいるといった孤立状況に耐えられなくなった結果である。このタイプの孤立しがちな社会適応状況を呈する子どもとは，第一に被虐待体験を持つ子どもであり，思春期における無力感と空虚感，強い怒りを伴う衝動性などの亢進が友人関係の維持を揺るがす障害をもたらし，ついには孤立に至るという経過で不登校に至る。そして次に挙げるべきはADHDやPDDといった発達障害の子どもで，その障害特性としての衝動性や非社会性が思春期年代の仲間集団に受容されず，孤立し，ついには不登校に至るという経過が少なからず見出される。

「混合型不登校」は，以上のような4種類の下位分類の複数の特徴を示していて，いずれか一つに同定できなかった場合に用いる下位分類である。上記の4種の下位分類間の組み合わせはすべてありうるが，過剰適応型と衝動型，受動型と衝動型，受動攻撃型と衝動型といった衝動型との組み合わせが中心となる。その意味では衝動型の周辺群ととらえてもよいかもしれない。

図9.1は，すでに述べた調査対象の間で4種類の下位分類の出現頻度を見たものである。集計の結果，不登校の約半数が過剰適応型，残り半数のうちの7割ほどが受動型で，残りがほぼ同じ数の衝動型と混合型で占めるという分布になっている。なお，受動攻撃型不登校はこの調査では独立した下位分類として評定対象になっていなかったため区別していないが，その数は限られていると推測され，おそらく受動型もしくは混合型に分類されているものと考える。4下位分類のこのような割合（概数ではある

p<0.01　　　　　　　　　　　N=106

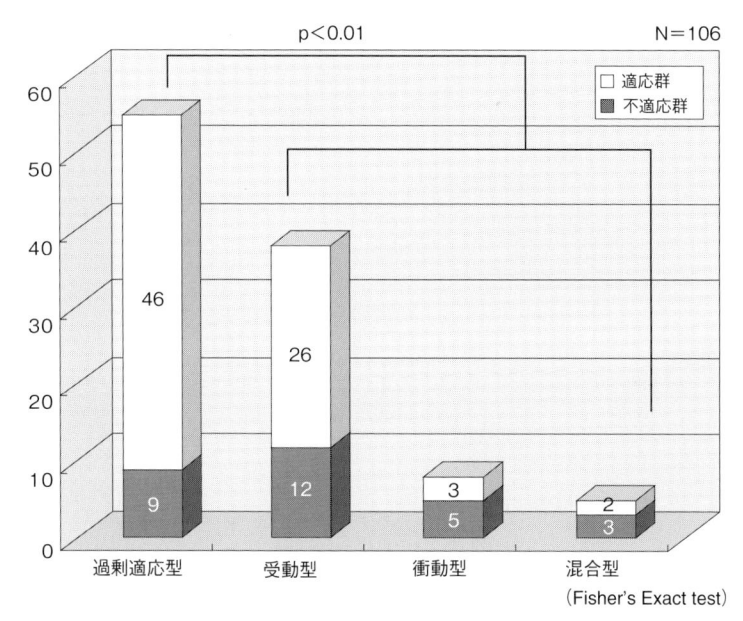

凡例：適応群／不適応群

過剰適応型：46／9
受動型：26／12
衝動型：3／5
混合型：2／3

(Fisher's Exact test)

図 9.1　不登校下位分類と中学校卒業後 10 年目の社会適応状況（齊藤，2000b）

が過剰適応型：受動型：衝動型：混合型 = 5：3.5：0.8：0.7）はある程度は不登校全体の傾向を反映したものといってよいだろう。図に示した各下位分類の適応群と不適応群の人数は，各々の中学校卒業後 10 年目の社会適応状況を集計した結果を反映させたものである。ここで注目すべきことは，過剰適応型不登校が他の 3 種類の下位分類を合わせた群よりも、中学卒業後 10 年目の 1 年間に社会的適応状況にあったものの比率が有意に高いということである。なお，受動型不登校の 20 代半ばにおける社会適応状況も，衝動型と混合型を合わせた群よりも良好な傾向がある。こうした結果を見ると，第 1 軸の疾患概念よりも，この下位分類のほうが長期的な社会適応上の展開を予測するための有力な指標となるといってもよいのではなかろうか。

4. 不登校の経過に関する評価（第 4 軸）

第 4 軸は，不登校の切迫から出現へ，そして不登校状況の最盛期から

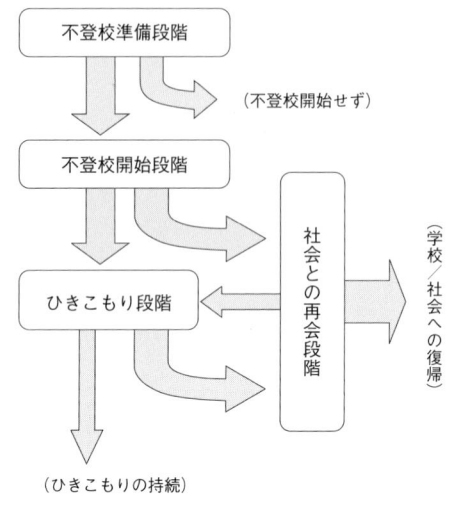

168　第二部　子どもの心の諸問題

図9.2　不登校の諸段階

その解消あるいは遷延化へといった，時間の流れに沿って不登校の展開を定義した各段階のどこに現在いるのかを各ケースで特定する評価軸である。支援対象となった子どもが不登校のどの段階にいるのかを評価することは，支援法の組み立てや介入姿勢を決定するうえで，きわめて重要な根拠を提供することができる。筆者は，経過を構成する各段階を図9.2のような「不登校準備段階」「不登校開始段階」「ひきこもり段階」「社会との再会段階」の4段階で示すことにしている。

　「不登校準備段階」は，このままでは遠からず不登校が始まるだろうと強く懸念される前駆的な状態のことで，子どもの心と身体に関与する臨床家なら日常的に出会っている診療対象である。その臨床家の感覚からすれば，準備段階は確かに存在している。多くの子どもはこの準備段階から不登校に至ることなく抜け出していくが，その場合は不登校が発現せずに終わった経過であることから，不登校と同定されないまま終わることになる。不登校の次の段階は，実際に不登校が始まり，子ども自身も親も学校も非常に緊張した葛藤状況に投げ込まれる「不登校開始段階」である。厳密にいえば，不登校という現象はこの段階ではじめて可視的なものとな

り，準備段階をはずして，不登校の展開はここから始まるという考え方も可能である。三番目の段階は「ひきこもり段階」で，多くの不登校児はひきこもり状態で安定してしまったように見えるこの段階を通って，最終段階である「社会との再会段階」へと展開していく。

しかし，すべての不登校児が不登校準備段階から社会との再会段階までの4段階を順にたどって学校復帰やその他の社会的な場へと出て行くわけではない。図9.2に示したように，不登校開始段階からあまり日数を経ることなく社会との再会段階へ進んでいく子どもがたくさんいる反面，いったん始まった社会との再会段階から再びひきこもり段階に逆戻りしたり，社会との再会段階へ移行しないままひきこもり段階に長くとどまっていたりといった子どももたくさん存在する。

不登校の支援にあたる際には，このダイナミックな展開の「どの段階にこの子どもはいるのか」をいつも意識しながら，段階特異的な支援を組み立てるべきであろう。

5．環境の評価（第5軸）

第5軸は，家族，学校，地域社会といった子どもを取り巻く環境の質と量の評価を行う評価軸である。子どもを支え，育み，教える支持的で発達促進的な機能が期待される環境は，しばしば不登校の出現に深刻な影響を与えるストレス源でもある。しかも環境とは一筋縄ではいかない複雑な相互の絡み合いを示しているのが常であり，その評価にあたってはあくまでも注意深く繊細で謙虚な姿勢と洞察力が求められる。

第5軸の評価にあたって特に意識しておかねばならない点は，何らかの環境要因が浮かび上がってきた際に，その要因だけで不登校が発現したとする単純な因果関係で理解しないという姿勢を持つことである。不登校の発現は必ずや，見出した特定の環境要因のみならず，それ以外の環境要因や，他の領域の要因などのすべてが組み合わされ，それらの悪循環的な相互作用によって，子ども本人や家族や学校が本来持っていた「回復機制」あるいは「回復力」が機能不全に陥った結果であるに相違ないのである。

それぞれの環境要因のインパクトは子どもの発達段階との関連が大きく，ある環境要因に対して最もそれへの脆弱性の高まる年代があるのだと理解することが合理的と考える。例えば友人との不仲，あるいは父親の単身赴任が，子どもに思ってもみないほど大きな衝撃を与え，母親への過剰接近を引き起こしたり，その願望の反動形成として反抗的になったりといった特有な反応を引き起こすのは，たいてい思春期の前半段階にあたる小学校高学年と中学生の年代である。

　不登校に関与する環境要因は家族要因，学校要因，地域要因の3領域に分類してとらえるのが複雑すぎなくてよいと筆者は考えている。

　一番目の家族要因は，きわめて多様かつ複雑なものであり，評価にあたってはデリケートな配慮を要する領域が多数含まれている。見逃してならない緊急度の高い家族要因は，いうまでもなく親子関係に虐待的な要素があるか否かという点である。子どもの身の回りの世話をしない，登校できるよう準備したり励ましたりしないなどの「ネグレクト」，子どもに激しい暴力を繰り返し振るう「身体的虐待」，子どもを性的暴力の対象とする「性的虐待」，激しい侮辱や存在否定を通じて心理的苦痛を繰り返し与える「心理的虐待」のいずれもが不登校への強力な推進力となることはいうまでもない。特に，極端な自己否定とそれに伴う自傷行為の反復，他者への高い攻撃性，暴力的なものから受動攻撃的なものまでを含んだ非行の出現，愛着と不信の混在した両価的で不安定な対人関係などとともに不登校が発現してくる場合には，虐待の可能性を慎重かつ持続的に評価し続けるべきであるだろう。

　虐待以外の注目すべき家族要因としては，性格・パーソナリティ傾向，出身家族の特徴，薬物嗜癖を含む心身の疾患など家族構成メンバーの特性，親と自らの親および義父母との関係や夫婦関係の質と問題点，家族の誕生と死亡，病気，転居・転校，親の単身赴任，両親の離婚と再婚，受験の失敗など不登校の子どもと家族が経験したライフ・イベントなどが重要であり，評価の対象として丁寧に聞き取っていく必要がある。

　二番目の学校機能に関連した学校要因は，不登校発現の契機となった出

来事や，それ以前からの子どもの学校での様子などを知り，その子どもの不登校発現機制を理解するためにどうしても注目しなければならない点である。同時に学校要因は，不登校の子どもを支援する機能を学校やクラスにどこまで期待できるかを知るための重要な評価対象であり，社会との再会段階で学校やクラスに何をしてもらえるかを前もって想定するための貴重な資料となる。

　学校機能のうち，まず評価すべきは，学校での子どもに最も身近な大人である担任教師やその他の教師の特性と，さらには学校運営の方向性などである。この他，授業や部活動など学校活動そのものの量と質が子どもに及ぼした影響，さらには地域の教育行政の特徴や校長の姿勢の影響を受けやすい学校の組織としての柔軟性などが重要な評価対象となる。この他，各学校での不登校児童・生徒に対する援助システムの存在やその質についても情報を得るようにしたいところである。当然ながら，不登校中の子ども自身が，学校に対する被害者意識をどの程度持っているのか，支援を求める感情はどうか，頼りに思っている学校内の大人はいるのかなどについても，公平かつ中立的な目で慎重に評価を続けるべきである。

　次に評価すべき学校関連の機能としては，個々の子どもをめぐる友人関係や，クラスおよび部活動での子ども集団の質についてである。この子ども集団における攻撃的な相互交流の質に関する評価は，評価する側の特にデリケートな感性が求められる領域である。なかでも，攻撃性の方向と量のバランスが「いじめ」と呼ぶにふさわしい偏ったものであるか否かについては，特に慎重に評価する必要がある。また，学校復帰が現実的になり始めた際には，以前の友人関係が今なお機能しているか，子ども本人は友人に対してどの程度の肯定的なイメージを持っているか，あるいは被害者意識をどの程度持っているかなどの検討が必要である。

　三番目の地域要因として評価すべき地域機能には，学童保育など学校外の学童支援策の質と量，地域における非行集団の存在，あるいは地域の閉鎖性をめぐる特徴などがある。非常に閉鎖的な地域社会や，不登校への偏見が強い地域では，親もまた不登校を家の不名誉ととらえ，子どもを責め

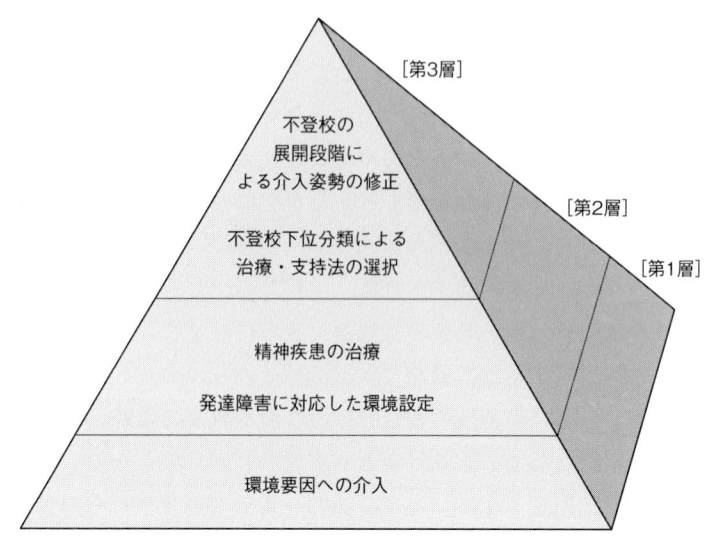

172　第二部　子どもの心の諸問題

図9.3　不登校の多軸評価に基づく治療

て追いつめたり，地域住民の口にのぼらぬように専門機関との相談を拒否したりといった反応が頻発し，支援を有効に組み立てることが難しくなるだろう。また，地域が持つ支持的要因についての評価も重要であり，支援の早い段階から，不登校への援助機能を持つ地域の公的機関，あるいはNPOをはじめとする民間の支援グループの存在とその質などの情報を，子どもや親と協力して収集することが望ましい。

II. 多軸評価の支援システム構築への活用

　図9.3は，ここまで述べてきた多軸評価の結果から導き出される不登校の子どもの支援システムの構造を，視覚的にとらえやすいようピラミッド風の積み木で表現した模式図で，多軸評価に応じた5種類の支援体系を3層に大きくまとめて積み上げた構造となっている。

1. 支援システムの第1層

　支援システムの第1層，すなわち基礎的・土台的な層を構成しているのが評価の第5軸で浮かび上がった環境要因への介入である。すなわち，家族，学校，地域の各領域に見出された病原的要因と，子どもの発達を支える支援要因とに関する評価結果は，子どもを不登校へと追いつめたストレス要因をいかに減少させ，同時に不登校を克服していく能力の出現と発展の推進力となる環境をいかに整備できるかを教えてくれることだろう。

　第一の環境要因として重要な家族機能への支援はその評価からすでに始まっている。もしも家族機能の障害が見出された場合には，さらにその障害の程度を「障害がないもの」「軽度のもの」「中等度のもの」「高度のもの」に分類することを推奨したい。

　家族機能が「障害なし」か「軽度の障害あり」であった家族には，親ガイダンスを中心に，不登校中の子どもの心性の把握と，不登校中の子どもとの関係性の調整に関する検討，および心理教育的な情報の伝達を中心に置いた家族機能のサポートを提供するのが適切である。また，不登校の子どもを持つ親同士のピア・カウンセリング機能を持つ親の会への参加は，親自身の孤立を避けるためにも前向きに検討すべきだろう。家族機能が「中等度ないしそれ以下の障害あり」の家族には，親ガイダンスに加えて，家族療法を通じ，積極的に家族システムの修正に取り組む必要がある。この水準の家族にも，親の会への加入はピア・カウンセリングの場として推奨できる。例えば児童虐待が強く疑われたり，深刻な精神疾患を持つ親が病的な被害妄想に従って子どもを家に縛りつけていたりといった，家族機能に「高度の障害あり」とされる家族では，児童福祉機関や地域保健・福祉機関の介入による親への対応や子どもの保護が必要になる場合も多く，親機能への児童精神科医療としての支援に加えて，関連機関との慎重な連携が必須となるだろう。さらに，子どもに精神疾患が強く疑われたり，診断がすでについていたりする場合には，入院治療によって子どもの保護と治療をともに実現する可能性も出てくる。

　環境要因への介入という発想は，親機能向上のための支援に加え，地域

や学校が持っているサポート機能を上手に活用していこうとする観点を導くことになる。学校の持つサポート機能には適応指導教室，スクールカウンセラーや養護教諭の活用，教育相談機関での心理療法などがあり，また地域の児童相談所をはじめとする保健・福祉機関や医療機関はひきこもりデイケアでの居場所と集団療法，児童思春期精神科医療による外来および入院による支援，保健所の保健師の家庭訪問，児童福祉施設への入所などの機能を提供できる。NPO団体など地域の民間機関は，子どもや親への居場所の提供，フリースクールでの教育支援，親の会活動，就労支援などを提供している。これら地域社会の資源を積極的に利用しつつ，ひきこもり段階の子どもの社会への関心を根気強く育むことが支援の重要な領域であることを，筆者は強調しておきたい。

2. 支援システムの第2層

　不登校の支援の第2層は，精神疾患の治療と発達障害の特異性に対応した環境設定（支援法の調整を含む）の両者から構成されている。

a）精神疾患の治療

　精神疾患の治療とは，多軸評価のうちの第1軸評価によって見出された精神疾患に対応する疾患固有の治療のことであり，もしその疾患の治療法が確立しているなら，それを優先させるべきだろう。一方，その疾患が不登校との関係において，一次性か（すなわち疾患の影響下で出現した不登校を意味しているのか），それとも二次性か（すなわち不登校に基づく葛藤やストレスのもとで出現した精神疾患なのか）という判断を慎重に行うべきである。その検討を経ずに不用意に一次性疾患と判断し，原因としての精神疾患の治療が不登校を改善させると単純に理解していると，不登校によって導かれた特有な関係性や力動に無関心となってしまい，原因疾患を超えて「不登校」という特殊状況が作り出している共通の心性に対応する支持法，例えば中間的な居場所の提供やその開始のタイミングなどについて配慮するという感覚がまったくなくなってしまう。

b）発達障害に対応した環境設定

　次に，発達障害に対応した環境設定とは，第2軸評価によって見出された発達障害が存在する場合に行うべき支援上の工夫のことである。例えばADHDであることがわかった不登校の子どもでは，多動性，衝動性，不注意といった基本症状や，学習困難などの副次的症状によって自信を極度に失った結果，学校に居場所を見失ってしまった可能性が考えられる。またPDDを伴う不登校の子どもでは，小学校高学年のある時点で自分が仲間に入れてもらえず，クラスメートから「変人」扱いされている現実があればそれを認知できるようになり，しかもその原因となった「変わった言動」をそれと気づかずに繰り返してしまうことから，クラスでからかわれたり孤立したりする状況が続くことになり，その結果他者の言動に過敏になり，被害的にとらえて混乱し，学校を避けるようになった可能性がある。

　こうした状況に対する支援としては，発達障害の各疾患による特性の違いを心得た専門家が心理的支持にとどまらず，学校と家庭での生活の具体的な過ごし方の指針を本人に対して直接提供すべきである。ADHDの場合には子どもの周囲に存在する刺激の質と量を調整する環境づくりや指導法を，またPDDでは他者の気持ちの認知が難しいなどの障害特異性を考慮した教示法や環境の構造化を，親と学校に工夫してもらうことによって，学校生活における適応感を高め，学校への拒否感を改善させることがしばしば可能となる。

　そのような発達障害特有な感覚に寄り添うためには，専門家の側にもそれなりの努力と工夫が必要である。図9.4に示したように，発達障害の子どもは生まれたときから各発達障害の特性に規定された「発達障害メガネ」をかけて周囲の事物や現象を見ることを続けてきた。発達障害メガネを通して見る世界は通常発達の人間が生来かけてきた「普通メガネ」で見る世界と同じものではない。発達障害の子どもの経験している世界を理解するために，支援にあたる大人はいつものメガネ（普通メガネ）をときどきはずし，臨床経験と文献学習によって獲得した発達障害に関する理解に

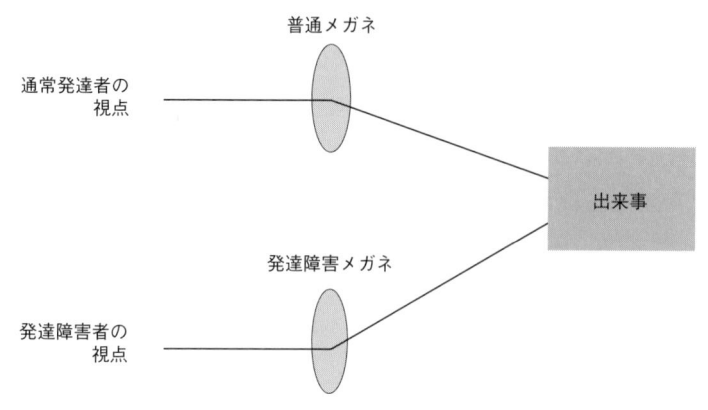

176　第二部　子どもの心の諸問題

図9.4　普通メガネと発達障害メガネ（Cumine, V. et al., 1998 より改変）

根ざしたメガネ（発達障害メガネ）をかけてその子どもの体験をその子どもの実感に根ざした目で見直してみることが必要だろう。なお，図9.4の発想はCumineら(1998)がアスペルガー症候群の理解のためのアスペルガーメガネとして作成した図から得て，改変を加えたものである。このメガネをかけることで，ある発達障害を持つ子どもがどのような感情を抱えて生活しているかを実感し理解しやすくなるというわけである。

3. 支援システムの第3層

図9.3の不登校の支援の一番上に乗る第3層は，多軸評価の第3軸で特定した不登校の下位分類（表9.2）に対応した支援法の選択と，第4軸の不登校の展開段階（図9.2）に応じた介入姿勢の修正の両者から構成されている。

a) 不登校下位分類による治療・支持法の選択

第3軸の不登校の下位分類が示唆するような社会的な場や関係性における子どもの対処姿勢を支援者が目の当たりにする局面は，第一に不登校の開始前後に見せる頑固なあるいは激しい学校や友人への拒否行動の様式であり，これは不登校発現後の早い段階での支援の方法と姿勢を選択する

際に非常に有益なヒントを与えてくれる。第二の局面は，ひきこもり段階から社会へと動き始める時期に示す子どもの社会活動や人間関係への構えとしてあらわれるそれである。不登校の子どもは，居場所的な機能を提供する適応指導教室や民間のフリースクールなどに参加し始めた時期に，下位分類が示唆するような対処法や対処姿勢を再びあらわに示すようになる。それゆえ，社会との再会段階の初期に，どのような支援法を提案すべきか，どのようなタイミングで介入すべきか，どのような危機が生じうるのかなど，支援者が決定を下す際の有力なヒントを与えてくれるのがこの下位分類なのである。

　過剰適応型不登校に対する支援の目標を象徴的に表現すれば，「自分の身の丈でやろう。傷つくことは大きくなること。だから恐れないで」といった支援者の語りかけを受け入れられるよう支援するということがそれにあたるだろう。そして過剰適応型不登校の子どもとの関わりを通じて，一貫して留意すべきは「顔をつぶさないこと，恥をかかせないこと」である。いかに平気そうな背伸びを見せている場合でも，恥をかきそうになると，彼らは敏感にそれを感じて，必ずといってよいほどその場を回避し，家に戻ってしまう。

　受動型不登校における支援目標は，「君には夢がある，そのことを私は感じています。その実現に手を貸してあげたい。だから勇気を出して一歩を一緒に踏み出そう」という語りかけが示すように，あくまで穏やかで保護的な姿勢を保ちながら，自信を取り戻すことを目指して静かに手を貸すというあたりにある。その際の支援者の留意点は「援助を焦って子どもを怖がらせない」に尽きる。それは，支援に対して萎縮させてしまうと，受動型の子どもの傷つきやすい誇りは容易につぶれそうになり，それを避けるために頑固にひきこもって支援を回避する結果に終わるからである。

　受動攻撃型不登校の支援目標は，「これ以上動かされたくないというあなたの気持ちを強く感じます。今度動くときは自分で決めて動こう。そのときをあわてずに待っています」という語りかけが一つの例となるような，受動的な姿勢の背後にある，能動性をあきらめた静かな怒りを克服

し，自分のために動くことの大きな意義と喜びを再発見するところにある。それは辛抱強い見守りと一歩下がった伴走が前提となるタフな支援であり，自分自身のための能動性の芽吹きを静かに待つことが求められる支援となる。辛抱強い見守りは，支援者以上に親がその姿勢を維持できるか否かが重要であり，親支援がとりわけ重要であるといえるだろう。支援にあたって忘れてならない留意点は，「雪の下でひそかに芽を吹く能動性を育む繊細さを忘れない」というところではないだろうか。

　衝動型不登校では，支援目標は「怒りを乗りこなそうと努力する君は，皆に受け入れられる君です。険しい道だけれど得るものは大きい。一緒にチャレンジしませんか」という支援者の言葉が妥当なところだろう。支援にあたって留意すべき点は，衝動型の子どもがたどってきた過去の経験から，制限を大人の怒りや嫌悪の表現と受けとめやすいということである。そのため支援にあたっては，「君がこれ以上他者を傷つけ，結果として自分を責め，自信を失うことからあなたを護ります」という語りかけが表現しているような，あくまで本人の傷ついた誇りをそれ以上傷つけることなく保護し育むために制限を加えるという姿勢を，支援者全員が片時も忘れないことが肝要である。

b）不登校の展開段階による介入姿勢の修正

　第4軸の不登校の展開の各段階（図9.2）で子どもが見せる特有な心性は，支援の姿勢に大きな影響を及ぼすものと思われる。

　不登校準備段階での対応は，あくまで行動，情緒，身体の各領域に生じる症状を心の繊細な救難信号として理解することから始まる。この段階の子どもに関わる支援者は，子どもの緊張感や，不安や，落ち込みなどの感情の感度のよい受容器の役割を担い，子どものサインに対する教師や親の感度を適切な水準に調整し，両者と子どもの危機感とをつなぐ仲介者たるべきである。この点に関しては，周囲の大人が過敏すぎることも鈍感すぎることも問題である。

　不登校開始段階は嵐のような激しさを持った時期である。支援者がこの

段階で関与する場合，まずは「初期対応に王道なし」と心得ることが大切である。すなわち，よほど問題点が明確である場合を除いて，支援者は当事者に指示しすぎないよう心がけるべきである。最初から公式のように登校刺激をやめなさいとか，逆に登校を無理にもさせなさいといった指示を出すことは，子どもと周囲との関係性がもともと持っていた修復力・復元力を損ねる恐れがある。不登校を開始したばかりの段階は，この修復力，あるいは復元力が，その力を発揮すべきときなのである。

しかし，ごく初期の経過を通過して，不登校が遷延する傾向が見えるようになったら，支援者は学校の価値に対し相対的・中立的な姿勢を明確にして，すなわち学校に戻ることが最善といった常識からは自由になって，子どもとその親の混乱にコーピングすべきである。その際に，「今は子どもに心の休養を」というイメージは，道徳的な匂いの少ない，より中立的な，親や学校に提案しやすい対処法といえよう。なおこの段階の対応では常に，子どもの不登校をめぐって，親や担任教師も深く傷ついていることを支援者は十分に心得た対応が求められる。

ひきこもり段階になると，このままひきこもり続けるのではといった親の不安に対して，「焦らず見守ろう」とその不安を支え，親を孤立させないように心がけることが肝要である。そのうえで徐々に「子どもの成長は家族の成長を促し，家族の成長は子どもの成長を支える」というイメージを示しながら，問題の全体像に関心を向け，検討を進めていくべきだろう。一方で，支援者は，問題がどう動いているかを敏感に感知できる感性を保持し，冷静に子どもの病理，家族機能，学校の支持機能などの評価を続けなければならない。

やがて多くの子どもは社会との再会段階に静かに入っていく。子どもは，わずかに外界に関心を示したり，かすかに以前より近い距離で家族と交流したりという形でこの段階に入っていくのが普通である。この静かに芽生えてきた子どもの外界への関心を親と協力してデリケートに育むこと，そのことを支援者は目指さねばならない。子どもが中学生や高校生の場合，それは本格的な思春期版の分離−個体化（Blos(1967)）がいう「第

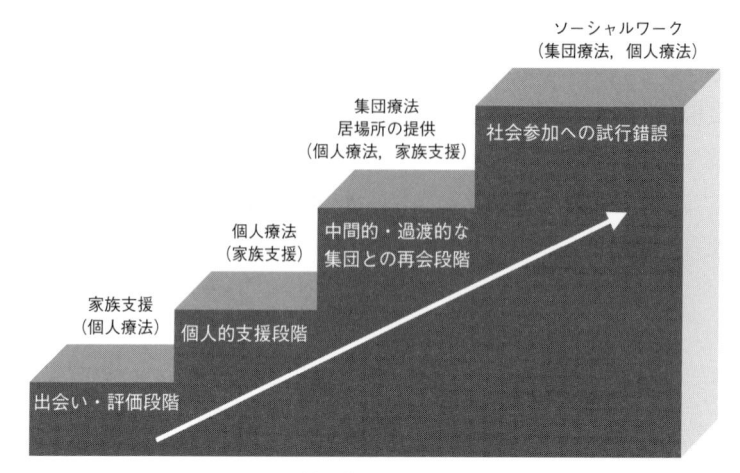

180　第二部　子どもの心の諸問題

図9.5　不登校の治療・援助法の組み立て

二の個体化」）の実現へ向けた子どもの挑戦を，支援者が穏やかにサポートすることに他ならない。したがってこの時期，支援者は，親をはじめとする周囲の大人が動き出した子どもに対し嵩にかかって，「この道はどうか，あっちはどうか」といった介入をしないよう調整する必要がある。そのことによって，ひきこもり段階からの脱却が子どもにとって自分自身で動き出した主体的な体験として実感することが可能となる。不登校という状況を通じて一貫して取り組み続けた心理的な親からの分離と個体化の達成について，その手柄はすべて子ども自身のものとなるべきだろう。

　以上で述べてきたように，不登校・ひきこもりの支援とは，畢竟，家庭にひきこもる子どもの，家族内人間関係からの分離と，それに並行する自律的自己の確立のための内的作業を無理なく再開させるための支援に他ならない。まさに，家族内から外界へと向かう発達ベクトルの再現と維持をサポートすることなのである。図9.5はそのような，子どもが不登校状態から社会との再会へと向かっていく取り組みに対する支援の質的変遷を模式図化したものである。それは，診断・評価段階の家族支援が優勢な段階から子ども本人の支援が優勢となる段階へ，個人的支援から集団的支援の優勢な段階へ，受容的な居場所での遊びと仲間集団活動の模擬的体験から

そこでの学習体験への接近へ，そして学校生活への練習的参加からそれへの本格的参加へといった二つの段階の間をつないで，両者の間を移行していくことを支えようとするシステムである。ここで支援法の組み合わせという文脈から注目すべき点は，個人療法が優勢となる個人的支援段階での家族支援，集団療法的な居場所体験が中心の中間的・過渡的な集団との再会段階での家族支援と個人療法，そしてソーシャルワーク的支援が優勢な社会参加の試行段階での集団療法や個人療法のように，段階を移行して次の段階となっても，前の段階で優勢であった支援法は継続すべきだということである。このような観点からしても，支援は必然的に包括的・総合的なものとなるのである。

　このような包括的な支援は一機関だけですべて提供できるというものではない。はたして，官民を超えた多くの地域機関が連携して事にあたることのできる不登校の支援システムが，わが国のどの地域でもすでに設置されているといえるだろうか。

ま と め

　不登校という現象はきわめて多様な背景を持つ現象であり，支援はその背景要因の様々な組み合わせに応じてテーラーメードに組み合わせるべきものであることをここまで述べてきた。最後に，長期にわたる不登校を義務教育期間で経験した子どもは，その後の長期的な時間経過の中で，どのような社会適応上の予後を示しているのかについての概略を示すことで本章のまとめとしたい。

　図9.6は，国府台病院児童精神科にて義務教育期間中に不登校を主訴として入院治療を受け，病院内学級中学校を卒業した子どもの中学校卒業後10年間，1年ごとに適応状態を評価し，集計したものの結果である（齊藤，2000b）。適応と不適応の区別の指標は，1年間の大半の時期，社会的な活動を行っていたものを「適応」，大半の時期，社会活動をしていなかったものを「不適応」とした。図9.6はさらに適応と不適応をおのおの

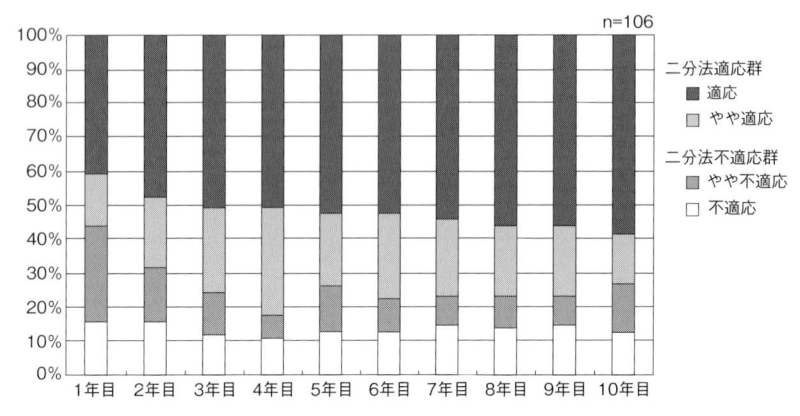

182　第二部　子どもの心の諸問題

図9.6　不登校の中学校卒業後10年間の社会適応状況（齊藤, 2000b）

二分した四分法による分類を示したものであるが，統計的には適応と不適応の二分法で検討した。中学卒業後の最初の年には適応状態は50％近くまで減少しているが，その後は中学卒業後4年目の80％強まで毎年増加していくものの，5年目以降はそれより若干減少して75％前後で推移するという動態が見てとれる。このような結果を統計的に分析すると，中学卒業直後からの5年間は社会適応状況が10年目の評価と一致しない可能性が誤差の範囲を超えて高かったが，中学卒業後6年目以降9年目までの4年間の社会適応状況は，概ね10年目の評価と一致した。なお，10％ほどながら，10年間を通じて適応群と不適応群の間を動揺し続けている一群が存在することもわかった。結論として，医療機関を受診した不登校児は，そのうちの75％ほどが20歳までには概ね良好な社会適応状況に至り，以後20代半ばまでその状態を維持するが，10数％は20代半ばにはひきこもりを含む深刻な不適応状況に至る。こうした20代半ばでの社会適応状況は20代に入るとほとんど変化しなくなるといってよいだろう。

　以上のような動態が明らかになると，不登校支援とは10代の間は学校復帰がかなったとしても，そこで支援を止めてしまうのではなく20代に一歩入る時点まで何らかの形で支援と追跡を続けるべきであるといってよいことがわかる。20代に入ると，そこで社会適応状況が概ね良好である

ケースの追跡を終了することは合理的である。10代後半に入り追跡と支援の継続が困難なケースでは，少なくとも親には10代の適応状況が必ずしも将来の社会適応を予言しているわけではないことを伝達しておく必要があるだろう。

　不登校の多軸評価とそれに基づくテーラーメードな支援の組み立てを考える際に，このような不登校の長期経過の実際を知っていることは有意義であると筆者は考え，まとめとして筆者の関わった調査研究の結果の一部を紹介した。

第10章 日本児童青年精神医学会誌上での不登校論の展開

I. 不登校論の現代的意義

　不登校は，日本児童青年精神医学会の前身である日本児童精神医学会（以下では，改名する前の時期を含めて「児童青年精神医学会」と統一して記載する）の発足時にちょうど注目を集め始めていたという点で，わが国の児童青年精神医学会の進路に影響を与えた重要なテーマであった。不登校（発足当時は，「学校恐怖症」ないし「登校拒否」と呼ばれた）は児童青年精神医学会の10周年記念誌における記念論文の4種類のテーマ（非行，自閉症，発達神経学，精神遅滞）には含まれなかったものの，自閉症などとともに児童青年精神医学会を発足時点から現在まで牽引してきた主要な課題の一つであったことは紛れのない事実である。しかし，昨今の学会総会においては，牽引役としての役割を終えたかのように，不登校を課題名に入れた演題の数は激減してしまった。
　自閉症が疾患概念を中心とする自然科学としての医学的オリエンテーションに基づいた探索を代表する象徴的な疾患であったとすれば，不登校は未分化で曖昧であるという児童青年精神医学領域に固有な病理現象を個々に分解せず，現象として大きく括って，その特性について社会学や心理学から医学にまで至る学際的オリエンテーションに基づいた探索の象徴であったといえるだろう。

いまや，医学的オリエンテーションでの研究や臨床活動が児童青年精神医学においても主流であることは誰の目にも明らかであり，子どもの精神疾患が科学の目でダイナミックに解明されていく時代に私たちは生きている。しかしそれだからといって，不登校研究に代表されるような人文科学的な観点をも含んだ学際的オリエンテーションで，子どもの世界を大きく括って探求する研究や臨床活動の意義が児童青年精神医学にとってなくなったわけでは決してない。

医学的オリエンテーションでの研究の成果を統合し，生身の子どもとその家族や地域社会との相互作用の玄妙さ，あるいは身体的・心理的機能と環境との相互作用の結果としての子どもの発達の柔軟さと，それらの病理や偏りを「全体」として理解しようとする視点は，不登校研究にも流れていた学際的オリエンテーションの成果そのものである。たとえ不登校への関心が衰退したとしても，例えば児童虐待やいじめ，あるいは非行やひきこもりといった何らかの心理社会的病理現象に対して学際的オリエンテーションに基づく探索と議論ができるという，研究者あるいは臨床家としての感覚と姿勢を児童精神科医は忘れてはならないだろう。

その意味で，改めて不登校研究の意義を児童青年精神医学会の発足から今日に至るまでの過程を展望してみることは意義深いと考える。

II. 児童青年精神医学会発足から 10 年間の不登校研究

1960 年の児童青年精神医学会発足時には，すでにいくつかの学校恐怖症や登校拒否という概念を用いた症例検討や予備的研究の報告が行われていた。鷲見ら（1960）による「学校恐怖症の研究」と題したこの分野ではわが国最初の原著論文が世に出たのもこの年である。学会誌である「児童精神医学とその近接領域（以後は改名前と後を問わず『児童青年精神医学会誌』と略記）」に不登校関連の研究がはじめて登場するのは，第 2 巻 1 号に掲載された 1960 年 11 月 17 日，18 日の発足総会における一般演題の記録の中であり，そこには鷲見たえ子らの「学校恐怖症児の問題」，小

林育子らの「学校恐怖症児の家族の問題」，馴田利章の「学校嫌いの1少年」の3演題の抄録と討論記録が掲載されている．

討論記録で，牧田清志が鷲見や小林などの精神衛生研究所グループが主張する学校恐怖症論の分離不安説に対して，思春期症例では分離不安だけで説明できない不登校があることを指摘し，演者（おそらくは鷲見）が親から取り入れた自我理想像との衝突が生じる思春期の葛藤由来の不安も，煎じ詰めれば分離不安と見なせるのではと答えている．これは非常に興味深い論争であり，思春期における不登校においても親や家庭からの分離に強い抵抗と不安を示す高学年の小学生や中学生を分離不安障害と診断できるのかという今日的課題に通じる議論がすでに行われているのである．米国精神医学会は不登校を，DSM-Ⅳ-TRに至るまで一貫して分離不安障害とほぼ同義と見なしてきたが，適応障害，社会不安障害，全般性不安障害，気分変調症，強迫性障害など多彩な背景疾患が診断できるわが国の不登校を見てきた目からは，牧田の指摘が鋭く本質をとらえているように感じる．

1961年の第2回総会でも不登校は重要な課題の一つであり，総会会長であった黒丸（1962）の学会追想という小文に，「現在われわれ臨床家にとって一日もほっておけない〈学校恐怖症〉に関するテーマばかり7題連続論ぜられたのです」と記し，そこでの議論にはすれ違いが見られたと書き残している．それは，概念のすり合わせこそまずは必要な課題であることが見過ごされている点に対する黒丸の苦言に他ならなかったと，現在の感覚からは聞こえるのである．ところが，1962年の第3回総会では，一転して不登校関連の演題は皆無となった．現代の目から見ると，上出（1963）のいうように前年には「さながらシンポジウムのようになった」くらい熱く注目されたこの現象概念の，ある種のとらえがたさがはじめて垣間見えた瞬間であった．

第4回総会では再び演題数は7題まで増え，なかでも髙木隆郎らの「登校拒否が学校恐怖症の必要十分条件とするには疑問が残る」と学校恐怖症で規定しがたい登校拒否があることを示唆し，登校拒否がもたらす「学校

社会（集団）への適応障害」の予後の重篤さを指摘した報告と，十亀史郎の不登校児への入院治療を通じて家族療法的接近を推奨する症例報告に，現在の眼からしても新鮮な共感を覚えるメッセージである。

不登校を主対象とする研究論文がはじめて学会誌に掲載されたのは第3巻3号の伊藤(1962)の「児童神経症の1考察—登校拒否女子学童の2症例を中心として—」である。題名が語っているように，症例報告であり，神経症の枠内に定義しようとした論考である。この伊藤論文を皮切りに，複数の研究者・臨床家による原著論文が学会誌に次々と発表されるようになった。

鑪は第4巻(1963)と第5巻(1964)に「学校恐怖症の研究」を二部構成で発表し，学校恐怖症の母子関係のみならず学校状況をも視野に入れた症状形成に関する論考とそれに基づく治療への反応性の検討を行っている。鑪は遊戯療法と親へのカウンセリングを併せた心理療法を定型的なアプローチとしているものの，心理療法以外の処置として家庭教師を用いた支援，担任教師との連携，一時的入院などにも触れ，家庭教師で改善する事例や入院が有意義な改善をもたらした事例が存在したことを報告している。

十亀は第6巻(1965a, b)に「学校恐怖症の研究」をやはり二部構成で発表している。家族背景と性格症状の関連に病因論的な検討を加えるとともに，あすなろ学園の入院治療の経験から入院治療の意義についても考察している。病因論的には母子関係のみに学校恐怖症児の精神力動を見ようとするのではなく，学校状況と，子どもの性格および精神力動，そして家族とをすべて視野に収めた考察をすべきであると提案している。また入院治療について，入院生活が権威と保護によって支えられ，生活の枠組みを得て情緒的な安定に至るという入院生活のダイナミックスや，年齢相応の自律性を身につけ，同年齢の子どもと共同生活を行うことの意義を指摘している点が興味深い。

髙木ら(1965)は第6巻に「学校恐怖症の典型像（Ⅰ）」を発表し，学校恐怖症の展開過程として有名な心気症的時期，攻撃的時期，自閉的時期の

展開とそれを生じさせる学校恐怖症の成立過程のダイナミックなスキーマを提示している．それに従えば子ども自身の完全癖・劣等感という性格要因のうえに学校での適応障害が生じてくると（心気症的段階），やがて逃避する家があれば家庭へ逃避し，家庭に拒まれれば非行へ走るか，家出から自殺傾向へ傾斜することになりやすい．そして，この家庭への逃避はすぐに家庭での適応障害と学校から離れたことによる不安と焦りを呼び（攻撃的段階），それはやがて，もし家族に恵まれれば家庭内での仮性適応の状況を現出し，そうでなければすべての対人関係からの逃避と遮断が生じる（自閉的段階）という．その後いろいろと論争はあったが，この髙木の不登校展開のスキーマは現在でも引用されることのある優れた発想であったといえよう．ある意味で論争的なこの髙木論文は，さらに不登校の定義と用語の問題に触れ，「すべての年齢を含めて，保護者のすすめにもかかわらず心理的な理由で子どもが学校へ行くことを拒む現象を登校拒否 refusal to go to school あるいは簡略に school refusal とすることを提案したい」と述べている．この論文は，わが国において，「学校恐怖症」から「登校拒否」への概念と用語の転換を作り出した記念碑的な提言であった．

　第7巻には，梅垣（1966）が不登校の予後に関するはじめての論文を発表し，150症例という大きな対象で経過論・予後論を展開した．本論文も，不登校という現象の予後が決して悲観的ではないものの，精神病性の疾患を合併するに至ったり，ひきこもり状態を続けたりといった不適応群の存在も無視できないことを明らかにした点で，またその後同じような目的と方法の研究を刺激したという点で，不登校論争史上の意義が認められる論文である．

　第8巻には，牧田ら（1967）が21症例の自験例の検討を通じた「思春期登校拒否児の臨床的研究」を発表し，登校拒否児には心気的な表現形を見せるものと攻撃的な表現形を見せるものがあるが，先に挙げた髙木の論文が示唆しているような心気的な段階から攻撃的段階へと進んでいくものよりは，どちらかの表現形を当初から一貫して示すもののほうが多いことを

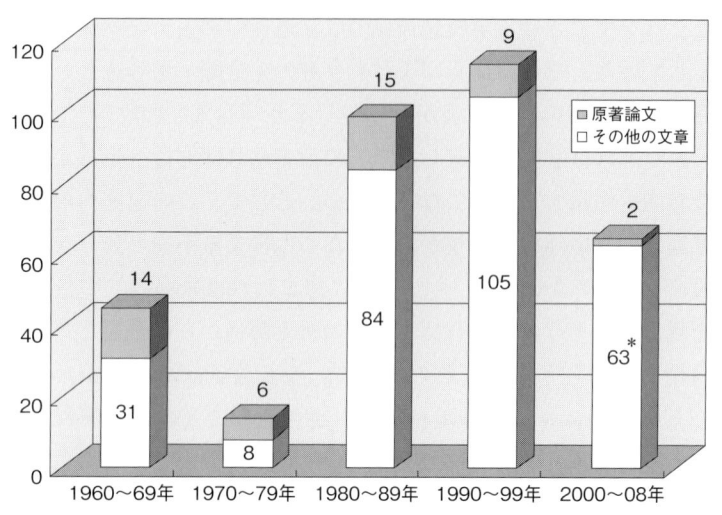

190 第二部　子どもの心の諸問題

図10.1 「児童青年精神医学とその近接領域」収載不登校関連論文数
（＊この期間の総会1回分の一般演題数は不明のためこの数字に入っていない）

指摘した。また登校拒否の精神療法的治療目標を「背景をなす社会的自我の障害および家族内力動，それと学校場面との落差におくべきである」と提案している。

　この児童青年精神医学会の最初の10年間には，以上で触れた8編の原著論文の他計14編の原著論文が学会誌に掲載されている（図10.1）。さらに総会の一般演題抄録やシンポジウム論文，あるいは書評等のその他の文章は31編が掲載されている。この学会発足以来10年間の論文は，上記のように現在の不登校論にも一貫して流れる基本的な課題を，的確に指摘し議論しているものが多いことに驚かされる。

Ⅲ．不登校論の雌伏期（1970年代）

　図10.1に示したのは，児童青年精神医学会発足以来の50年間を10年ごとに区切り，各10年間の児童青年精神医学会誌に掲載された論文などを原著論文（査読を経た論文で原著の他に症例検討論文や研究資料論文も

含む）と，その他の論文（シンポジウム原稿など査読を経ていない論文）ないし文書（書評など）に二分して論文数・文書数を集計した結果である。図10.1を一瞥しただけで，1970年（学会誌第11巻）から1979年（同第20巻）の10年間の不登校関連の論文数が極端に少ないことに気づく。この10年間に学会誌に掲載された原著論文は6編，その他の論文の8編を加えても14編に過ぎず，この10年間は学会総会でほとんど不登校関連の発表がなかったことを示唆している。

いうまでもなく，児童青年精神医学会誌の第11巻1号に掲載された1969年の児童青年精神医学会千葉総会における討論集会の記録などで明らかなように，前年の日本精神神経学会総会（いわゆる金沢学会）での問題提起を受けた児童精神医学分野での脱医局講座制と脱業績主義を目指した議論がなされている。筆者がよく知る千葉の先輩が多数発言者として名を連ねているこの記録は個人的には興味深いものではある。しかし，この千葉総会以後10年間の不登校関連の議論の少なさは，その10年の前半を医学生として，後半を一般精神科医として児童精神医学の現場にはいなかった筆者の目にはきわめて不自然に写り，「なぜ」という思いを禁じえない。

おそらくこの疑問に答えるヒントとなるのが，この10年間の最後の時期にあたる児童青年精神医学会誌20巻1号(1979)に掲載されている前年の第19回総会における「思春期登校拒否児童の治療・処遇をめぐって」と題したシンポジウムであり，その前年の第19巻4号(1978)に掲載されているシンポジウムの予備討論の採録である。この「予備討論」には，学会理事と，シンポジストの永田実，小泉英二，十亀史郎，渡辺位，清水將之の5氏と指定討論者の二橋茂樹，小澤勲の2氏が参加しており，シンポジウムを組むことになった背景に関する議論が記録されている。

討論の口火を切る司会の発言に「〈登校拒否〉の問題が私たちの臨床的課題のひとつの重要な側面をなしているにも拘わらず，この10年ぐらいの間に，その診断・治療などについて非常に拡散的な議論がされてきてしまっている，ということ，また各現場でその処遇をめぐってかなりの混乱

が起きている，ということ，……」という問題意識がはっきり表現されている。これに続く各シンポジウム講師らの発言の多くは，この問題意識に応え，不登校論を追及していくと，子どものパーソナリティ傾向や家族病理の問題にとどまらず，結局は当時の学校教育の特性をはじめとする社会と個人の対峙関係にまで解明の視野を拡大する必要がある，という趣旨になっている。これは不登校に限らず，心理社会的な意義の大きな病理現象をとらえる際に共通するこの観点を，反体制・反権力の側から強調することが時代的には優勢であった当時の感性を色濃く反映した議論といえなくはない。こうした空気の中で進行するこの討論では，上記のような不登校への学校の関与を認めているという点で共通しているはずの各シンポジストの発言が，討論の進行とともに実は背景も不登校論の内容も各々かなり違っているらしいというニュアンスを表在化し始めて興味深い。

　永田は，不登校の発現要因について「やっぱり登校拒否は学校にからむ問題だということをかなりはっきり指摘していいんじゃないか，しかし，学校にからむという所がどうしてもつかみきれない」ために，個人の問題や家族の問題に答えを求める方向に向かいやすいという問題意識を述べるとともに，学校という文化価値と個人の家庭という身近にあった文化価値との対立・矛盾に不登校発現への圧力を見る観点を，帰国子女の不登校を例に述べている。また，都立教育研究所の小泉は自らの不登校のタイプ分け論を展開した。

　渡辺は，不登校を学校ストレスへの子どもの防御反応であるとし，「学校教育の偏狭化」「学力主義」（いずれも本討論中の言葉）を学校ストレスの背景と見，70年代後半のこの時期から不登校論の大きな潮流となった学校原因論を非常に明瞭に主張している。この討論の何年か前から，渡辺の不登校論はこの方向を明確にしており，この討論が開催された1978年やシンポジウムが開催された1979年頃がその思想の完成期にあった。この時期に，筆者は渡辺が上司であった国立国府台病院児童精神科に加わり，身近で渡辺の理論と実践を見る経験をしている。

　一方，十亀は，60年代から三重県立高茶屋病院あすなろ学園での臨床

活動を背景に，すでに複数の原著論文を通じて，不登校を子どもの精神病理，家族病理，そして学校の関与と総合的にとらえるべきであるという論理を展開してきた。この予備討論の中でも，十亀は「（登校拒否が）学校の中で作られる場合もかなりあるのだろうと思う」という観点を示すとともに，学校へ行かないことを「ひとつの本人が持っている健康な反抗する能力」と考えると述べて，病理としてとらえるだけではなく，健康な側面にも光を当てることが治療に必要であるとの観点を提示している。

　それにしても，渡辺の論理展開に比べると，十亀の語り口が明らかに歯切れが悪いという感覚的な印象（決して否定的な意味合いではない）を筆者が持たざるをえないのはなぜだろう。おそらくそれは（と，十亀の気持ちを想像してみた），戸惑い行きまどっている子どもを，手をつくして支えるという，形の定まらない小石を，何度崩れても希望を放棄することなく積み上げ続ける営為にこそ児童精神科臨床の真の姿があることを知る者の歯切れの悪さ，割り切れなさではないだろうか。すなわち，どんなに不登校を「反抗能力」と表現しようと，それで不登校を規定した気持ちについになりきれない十亀の苦しい表現であるように筆者には思える。

　清水は，精神科医が関わらなくとも学校現場での早期の支援で解決しうる子どもは多数おり，それをまとめて病気扱いすることは間違いではないかという問題提起を行っている。そのうえで，不登校を高学歴社会化に伴う必然的現象とする社会的観点を主張した。

　いずれにしても，小泉を除くいずれの発言者にも学校原因論あるいは社会原因論的な文脈に沿った発言を行っているという共通点が見られる。同時に，表現こそ異なるものの，医療以外の機関，特に教育機関で取り扱える不登校が多いという論理の結果として，いずれの発言も不登校を医療的な疾病概念でとらえることの違和感を表明するという論理展開で共通している。それに対して小泉だけは，調査結果に依拠しつつ，自我発達の未熟さと不登校の関連にこだわり，学校にはその未熟さを保有する子どもを受け入れ支える柔軟性を持つことを期待する旨（すなわちその段階ではその柔軟性が教育界に欠けているということだろう）を述べており，むしろ時

代の熱気に煽られていない堅実さを感じさせる。

　翌年の学会総会シンポジウムで演者たちが予定している発言内容について，上記のような説明を各シンポジストが行った後に，予備討論は自由な議論に入っていく。その部分で筆者が非常に強い印象を受けたのは，シンポジウムにおける指定討論者に予定されている小澤の学校原因論批判の発言の鋭さである。不登校の学校原因論は，小澤もその理論家の一人であったいわゆる「(日本精神神経学会)金沢学会」以降の精神科医療と関連学会（児童青年精神医学会など）の改革運動を背景に，当時の反権力的な気分に結びついて拡大していった思想であったはずである。しかし小澤は，学校原因論そのものが時流であることを見抜いており，学校原因論ということで解決を教師に丸投げする医療側の無責任を鋭く批判し，学校原因論を口にするなら学校まで精神科医が行って解決に尽力すべきではないかという行動主義的な主張を行っている。

　このような小澤の舌鋒は鋭いがうえにも鋭く，その切れすぎる刃は小澤自身をも切り裂くのではと思わせるほどである。この鋭さこそ当時の不登校論をくっきりと際立たせる異彩の光を放つ論客としての小澤の真骨頂といえるところだろう。このときの小澤の発言の特徴は，期待されているような行動的反権力主義を煽る主張をするというよりは，その主張に足並みをそろえる時流への，そして畢竟，小澤自身への，飽き足らない苛立ちを隠そうともしない激しさにあったのではないだろうか。

　「臨床」という営為は，この小澤が示しているような「鋭さ」と「激しさ」を隠しおおすところに成立するものと考えている現在の筆者としては，十亀の「歯切れの悪さ」のほうにより強く共感を覚える。その一方で，小澤の鋭さには畏敬の念を感じつつ，当時も現在も決して組みすることのできない思想と感じているし，渡辺の学校原因論のクリアカットさに対しても同様の感情を持たざるをえない。

　この予備討論を経て行われた第19回総会のシンポジウムは児童青年精神医学会誌第20巻(1979)に掲載されており，1970年代の時代の空気を知るうえでは一級の資料となっている。その記録の中から，当時の学校原

因論の典型的な考えであり，その後の不登校に関わる者たちに影響をある程度与えた渡辺(1979)の「症状形成メカニズム」を取り上げてみたい。

渡辺の症状形成メカニズムは，まず不登校が生じてきたうえで，その不登校状態が親や学校に（とりわけに学校に）適切に受け止めてもらえない結果として子どもの内的な葛藤が増加し，さらにその結果として不安が増大するため二次的に反抗や攻撃行動などの「行動化」，あるいは様々な神経症症状にあらわれるような「逃避」が生じるとする症状形成のフローチャートで説明されている。

この症状形成論は不登校に伴う精神症状の一部を説明するためには有効であるが，神経症症状が不登校以前に見出されるような事例では納得できる説明とならない。また，子どもが持つ素質や，養育環境との相互作用によって実体化していく子どものパーソナリティ傾向など，学校教育と出会う前の子どもの自己形成を不登校の表現形にまったく織り込まないという一面性がそこには存在する。加えて，このスキーマにこめられた論理には，子どもの無謬性をめぐる信仰と，それへの攻撃者としての学校に象徴される社会的環境への嫌悪感とに見られる顕著な道徳主義が色濃く漂っており，人間の全体的・統合的理解という観点から，現在の筆者には同意しがたい面も多々存在する。

前年の予備的討論には参加しなかったシンポジストである小倉(1979)の「思春期登校拒否の入院治療について」は，入院治療が持つ，例えば子どもとスタッフの関係，家族とスタッフのそれ，入院患児同士のそれ，あるいは患児・スタッフ・家族の三者関係などの関係性の治療的展開の意義と，入院治療の管理的側面を治療スタッフが受けて立つことの治療的意義についての解説である。これは十亀(1965b)に始まり，斉藤ら(1967)を経て二橋ら(1977)に至る不登校に対する入院ないし施設収容を通じた治療の意義の発見という臨床的な研究の系譜に位置づけられるべき重要な発言であったといえよう。

それにしても1970年代の不登校論の展開の低調さには，その間の自閉症論の盛り上がりと比較すると，違和感を強く持たざるをえない。その理

由の半分は，前記の予備的討論と学会総会シンポジウムでの発言の多くにも見てとれるように，個人精神病理から社会病理への，さらには疾病概念から情緒と行動に関連する一般的な現象概念へという不登校論の劇的なパラダイム・シフトが生じていた 10 年間であったということに帰することができるだろう。しかし残りの半分は，歯切れの悪い多くの臨床家の口を重くさせる空気が色濃く存在した 10 年間であったことに起因していたのではないだろうか。

Ⅳ. 不登校への関心の隆盛（80 年代・90 年代）

　総会での不登校に関する演題発表は，図 10.1 の「その他の文章」が示すように，1980 年代には一転して急速な増加傾向に転じ，1990 年代にそのピークを迎えている。1 回の総会における演題発表数という点では，1984 年の児童青年精神医学会誌に収録されている第 24 回総会が最も不登校関連演題が多く，一般演題だけで 29 題発表されており，さらにシンポジウムが「登校拒否と現代社会」と題して実施されている。

　これはすでに触れた第 19 回総会でのシンポジウムが刺激になったことも否定しがたいが，不登校出現の動態ないし時代的変遷とも大いに関係があると考えられる。古川ら(1980)による不登校発現の時代的変遷を中学生の不登校（古川らは東京都教育委員会の「理由別長期欠席者調査」による中学生の「学校ぎらい」の数字を根拠としている）の動態から見た研究からは，敗戦後の社会的混乱に基づく欠席が非常に多かった「昭和 20 年代」を経て，1955 年から 1964 年の 10 年間は 0.3％ 前後で推移し，1972 年の 0.18％ を最小値として 1975（昭和 50）年頃から明らかに右上がりの増加曲線を描き始めていることがわかる（この頃は年間 50 日以上の欠席が基準となっている）。

　また若林ら(1982)の名古屋大学精神科児童外来を受診した不登校の統計に関する研究でも，児童外来を受診する子どもの中で不登校児の占める率が 1965 年に 4％ ほどであったものが，概ね右肩上がりに 1976 年には

10.4％，1981年には14.6％と増加しているという動態を示している。

こうした不登校の急速な出現率の増加はその後も持続し，90年代前半には中学生で1％を超えてしまった。90年代はじめから年間30日以上の欠席という調査基準の変更はあったものの，1990年代に入ってさらに増加が加速し，中学生で3％を超える勢いを示した。しかし，2000年代に入るとこの勢いもようやく頭打ちとなり，全国平均で2.7％前後という数字が現在まで続いている。このような不登校率の推移と連動して，1980年代と1990年代の20年間は不登校ケースの児童精神科診療に占めるボリュームの急激な上昇期であった。その結果，不登校への各分野の取り組みが促進され，それをめぐる研究がいやがうえにも盛り上がらざるをえなかったことは容易に想像できるところである。

しかしながらこの20年間は，一方では不登校論の21世紀に入ってからの急激な減衰が用意されていく期間でもあった。いうまでもなくその最大の要因は，1980年発行の米国精神医学会（APA）による「精神疾患の分類と診断・統計マニュアル第3版（DSM-Ⅲ）」の登場である。

不登校（当時は登校拒否）という用語が疾患概念（当時は「分離不安障害」を登校拒否の同義語に擬していたようであるが）として扱われていないDSM-Ⅲが，精神疾患の標準的診断システムとしてわが国で広く受け入れられるには，それなりの時間を必要とした。しかし，早くも1982年には栗田ら（1982）がわが国の不登校の子どもについて，適応障害，回避性障害（その後のDSM-Ⅳでは社会不安障害に吸収された概念），分離不安障害，過剰不安障害（DSM-Ⅳでは全般性不安障害に吸収された）などに分類されるとの指摘を行っている。この栗田の報告が世に出てからおよそ20年間をかけて，わが国の児童精神医学は現象概念で子どもの問題をとらえることをやめ，疾患概念によって問題を読み解く時代へゆっくりとシフトしていった。

この20年間に児童青年精神医学会のシンポジウムとして不登校が取り上げられたことが2回ある。まず1983年の第24回総会で「登校拒否と現代社会」と題されたシンポジウムが開かれ，北村が大阪府下の一中学校

で 1968 年以来実践してきた精神科医による学校訪問型の精神衛生活動での不登校について，梅沢が島根県立湖陵病院児童精神科を受診した不登校児 40 名の 2 年から 12 年間の追跡調査について，小澤が家庭内暴力という現象概念の意味について述べている（シンポジウムの内容は『児童青年精神医学会誌』第 25 巻に掲載されている）。

このシンポジウムで不登校と家庭内暴力の関連に触れた小澤が，そのまとめとして「暴力的にある場合も，当初からひきこもりが前景に立つ場合も含めてむしろ『家庭内』というところに力点を置いて考えたいという気持ちがあります。彼らがなぜ自らを家庭という場に閉ざすのか，と考えたほうが治療論的に正しい方向が見出せそうな気がするからです」（小澤，1984, p.92）と述べているところに，強く惹かれる。しかし困ったことに，当時の小澤も，そして私たち，すなわちそれから四半世紀が過ぎた現在の児童精神科医も，不登校にしろ，また家庭内暴力にしろ，なぜわが国の子どもたちが自らを家庭に封じ込めようとするのかという問いに対する必要にして十分な答えを持っていないのである。

1990 年の国際児童青年精神医学会が京都で開催され，そこでも不登校に関する演題が少なからず発表されている。この京都大会と関連して，複数のわが国の著者を含んで編まれた，いわば記念著作集ともいうべき『Why Children Reject School』（Chiland et al., 1990）が出版された。その中で編者らは前書きとして「日本にとりわけ多発すること，およびその支援には大きな困難が立ちはだかっていることから，登校拒否が日本の同僚たちの深刻な関心を集めているため，この課題を選んだ」としており，当時わが国から発信された特有な不登校概念が欧米の児童精神科医に強い印象を与えていたことがわかる。前書きではさらに，「本書でも日本の登校拒否は社会や家族の文化的変化，子どもの教育への父親の不適切な関与，非常に競争を煽る教育システム，そして学校でのいじめの頻発といった文脈から記載されている」との記載がある。当時のわが国で優勢だった不登校観が外国人の目を通すことで際立って浮かび上がったように見えて興味深い。

二つ目のシンポジウムは国際学会京都大会の3年後に当たる第34回総会での「不登校をどう考え，どう対応するか」である。このシンポジウムが開かれた1993年は「すべての子どもが不登校となりうる」という象徴的な見解で名高い文部省の学校不適応対策調査研究協力者会議(1992)による報告の公表された翌年である。森田，山崎，本間の3シンポジスト，久場川，奥地の2指定討論者の発言が『児童青年精神医学会誌』第35巻に掲載されている。

　すでにこのシンポジウムでは，不登校が精神疾患の一単位として扱われるような発言はまったくあらわれない。その意味でも，また教育社会学者の森田がシンポジストに選ばれたことからも了解できるように，社会病理現象としての，あるいは単に社会現象としての不登校というところに焦点が当てられた議論が行われている。なかでも，日本文化の現代に規定された社会現象としての不登校という森田(1994)の観点と，不登校の当事者やその家族を「病んでいる」と見る臨床家の多くの感覚に異を唱えた奥地(1994)の発言，さらには討論での渡辺の英国における不登校が特異的な病理現象として問題とならない現状に関する発言(『児童青年精神医学会誌』第35巻，pp.78-79，1994)などが優勢に議論を方向づけているように感じられた。そのような空気の中で指定討論者の久場川(1994)は，各種相談機関が増えるにつれ「不登校児童が訪れる精神科外来を中心とする医療機関では，いわゆる対応困難例や辺縁群といわれる事例が数多くなっているという実態がある」という旨の発言をし，それは臨床医の実感と一致するところであったにもかかわらず，残念ながらこのシンポジウムの中できちんと議論されることはなかった。

　このシンポジウムの開催された頃には，わが国の児童精神科医の関心がすでに不登校から移り始めていたようで，1990年代は総会一般演題の数こそ最多となった10年であったが，そのわりに原著論文は9編と比較的少ない数にとどまったことにもその傾向が明確にあらわれている。その一方で，不登校は1990年代を通じて急激な増加を続けており，1990年代後半から注目を集めるようになった青年のひきこもり状態へ連結する遷延

化も一部とはいえすでに生じていた。そのことが実感できる臨床医として，筆者は不登校の精神病理としての側面にとうてい無関心ではいられないというのが当時の実感であった。そこで 1980 年代および 1990 年代の 20 年間に掲載された論文中，著者がとりわけ印象深く読んだ 2 編の論文に触れておきたい。

　第一に挙げるべきは，髙木(1984)の第 24 回総会での特別講演をまとめた論文である。本論文は，症状展開や父性の弱体化の関与，あるいは社会化のモデルとしての父親の意義など，これまでの自らの理論展開を要領よくまとめ，当時の到達点を示したものであるが，ぶれることなく自らの理論展開を誠実にたどろうとする髙木の姿勢に筆者は強い感銘を覚える。現在においても，不登校について学ぼうとする若い児童精神科医に一読を勧めたい基本文献の一つである。

　二つ目は門(1994)の討論論文である。本論文は従来の不登校の予後論的研究に対して丁寧に一編ずつ取り上げながら批判的検討を行ったものである。その中で門は，筆者が当時取り組んでいた長期経過研究も含めた，わが国における不登校の予後研究の重大な欠点を指摘している。本論文と出会うことで，筆者は研究のデザイン等に大きな修正を加えることができた。その契機を与えてくれた論文として，決して忘れることができない一編である。

V．エピローグ：不登校論の再評価は可能か

　図 10.1 を見れば一目瞭然なように，2000 年以降 9 年間（同第 41 巻から第 49 巻まで）の原著論文はわずか 2 編という状況があり，同時期の児童青年精神医学会総会における演題発表も，不登校に関するものは大幅に減少している。こうした傾向の発現にはいくつかの要因が関与しているのであろうが，その最も強力な要因は，DSM-Ⅲ(1980)から DSM-Ⅳ-TR (2000)に至る米国における精神疾患の概念および診断基準の度重なる改訂経過につれて，操作的診断システムを通じて抽出される症状群的な個々

の臨床単位を障害ないし疾患と規定する考え方がわが国の精神医学会においても広範に受け入れられるようになっていったことにあるのだろう。こうしていつの頃からか，児童精神医学領域においても DSM の診断基準が絶対視される傾向が優勢となることに呼応して，疾患概念としてはもとより，各疾患の診断基準の症状一覧にさえその名が登場しない「不登校」概念に対する児童精神科医の関心と情熱は，当然ながら急速に減衰していったものと思われる。

いまや，不登校を「病気」と考えること，あるいは不登校を児童精神科医が対象とすることへの，例えば第 34 回児童青年精神医学会総会シンポジウムでの批判的議論の内容そのものがまさに実体化したかのような観さえある。おそらくこれには，上記のような精神医学の動向から児童精神科医の間で，不登校という現象単位でとらえるよりも，背景にある精神疾患単位でとらえるほうがより本質的であり，学問的ではないのかという思いが強く関与していると，筆者には感じられる。さらに，近年における生物学的精神医学の目を見張る進歩に伴い，疾患の形成を担う脳機能の解析のほうに関心が移り，心理社会的な問題の大半も同じ方法で解決できるとする期待が大きいこととも無縁ではないだろう。

2000 年代の 2 編の原著論文のうちの 1 編は筆者(齊藤，2000b)による不登校の長期経過論である。これは前記のような門の批判的指摘を経て，適応状態にあるものと不適応状態のあるものの比率といった結果を得る目的ではなく，予後論的な意味で社会的適応状態と不適応状態（その典型的状況がひきこもり）に至る各々の展開のダイナミックスを明らかにすることを目的とし，研究方法を工夫したものの報告である。その結果，義務教育期間中に長期の不登校を経験した子どもの中学校卒業後の 5 年間，すなわち 10 代後半の社会適応状況は，後に安定した適応に至るものも，ひきこもりに至るものも，各々がまだ反対の状況にいる可能性を統計学的に無視できないこと，しかし 20 代に入ると両者とも 25 歳の評価と概ね一致した状況に至っていることを見出した。加えて，研究デザインからいって十分に正確な数値とはいえないものの，義務教育期間に医療対応をした

不登校事例の1割ほどが，20代半ばでひきこもり状態に至っていることを明らかにした。その結果から筆者は，不登校はその大半の予後は良好であることを心得て支援すべきであるものの，同時に成人のひきこもりの供給源の一つであることも忘れてはならないことを指摘した結論となっている。筆者としては，当時すでに顕在化しつつあった不登校論の勢いの減衰に，その重要性を忘れてはならないという警告の一石を放ったつもりであった。

　児童虐待関連疾患や大規模災害後のPTSDを挙げるまでもなく，多かれ少なかれ，「子ども－家族－社会（学校を含む）」という循環する関係性のシステムの中で発現し展開するのが児童精神医学的諸問題の特性といえるだろう。したがって児童精神科医療は，子どもの個人病理的な問題への関与を糸口として，この関係性の病理を改善するトータルな支援の構築へと向かう戦略的な臨床姿勢にこそ，専門分野としての特異性と存在意義があるといってもいいすぎではない。一つ不登校だけが児童精神科医療の埒外の問題として，その背景にある疾患についてだけ対応を引き受けるという姿勢が許されるはずもない。不登校の背景にある多様な関係性の機能障害を包括的にとらえる視点が現在ほど必要とされるときはないといってもいいすぎではないだろう。

　筆者はそのような不登校という課題の児童精神科臨床における意義を明確にし，その評価と支援のスタンダードを提案するつもりで不登校の解説書を編集した（齊藤，2007b）。不登校論の黄昏とも映る現在であればこそ，不登校は子どもの精神医学的諸問題を，その個人病理の観点に加えて，陥った状況そのものによって誰もが共通に負わされることになる分離－個体化過程の挫折という側面と，この現象の発現因とも回復への支援力ともなりうる環境要因とを，全体として総合的にとらえるという児童精神医学とその臨床のあるべき姿を提示する「臨床モデル」として，再評価されるべきなのではないだろうか。

第11章
素行障害概念の展開と
精神療法の可能性

はじめに

　児童・思春期の子どもの反社会性とそれに伴う行動を意味する概念で，青少年対策分野の行政用語でもある「非行」概念を「素行障害」（conduct disorder；以下 CD）と名づけて精神疾患概念にまとめた米国の「Diagnostic and Statistical Manual of Mental Disorders, 3rd ed.（DSM-Ⅲ）」（APA, 1980）の登場は決して唐突なものではなかったにしろ，子どもに関わる様々な職種の専門家にゆっくりと，しかし確実に効いてくるボディーブローのような衝撃であったことは間違いない。その結果，子どもの反社会的な行動が司法的処罰の対象なのか，それとも治療の対象なのかという古くて新しい論争を強く刺激することになったことはいうまでもない。一方には，未熟で未完成な精神機能しか持っていない子どもの犯罪は，処罰ではなく教育と治療が与えられるべきであるという観点が一定の妥当性を持って存在している。しかしその反面で，犯罪者が大人であろうと子どもであろうと被害者に与えた損傷に違いが生じるわけではないのだから，犯罪と被害者へ与えた損害の大きさで相応の処罰を与えるべきであるという観点にも，被害者感情という点で妥当性はある。現代のわが国の司法理念は，少年犯罪に対する「矯正教育」と名づけた教育的関与に，処罰と治療の両方の要素を含めているように見える。このような微妙な均衡

のうえに相反する二つの理念が並立する体系は必然的に時代の要請にしたがって，矯正教育の内容が処罰と治療の各要素の一方に傾くという揺れを繰り返してきたのではないだろうか。

　本章ではこのような CD 概念の登場とそれがもたらした児童・思春期精神医学への影響を展望したうえで，CD への心理社会的な治療とは何か，そしてそこにおける精神療法の意義とは何かという課題について検討したい。

I.「素行障害」概念の登場とその展開

1. DSM-Ⅲ成立以前の展開

　1952 年に米国精神医学会（APA）が公刊した米国でのはじめての疾患分類である DSM-Ⅰ は，児童期および思春期の反社会的行動を繰り返す問題に対する疾患概念は設定しておらず，その第 2 版である DSM-Ⅱ（1968 年）ではじめて後の CD にあたる疾患概念の記載が行われた。DSM-Ⅱ は，「児童期あるいは思春期の行動障害」と名づけた上位概念の下に多動反応やひきこもり反応などとともに，「児童期あるいは思春期の家出反応」「児童あるいは思春期の非社交性攻撃反応」「児童期あるいは思春期の集団的非行反応」を含めており，この 3 種類の概念が後の CD 概念として実を結ぶことになる。DSM-Ⅱ は精神疾患を身体要因や環境要因に対するパーソナリティの異常反応ととらえる Adolf Meyer の反応型（reaction-type）という考え方にしたがっているため，すべての精神疾患の名称が基本的に「反応」と名づけられているが，いずれにしろ子どもの反復的な行動化を精神疾患ととらえる姿勢を明確にした APA による最早期の記載といえるだろう。

　一方，WHO は 1977 年に新たに ICD-9 を公刊し，この領域を「他のどこにも分類されない素行障害」と呼んで精神疾患の一つと位置づけた。なお日本語表記では同じ「素行障害」が用いられているが，ICD-9 では「disturbance of conduct：DC」という表現であるのに対して，DSM-Ⅲ

以降の DSM や ICD-10 は「conduct disorder：CD」を採用している。ICD-9 はこの「他のどこにも分類されない素行障害」を「非社交的素行障害」「社交的素行障害」「強迫的素行障害」「行為と情動の混合障害」の4種類の下位概念に分類している (Rutter et al., 1975)。このうち非社交的 DC は，反抗，不従順，癇癪，盗み，虚言，いじめなどを単独で行うことを特徴とする下位概念である。社交的 DC は非行グループを形成し，それに忠誠を尽くす中で実行される集団的な盗み，暴力，怠学，夜遊び，性的乱交などを示すための，そして強迫的 DC は反社会的行動を強迫的に反復するようなものを入れるための下位概念と定義されている。最後の行為と情動の混合障害は非社交的 DC や社交的 DC に不安，苦悩，強迫症状などの精神症状が加わっているものを指す概念である。

このような DSM-Ⅱ と ICD-9 の相違は，この領域を行為の種類やその反復性などによってだけ定義しようとする APA と，反社会的な行為に不安や抑うつなどの精神症状が明確に伴っているような状態像を独立した疾患単位として扱おうとする WHO との観点の違いをあらわしているものと思われる。こうした疾患概念の違いは，両者の疾患分類が版を改めるごとに相互に影響を及ぼし合いながら，現在まで完全には合体することなく独自の道を歩み続けている。

2. DSM-Ⅲ 以降の素行障害概念

以上のような歴史を背景としつつ，現在の CD 概念に直接つながる「素行障害（conduct disorder）」概念として登場するのは，1980 年に APA が公刊した DSM-Ⅲ においてである。それ以後，1992 年の WHO 作成の ICD-10 においても，1994 年の APA による疾患分類の第 4 版（DSM-Ⅳ）においても，また 2000 年のテキスト修正版である DSM-Ⅳ-TR においても，この領域の精神疾患概念を定義した名称は一貫して CD が採用されてきた。しかし，その疾患概念の内容については少しずつ相違があり，特に下位分類の枠組みでそれが顕著である。DSM における CD 概念，特にその下位分類（あるいは病型分類）をめぐって DSM-Ⅲ 以降に

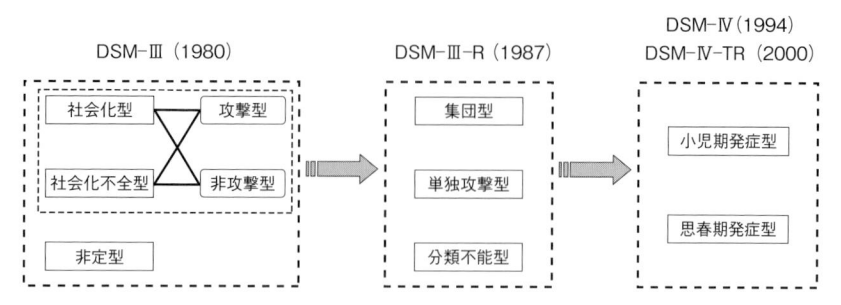

図11.1 DSM-Ⅲ以降のDSM各版における素行障害病型分類の変遷

展開した変遷は，図11.1にまとめたような過程を通ってDSM-Ⅳ-TRにまで至っている。

　DSM-Ⅲは，CDをその非行の内容によって，公共物破壊，強姦，放火，暴行，強盗，ひったくりなど，他者の基本的権利を攻撃的に侵害する「攻撃型」と，物質乱用，長期におよぶ常習的怠学，繰り返される家出外泊，虚言癖，空き巣など，他者の基本的権利に対する非攻撃的（あるいは受動攻撃的）な侵害を意味する「非攻撃型」に分類している。筆者は，この非攻撃型CDが基本的には2種類のケースを含んでおり，その第一は攻撃行動の内容が比較的マイルドなために攻撃型とされず，非攻撃型と分類されるケース（例えば，被害者と面と向かう強盗ではなく空き巣であるなど）であり，第二は受動攻撃的な心性が前景に立ち，自分をおとしめ傷つけることで重要な対象（親である場合が大半）への怒りや反抗を表現しているケースである。

　DSM-Ⅲは，非行における攻撃性の質的相違によって二分したCDの各々のタイプについて，さらに本人がどのようなパーソナリティ傾向を持っているかによる2種類の病型分類を提案している。すなわち「人並みの愛情，共感，連帯を他者との間に持つことができない」人物による社会化不全型と，「他者との社会的接触がある」人物による社会化型である。この二分法にしたがえば，前者は主に単独行動による，そして後者は主にグループによる問題行動ととらえてよいだろう。DSM-Ⅲはこのような「攻撃型vs非攻撃型」と「社会化不全型vs社会化型」の交叉による4

類型，すなわち「社会化不全型，攻撃型」「社会化不全型，非攻撃型」「社会化型，攻撃型」「社会化型，非攻撃型」と，これにどの概念にもうまく分類できない「非定型」を加えた 5 類型を CD の下位分類としている。

　これに対して，DSM-Ⅲ-R は図 11.1 のように，反社会的問題行動を攻撃型と非攻撃型に分けることをやめ，両者の問題行動を含めた 13 項目の症状リストを掲げ，この 13 項目中 3 項目が存在すれば CD であると規定した。これは個々の CD 児を見ると，攻撃型問題行動と非攻撃型問題行動の一方だけが出現しているということはほとんどなく，大半が両者の問題行動を併せ持っているという点に注目し，問題行動の数だけで CD を規定しようとしたための改訂と思われる。

　DSM-Ⅲ-R における CD の病型分類は，問題行動がどのような形態で行われるかによって，集団的か単独か，すなわち攻撃的な問題行動が仲間との集団活動として行われるか，個人的に始まり仲間に対してさえ向けられるのかによって「集団型」と「単独攻撃型」に分類し，さらにそのいずれにも分類しがたいものを「分類不能型」とする 3 下位分類を提案している。

　DSM-Ⅲ-R が CD の診断に使用する 13 項目の症状リストは，米国の全国的な臨床トライアルにより収集したデータの解析によって，独立した疾患としての CD の識別力が高い症状を抽出したリストから，上位の 13 項目を採用したものである。DSM-Ⅳはこうした研究法をさらに発展させ，CD の診断のために必要な症状の種類を「人や動物に対する攻撃性（7 項目）」「所有物の破壊（2 項目）」「嘘をつくことや窃盗（3 項目）」「重大な規則違反（3 項目）」という 4 領域の反社会的行動から計 15 項目を抽出したリストを提示し，そのうち 3 症状以上が 12 ヵ月以内に（うち少なくとも 1 症状は 6 ヵ月以内に）存在していること，かつそれらは反復し持続する行動様式となっていることを診断のための基本条件とした。もちろん他の精神疾患とまったく同じように，これらの行為の存在が社会適応上の著しい障害となっている場合にのみ CD と診断できるという条件を掲げている。これは，症状の特異性にだけ診断根拠を置くのではなく，社会

表 11.1 小児期発症型素行障害と思春期発症型素行障害

	小児期発症型素行障害	思春期発症型素行障害
最初の症状出現の時期	10歳以前	10歳をすぎて以降
診断時期	通常10歳以前に診断基準を満たす	10歳をすぎて以降
性差	通常男性に見られる	女性の割合が小児発症型より多い
他者への身体的攻撃性	しばしば出現	小児期発症型より少ない
仲間との関係	しばしば仲間関係を乱す	仲間関係は正常
経過	持続的な傾向が強い	通常持続することは少ない
反抗挑戦性障害との関連	多くは小児期早期に併存	(記載なし)
ADHDとの関連	多くは併存（DSM-IVにはこの記載なし）	(記載なし)
反社会性パーソナリティ障害との関連	発展しやすい	ほとんど発展しない

(DSM-IV-TR より改変)

的障害度が一定の水準を超えているといった重症度に関する臨床的評価を併せて診断しようとする姿勢を示したもので，この条件があってはじめてCDという診断の乱用がとどめられ，CD概念の有用性を論じる条件が整うものと筆者も感じている。

　DSM-IVはCDの病型分類（下位分類）として，非行形態の特性によって規定したDSM-III-Rの3型分類（集団型，単独攻撃型，分類不能型）を捨て，発症年齢によって10歳未満発症の「小児期発症型」と，10歳以上ではじめて発症した「思春期発症型」の2種類の病型とすることを提案した。その理由をDSM-IVは小児期発症型CDと思春期発症型CDの間に，表11.1で示したような非行形態の違い，性差の存在，社会適応的な予後の違いなどの大きな相違点の存在が明らかになったからであるとしている。

3. ICD-10における素行障害概念

　CDは，繰り返しあるいは持続的に出現する他者の基本的権利の侵害をもたらす攻撃行動や，所属する場の社会的規範に対する重大な違反ないし逸脱を定義の中心に置く疾患概念であるということでは，DSM-ⅣとICD-10のいずれの分類も基本的には一致している。しかしWHOによる国際疾病分類（ICD）は，国際分類の宿命からか，ICD-9からICD-10への改訂においても関係諸学派の哲学ないし思想の妥協の産物という側面があるため，未整理な部分を残した疾患概念が少なからず混在しており，CDにもそのような議論されるべき課題が残されている。ICD-9が「強迫的DC」と「行為と情動の混合障害」をDCの病型分類に入れたことは，行為の問題という現象の次元と情緒という背景要因の次元をいたずらに分離させ，これら2型以外のDCではあたかも情緒水準の問題がないかのような印象を与えてしまうという欠点をはらんでいた。ICD-10も基本的にはICD-9の病型分類を継承し，「非社会性（非社会化型）CD」と「社会性（社会化型）CD」をCDの中心に据え，暴力や盗みなどの問題行動が主として家庭内だけで生じる「家庭限局性CD」と極端な反抗が問題となる「反抗挑戦性障害（oppositional defiant disorder：ODD）」をCDの病型分類に含めている。

　しかし，際立った両価的親子関係を背景にした親への激しい反抗や，家族外ではあるが情緒的要因が強く混じる担任教師などへの甘えと怒りの混合した両価性の際立つ反抗をとらえて概念化されたODDを，より反社会性の印象が強いCDに含めることの是非については，まだまだ議論すべき点が残っているように感じられる。さらに，CDの中核群たる非社会性CDや社会性CDが反社会的行動の組み合わせによって定義されるCD概念であるのに対して，ODDはどうしても前述のような両価性という情緒面での際立った特性（ICD-10には記載はされていないにしても）を無視できない疾患である。ではなぜICD-10はODDをCDに含めたのかというと，おそらくODDとCDは基本的に同一の疾患であり，ODDはCDの軽症型としてとらえることができると，ICD-10のこの領域の製作

者は考えたからであろう。その延長に，ODD のより CD 性が深まった病型として家庭限局性 CD を位置づけたのではないだろうか。筆者には，ODD 概念を ICD-10 のように CD に含めようとする ICD 的な考え方よりは，一定の独立性を持った独自の状態像として CD とは別の疾患と考える DSM 的な思考のほうが理解しやすい。ODD が重症化すれば直線的に CD に展開するという同一疾患論とは一線を画し，ODD には CD とは別の独自な治療的介入の世界があり，CD へ展開しないための支援がありうると考えるからである。

II. 素行障害とその併存障害の展開

1. 外在化障害と内在化障害

　DSM は前述の ICD-10 における ODD の取り扱いとは異なり，DSM-Ⅲ-R 以来 ODD と CD を別の疾患として位置づけてきた。さらに ODD と CD は，それらの上位概念である DSM-Ⅲ-R の「破壊性行動障害 (disruptive behavior disorders：DBD)」，あるいは DSM-Ⅳ の「注意欠陥および破壊的行動障害 (attention-deficit and disruptive behavior disorders)」に ADHD とともに含められており，これら 3 種類の疾患の近縁性を強調した体系となっている。

　筆者は ADHD の二次障害という観点から，多くの ADHD の子どもが後期幼児期から学童期にかけて著しく反抗的になって ODD の診断が可能な状態となり，その一部は後期学童期から思春期前半期にかけての年代で複数の種類の反社会的行動を反復的・持続的に示すようになって CD と診断されるに至り，さらにそのごく一部（とはいえ ADHD ではない群よりは有意に多く）が青年期のいずれかの段階で常習的犯罪者である「反社会性パーソナリティ障害 (antisocial personality disorder：APD)」を呈するに至るという反社会性が前景に立つ外在化障害の展開過程を想定し，「DBD マーチ」と呼ぶことを提案した（齊藤ら，1999；齊藤，2000c）。

　このような DBD に属する諸疾患の展開過程について，筆者は臨床像，

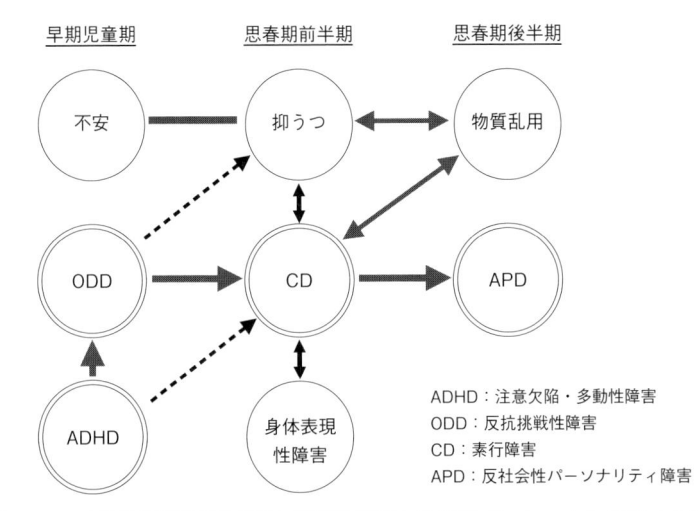

第11章 素行障害概念の展開と精神療法の可能性 211

図11.2 破壊性行動障害の展開と情緒的障害との関連（Loeber et al., 2000より改変）

成育歴，および現病歴に関する横断面的な調査と臨床経験からDBDマーチなどの着想を得たが，同じ頃，Loeberら(2000)はより組織的な経過調査による縦断面的な研究結果から，図11.2に示したようなDBD諸障害の相互関係とその展開過程を報告した。ADHDに始まる早期児童期におけるODDへの展開，さらには思春期におけるCDへの展開，そして青年期のAPDへの展開過程は，筆者のDBDマーチとほとんど同じ考え方である。こうした結果を得る研究過程でLoeberのチームが発表してきたデータはDSM-Ⅳ-TRにおける解説の改訂に大きく寄与していたのではないだろうか（Loeber et al., 1991）。表11.1に示したようにAPAはDSM-ⅣからDSM-Ⅳ-TRへの解説部分の改訂にあたり，2種類の病型分類のうち小児発症型CDの多くがADHDを併存し，ODDの併存も多く，さらにAPDへの発展も生じやすいと解説しているのに対して，思春期発症型CDについてはそのような特徴が見出されないことを明記しており，小児期発症型CDのほうがDBDマーチへの親和性が高いことを示唆している。

　筆者は，ADHDの二次障害はこうした外在化障害だけではなく，不安

障害，気分障害，強迫性障害，あるいは受動攻撃的反抗など攻撃性を自己へ向けて表現する内在化障害の展開があることを主張し，外在化障害と内在化障害双方の展開過程において，稀ならず一方の展開途上で他方へ突然移行したり，両者の展開が同時に進行したりすることもありうることを指摘した（齊藤，2000）。同じようにLoeberらはDBDマーチの進行に伴う情緒面の疾患にも触れ，ODDの出現時期である早期児童期に不安があらわれやすく，思春期にはそれが抑うつに変化していくこと，CDはこの抑うつおよび身体表現性障害と結びつきやすいこと，抑うつとCDの双方が物質乱用と結びつきやすいことなどを指摘している。これらの考え方や資料は，ODDやCDに不安や抑うつといった感情，そして不安障害やうつ病性障害が伴いやすいということだけでなく，不安障害やうつ病性障害などがODDやCDと診断されるような問題行動の主たる発現要因となっている場合もあることを示唆している。外在化障害と内在化障害は決して互いに隔絶した疾患群ではなく，時間経過に伴って融合し重なり合ったり移動し合ったりと，どちらももう一方の疾患群の推進要因となりうる関係にあると理解しておいてよいだろう。

2. 素行障害の病因について

　CDの疾患概念を規定する条件の一つに，反社会的行動の種類が複数にわたっており，その行動は反復的で持続的に出現するという条件が挙げられているように，CDは基本的に反社会的な問題行動の組み合わせと，その特異な出現様式という二つの条件だけで規定された検討の余地の多い未だ熟さざる疾患概念という印象を筆者は受ける。いうまでもなく，CDはある単一の病因から発症する疾患ではなく，きわめて多様な病因が想定される疾患である。

　病因の主なものを挙げるなら，第一にADHDのような発達障害，あるいは脳炎や頭部外傷の後遺症のような後天性脳疾患を挙げるべきである。これらの疾患に基づく脳機能障害は衝動性の高さを生み出す可能性がかなり高く，CDの直接原因ないし背景要因として注目すべきである。第二に

挙げるべき病因は，前述の器質要因と深い関連を持つ脳機能のパーソナリティ的側面というべき気質である。生来，反社会的な気質というものがありうるのかという点での結論は出ておらず，その根拠も恣意的なものを除いて現在のところ見当たらないものの，例えば衝動性，加虐性，共感性欠如といったパーソナリティの基礎的な特性に生物学的な基盤や遺伝的世代間伝達を完全に否定するということはできない。第三の病因は環境的な要因である。典型的には人生早期からの成育過程で生じた児童虐待や子捨てのような迫害的・逆境的な体験，両親の離婚をはじめとする家族形態の大きな変更，学校でのいじめ事件の被害体験，あるいは学校や地域における反社会的文化やそれを体現した反社会的集団の存在などがそれにあたるだろう。

　第一の病因である子どもの生来的な体質・資質はCDへの親和性をおおまかに規定するもので，それだけでCDを作り出す可能性はそれほど大きくないはずである。第二の病因である気質は，理念的には第一の病因たる生来性の体質・資質のパーソナリティ的側面に他ならないことはすでに述べたが，実際には人生最初の環境要因たる養育者との相互交流を通して形作られる最早期のパーソナリティ傾向と分離不能な形であらわれていると考えるのが合理的である。すなわち，生来的な衝動性の高さなどの資質と最早期の逆境的養育環境との相互作用によって姿をあらわしてくる萌芽的なパーソナリティ傾向の中には，CDとの親和性の高いものがすでに存在している可能性は否定できない。第三の病因たる幼児期や学童期の外傷的な環境要因は，こうした最早期の成育史から浮かび上がってくる萌芽的なパーソナリティ傾向に強力に働きかけ，対人関係における優勢な感情と，それに基づく対処法の形成を促すとともに，それらを取り入れ続けることでパーソナリティ形成の方向を決定づけるものとなる。なおこの環境要因は，もしその外傷的なインパクトが同じ程度の強さなら，それが早期のものであればあるほどパーソナリティの基礎部分への影響は大きく，思春期年代のような後期になればなるほど表在的な影響にとどまるという傾向はあるだろう。また，環境要因の外傷的インパクトは，それが大きけれ

ば大きいほどパーソナリティの深い水準へ影響を及ぼす可能性があると考えてよいだろう（小児期発症型のほうが重症度は高いとされる理由もそこにある）。いずれにしてもCDの病因は以上のような包括的・総合的な観点でとらえる必要がある。

III. 素行障害治療における精神療法の可能性

1. 素行障害への精神療法の難しさ

　CDの治療論は，反社会的行動（すなわち非行）にどう対処するかという問題と，そうした行動を生み出す背景要因や併存障害への対応というしばしば矛盾する二つの介入をまとめることの困難さに特異性があるといえるだろう。受容的な場での自由な表現を前提とし，そこに展開する「子ども－治療者関係」が推進する治療的退行という特殊な心的状態を通じて，子どもの内的葛藤との取り組みとそれを越えていく対処法の獲得を当事者たる子ども本人と支援者・伴走者たる治療者が一体となって目指す児童・思春期の従来型精神療法（児童分析や遊戯療法など）をCDにいきなり実施することの困難さは，臨床家が以前から感じてきたところである（Huffine, 2002）。もちろんそのような精神療法の有効な症例があることを否定するつもりはないが，実施する場合には精神療法の開始前に準備段階的な介入を必要とするか，あるいは精神療法そのものの開始期に特別な配慮と工夫が必要となるのが常である。

　以上のような事情を考慮すると，CDへの心理社会的な治療法における精神分析的な児童分析や来談者中心療法的な遊戯療法の意義はかなり限定的なものと評価せざるをえず，現在有効とされているCDへの治療法の多くが認知行動療法的な観点から組み立てられた集団療法や集団的トレーニングであるという現状もうなずけるところである。反抗の水準であるにしろ，非行の水準であるにしろ，攻撃行動や反社会的な行動を繰り返す児童・思春期の子どもの心性に見出される両価性の高さ，早期の逆境的体験に根ざした不信感と怒りの強さ，内在する孤立感や空虚感，そしてともに

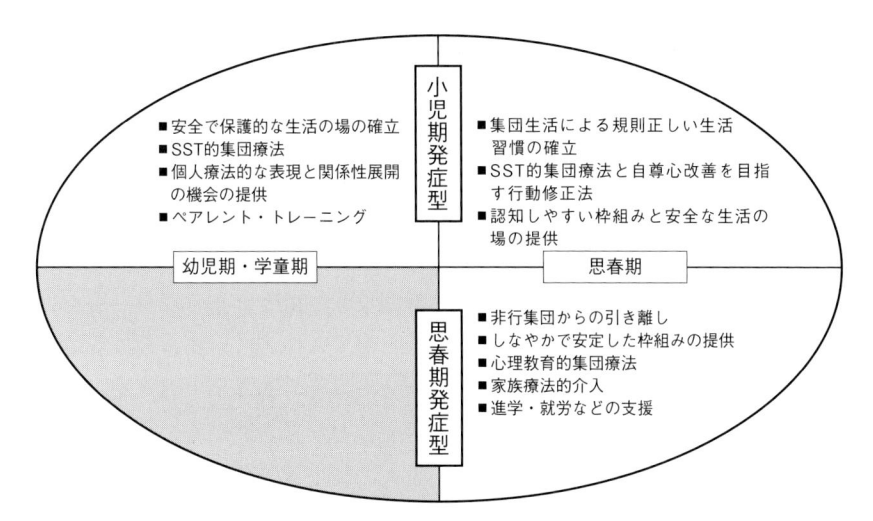

第 11 章 素行障害概念の展開と精神療法の可能性 215

```
       ┌──小児期発症型──┐
■安全で保護的な生活の場の確立    ■集団生活による規則正しい生活
■SST的集団療法             習慣の確立
■個人療法的な表現と関係性展開    ■SST的集団療法と自尊心改善を目指
 の機会の提供               す行動修正法
■ペアレント・トレーニング       ■認知しやすい枠組みと安全な生活の
                         場の提供
──幼児期・学童期──  ──思春期──
       ┌──思春期発症型──┐
                         ■非行集団からの引き離し
                         ■しなやかで安定した枠組みの提供
                         ■心理教育的集団療法
                         ■家族療法的介入
                         ■進学・就労などの支援
```

図11.3 素行障害に対する年代および下位分類による心理社会的治療

反抗しともに非行に走る仲間への忠誠心の強さなどはいずれも個人療法的介入への拒否感とアドヒアランスの低さをもたらす強力な推進力となっていることに注目すべきだろう。おそらくCDへの心理社会的介入に今必要なものは，どの技法がCDに有効かという水準の問題ではなく，どのような戦略に基づいて，どの（複数の）技法を選択し，どのように組み合わせるかという介入システムという発想であるだろう。

すでにCD概念の解説で展望したように，発症年代による下位分類のいずれに属するか，そして現在どの年代に至っているのか，男性か女性か，どのような重症度か，そして家族をはじめとするサポート・システムの質と量といった個々のCDの属性によってその発現要因も状態像も大きく異なり，当然ながら治療・介入法においてもそれらの属性に応じたテーラーメードな組み立てが必要である。その一つの発想として，下位分類と現在の年代という二つの属性で区分された各領域ごとの治療・介入システムの違いについて検討してみたい（図11.3）。

2. 思春期年代の思春期発症型素行障害

　中学高校年代を中心とする 10 代の思春期発症型 CD に対する治療・介入法の最初に考慮すべきは，この下位分類の予後の良好さや仲間への忠誠心の強さといった特徴に基づいて，非行集団からの有効な引き離し策を個々の条件に応じて決定することである。この引き離し策は，反社会的行動の重症度によって異なるものとなるだろう。反抗が中心で，反社会的行動も集団での怠学や喫煙など比較的軽微な水準にとどまるなら，腹を据えて本人に注目するとか，強がりや愚痴に対する懐の広い聞き役になるといった姿勢を身近な大人が示すだけで十分な場合もある。一方，恐喝や暴行，あるいは性犯罪などを実際に繰り返すほど反社会性が著しく，非行集団への忠誠がすべてに優先し，身近な大人の制止はほとんど無効であるといった場合には，犯罪行為に対する警察による補導や逮捕を契機として集団から引き離すしか方法はなくなる。

　この非行集団からの引き離しは，それだけで終わるのでは治療・支援策としての意義は少ない。必ず同時に子どもの破壊的行動を制御し子どもの心を保護することのできる強靭かつ安全な枠組みを提供しなければならない。もしも子どもと大人の関係性がそれほど損なわれておらず，親ガイダンス，親の心理教育プログラム，家族療法などの何らかの支援によって多少なりとも関係改善が生じるなら，それまで対立していたはずの学校や家族であっても十分に枠組みの機能を発揮できるだろう。しかし，警察の介入を機に自立支援施設や少年院に措置され，そこでの矯正教育の枠組みに出会ってはじめて自らを振り返り，大人と向かい合うゆとりを取り戻す場合も少なくない。

　こうした一定の枠組みの中に保護されてはじめて，CD の子どもは過去を振り返り現在の行動修正に挑む集団的な心理教育プログラムへの参加が可能になる。このプログラムが集団療法を基盤としているのは，それが思春期の集団との同一化の生じやすさを肯定的に評価し利用しようする戦略的な方法であるとともに，個人療法によりいたずらに退行的な心性が顕在化してくることが思春期発症型 CD の治療にとって有益とはいえないか

らであるだろう。

　思春期発症型 CD の子どもが，一定期間の温かくかつ規律ある生活の中で，将来への肯定的な関心を育み始めると，具体的な進学指導や就労支援を通じた将来への夢を育み実現する機会を提供し支える段階へと入っていく。しかし，こうした矯正を目的とする枠組みの明確な生活環境にあっても，大人の目の及ばぬ場で反社会的な活動や人間関係の基盤が密に拡大していき，矯正教育終了後にそこで形成された仲間関係が継続し，再び反社会性を強めていくということも必ずしも珍しいことではない。CD の子どもの保護や矯正教育にあたる現場では，特にこの点に敏感でなくてはならない。

3. 小児期年代の小児期発症型素行障害

　幼児期や小学生年代の小児期発症型 CD に対する治療・介入法であるが，すでに述べたようにこのタイプの CD はしばしば ADHD をはじめ発達障害を基盤に持っていたり，虐待などの逆境的な体験による心理的外傷が関与していたりすることから，その治療・介入法はまず安全で保護的な生活の場を提供することから始めなければならない。被虐待例を中心に家庭生活に安定した基地機能を期待できない場合には，養護施設や自立支援施設への入所，あるいは児童精神科入院治療への導入などによって，安心して生活できる場と環境を保障する必要がある。こうしてまず生活の安定性と恒常性を確保したうえで，社会生活技能訓練（SST）を目指した集団療法などによって適応的で望ましい対人関係のスキルや問題の解決法を学ぶことに取り組ませるべきである。

　このようにして安全でしなやかな枠組みを与えられ，虐待的でない落ち着いた環境の安全性と継続性が多少なりとも確かめられると，小児期発症型 CD の子どもは徐々に退行し始め，幼い願望や感情を表現するようになることが多い。この時期が，個人療法的な遊戯療法を通じて行動化なしの内的願望や葛藤の表現と治療者との情緒的交流とに取り組ませ始める好機である。このように保護的でしなやかな枠組みを提供する治療環境を設

定でき，破壊的攻撃行動のマネジメントという技法上の修正に成功するならば，遊戯療法をはじめとする個人精神療法が治療に重要な意義を持つようになる。

4. 思春期年代の小児期発症型素行障害

　小児期発症型CDの思春期年代における治療が，幼少期における治療とどのように異なるかといえば，何よりも個人精神療法の成立する余地が非常に狭まるということ，そして支援における教育的側面や，安全かつ理解しやすい保護的枠組みを提供することが重要であることをまず挙げるべきであろう。

　集団生活を通じた規則正しい生活習慣の確立は，孤立し過度のマイペースとなりがちであった小児期発症型CDの子どもの心身の乱れたリズムを改善し，より健全な活動性をもたらしてくれるだろう。さらに，構造化され理解しやすく教示されたSSTや行動療法を通じた行動修正は，発達障害も多く含まれる小児期発症型CDの子どもの思春期における対人関係や社会的活動のスキルを向上させ，自尊心を改善させてくれる可能性がある。

　しかしながら，こうした治療・支援はADHDの場合のように幼い頃から衝動性が高かったり，被虐待児の場合のように幼い頃から手ひどく傷つけられてきた小児期発症型CDの子どもにただちに受け入れられることは期待できない。むしろ，関心を示さない，非行行動がおさまらない，あるいは反抗的になるといった反応によって，大人の意図は妨害ないし破壊されることが普通である。だから，まずは子どもが理解しやすい枠組みによって守られる安全な生活の場に置かれることである。続いて，その場が揺るぎないことを知ることのできる大人との関係と，そのための時間を提供することである。こうした環境と変化するための時間を保障されると，このタイプの子どもははじめて支援を受け入れ始める。

　同じ思春期年代にあっても，孤立しがちな小児期発症型CDと，群れを作りやすい思春期発症型CDとの違いは，前者が枠組みによって守ら

れ統制されることではじめて大人を受け入れ始めるのに対して，後者は集団から引き離され一人になることではじめて大人と同盟できる心境に変化する。さらには前者が主として保護的な枠組みの明確な環境の中で提供される教育的な教示や行動療法的な反復行動によって変化し始めるのに対して，後者はより内省的な自己との直面を支援する心理教育プログラムの提供が有効であるという相違がある。

まとめ

　CDの疾患概念としての流動性はまだまだこの概念が精神疾患としての位置づけを確定されていないことを示しており，当然ながら精神医学的な治療対象としても曖昧な点が多々存在する。加えて，CDに対して児童精神科的な医療現場で取り扱うことのできる領域は狭く，医療対象としての位置づけも曖昧なままである。しかし，この領域にも児童精神医学的な観点を導入することでよい結果を得たケースは確実に蓄積され続けている。多くの逆境的環境で育った子どもや，適切な支援を得られないままだった発達障害の子どもが迷い込む世界の中の最も一般的な領域がこのCDであることを臨床家は忘れずに，この課題と取り組み続けなければならない。近年になって，児童精神医学の観点からCDを扱ったガイドブック（齊藤編，2013）も出版されており，CDがようやく医療対象としても認知され始めた証拠ではないかと筆者は感じている。

第三部
子どもの心の治療
（精神療法を中心に）

　第三部は，複数のケースに関する検討を含み，治療・支援を中心に据えた6つの章から構成されている。

　第12章は，治療そのものに焦点を当てたものではなく，児童精神科医療での診察場面，あるいは面接場面で見られる思春期の子どもの手強い反応について述べたもので，筆者は診察あるいは面接そのものが治療的であるという観点を提案したつもりである。第13章は，エビデンスに基づく子どもの精神療法と題して，日本精神神経学会学術総会で発表した内容を，現在の筆者の目で多少修正したものである。エビデンスを求めることと精神療法が持つ治療思想は折り合えるものだろうかという課題に取り組んでいる。第14章は，児童精神科における入院治療の運用に必須と筆者が考えてきたいくつかの観点について解説したもので，入院治療が持てる機能をすべて使った総合的な介入であるということを強調した章となっている。第15章は，子どもの強迫性障害を力動的精神療法の文脈から理解し，働きかけようとする観点を提案したものである。子どもの強迫性障害が行動療法的なあるいは認知行動療法的な観点からだけ治療可能なわけではないこと，互いの治療思想を否定し合うのではなく，融合したり，順序づけたりする形で組み合わせることに意義があったケースが多々存在することも，併せて示そうとした章である。第16章は，第14章で解説したような子どもの入院治療が持てる力をすべてつぎ込まねば成り立たない総合的技術であるということを，実際の入院ケースを振り返りながら述べようとしたもので，特に精神療法的介入法の組み立てとその成果について考察した章である。第17章は，精神療法における児童思春期特有な観点とは何かについてケースを通じて考察を試みた章である。第17章で取り上げたケー

スは，子どもの治療から青年の治療へと展開する中で，精神療法のテーマが変遷，あるいは深まっていくことを通じて，肯定的な自己を見出し，これを持つことのできた自分とそして家族が織りなした歴史を「ほぼ良い」ものとして受け入れていくという長い道をたどっている。筆者は，思春期らしいものとは何かということをこのケースから学んだといってもよいと感じている。

　第三部およびその他の部の各章に登場する多くのケース描写は，ある実際のケースの治療過程を，個人情報の保護のためその属性に関する大胆な修正を加え，類似した他のケースの特性も多く混ぜ込んだうえで，さらに大きく修正を加えた筆者の創作であるが，その治療の持つ意味が歪曲されることのないように，あるいは美化されすぎることのないように努力した。各々のケースの中心的なイメージを提供した実際のケースでは，終結あるいは中断後長年経過した一部のケースを除いて，未成年では親と本人の，そして成人に達している年代では本人の，学術的な著作での発表に対する許可を，治療の終了時点でもらっている。

第12章
思春期前半期の子どもの診察中の困難

I. 思春期前半期とはどのような年代か

　Blos（1962）が提案した思春期の相期分類は，すでに第一部第2章の表2.1（p.36）に示したとおりである。筆者の言語感覚からすると，日本語の「思春期」は10歳前後から18歳くらいまでの年代をあらわしていると考えることが最もしっくりする。すなわち，Blosのいうプレアドレッセンス，前期アドレッセンス，中期アドレッセンスの3期を併せた年代を指すというわけであるが，本章ではこの時期を「思春期前半期」と呼ぶこととする。また，19歳以降の青年を指す用語として思春期はいかにしてもしっくりせず，19歳前後から20歳代半ば頃まで，すなわち後期アドレッセンスおよびポストアドレッセンスの年代を指す用語としては「青年期」のほうが自然であろうが，この章では「思春期後半期」と呼ぶことにする。そして，本章が論じる主な対象は10〜18歳くらいの年代すなわち思春期前半期の子どもであることを明確にしておきたい。

　思春期前半期は，乳幼児期（0〜6歳）および潜在期（7〜9歳）と，思春期後半期（19〜25歳）および成人期（26歳以降）との間に横たわる7，8年間の年代であり，両者を橋渡ししている中間的・過渡的な年代ととらえることができる。

　乳幼児期から潜在期にかけての年代を一言で定義するなら，親子関係を

中心とする養育環境に保護されながら，いずれ個人として存在するために欠くことのできない心の基盤を作り，備えるべき自己保全と社会的適応のための多くの自我機能を開発している時期ととらえることができる。この心の基盤とは Erikson（1950）の「基本的信頼」が指しているものとほぼ同一のものである。この年代，とりわけ乳幼児期という人生最早期の6年間ほどの期間に，子どもは一定の時間であれば親から離れても自由に活動でき，自己という存在の独自性を素朴ながら保持できる存在となる。その間に開発した機能の数は多く，その後の人生を通じて必要な機能の大半が含まれていると思われるが，これらは，そのままでは成人となった際にはほとんど用をなさない未熟で荒削りな機能にとどまっている。そして乳幼児期に続く潜在期という数年間（小学生低学年にあたる）は学校という本格的な社会との出会いを通じた諸機能の拡大に努める年代とされているが，基本的に乳幼児期の延長上に存在する年代であるといってよいだろう。

一方，20代に達し思春期後半期の最終段階に至った青年は，以下のような諸機能を身につけた存在となっているはずである。

① 幼児期の願望をめぐる葛藤に由来する両親への愛着，罪悪感，怒り，憎しみといった感情が過剰ではなく，内的な両親像から自由に存在し，自己決定できる。
② 同性の親が示してきた態度や姿勢に対して感情的に折り合える。すなわち同性の親に対する反感やライバル意識，あるいは過度の理想化，恐れといった感情を克服している。
③ 自分の衝動を統制できなかったり，あるいは逆に，衝動を統制できないのではないかと過度に恐れたりすることがない。
④ 孤独に耐えられると同時に，他者と親密な関係を結び維持することができる。
⑤ 異性への関心が必要十分にあり，異性に関する正しい理解を持っている。

⑥　受動性・能動性をめぐる社会的役割や性役割を受け入れることの葛藤を克服している。すなわち，受動性と能動性を程よく調和させて発揮することができており，社会的活動や異性との関係，あるいは子育てなどにおける受動的役割を受け入れることができる。
⑦　社会的活動の場と役割を得ることができ，もしくはそのための準備中であり，経済的自立の見通しを持てる。

　以上のような，乳幼児期・潜在期と思春期後半期・成人期の一見まったく次元の違って見える二つの時代をつなぎ，幼児期に開発した機能の数々を成人の完成した機能へと高めるための時間が思春期前半期（10 ～ 18 歳）に他ならない。思春期前半期を通じて子どもは，自我機能の一つ一つを獲得するためにたどった乳幼児期の心理的過程と，そこに伴った葛藤を繰り返し再体験することになる。この思春期前半期年代における幼児期心性の反復的かつ部分的再現は，思春期前半期の発達課題である「母親離れ」と「自分探し・自分作り」（Erikson(1950)にしたがって同一性の確立ととらえてもよい）との取り組みと複雑に絡み合いながら，思春期心性と呼ぶべき特有な心理状態を作り出す。
　上記の二つの発達課題と取り組んでいる最中の思春期心性として特性の第一に挙げるべきは，あらゆる領域での活動とそこでの関係性をめぐる両価性の亢進状態である。母親離れを進める過程で，自己の独立性を守ることと，自己の未熟性の埋め合せのための依存欲求との折り合いをつける取り組みに一貫して伴うのが，独立性を守ることと依存することとの間を揺れ動く激しい葛藤であり，重要な人間関係ほど色濃くなる両価性である。
　思春期心性の第二の特性は高い自己愛性である。内面においては常に存在する両価性の波をしのぎ，現実世界においては友人関係や学校の大人との関係と，親との関係との均衡を保持しようとする綱渡りを演じ続けるこの年代の子どもが，自己愛性を高め，自己の能力を過大評価することで葛藤を鎮め，適応状態の均衡を守ろうとすることはきわめて自然な防衛的反応といえよう。

そして，思春期心性の第三の特性は，家族内人間関係から家族外の人間関係へと徐々に重心を移していく際に生じる，外界の関係性に対する過大評価と家族内の関係性に対する価値切り下げに代表される，外界への過剰適応的な姿勢である。この過剰適応的姿勢を作り出した外界へ向かおうとする強いベクトルは，いったん外界での適応が破綻すると，「お家に帰りたい」という気持ちを刺激し，たちまち家庭へのひきこもり（すなわち不登校）の親和性へとベクトルを逆転させてしまう。この一見正反対の社会性と非社会性という特性は，どちらも思春期前半期の子どもの心性にきわめて普通に見出すことができるものである。

　思春期前半期の子どもとの面接を行う際には，こうした特徴的な心性を持つ存在であることを面接者は忘れてはなるまい。

II. 診察中に出会う思春期前半期患者の「困った反応」

　思春期前半期の患者，とりわけ心の問題（身体化された身体症状も含む）を主訴に小児科や児童精神科を受診する患者は，純粋に身体疾患のために受診した患者とは明らかに異なる受診姿勢を示すことが多い。心の問題や精神疾患を前面に出した受診には，自分の責任を叱責されたり罰を受けたりするのではないかという原始的な恐れが色濃くつきまとうことと関係がある。

　これには精神疾患に対する大人たちの日頃からの偏見の影響も関与しているだろう。例えばそれは，身体疾患であれば当然といってよい「自分には責任がない」という感覚が，精神疾患の場合には保障されておらず，漠然と，しかし根強く子ども自身の責任や親の養育上の責任がまず問われる風潮に如実にあらわれている。こうした心の問題や精神疾患をめぐるスティグマと，「大人の介入は心の束縛に帰結する」とまず感じてしまう思春期心性とがあいまって，思春期前半期の心の診療の現場では以下で触れるような対応の難しい反応が日常的に出現してくる。

1. 診療への非協力

　思春期前半期の子どもが心の問題を主訴に受診する際には，嫌々連れてこられたふうを見せるのが普通である。来たくなかったのに連れてこられた，親がうるさいから1回だけ来てやった，自分には問題なんかない，医者なんかに用はないなどのメッセージを全身であらわしながら診察に臨む思春期前半期の子どもは多い。そのような子どもの多くは，無視したような，あるいは挑戦するような態度と表情で，そして一部は直接的な言語表現で，この受診が自分の意志に反することを表明しようとする。面接医が基本的な事実関係の質問をしても，無視して無言を貫くか，木で鼻をくくったような短い，とても回答とはいえない言葉を返すのみであることも多い。

　質問を続けるうちに「俺には関係ない」といった短い発言を最後に，挑戦的な目で医師をにらみつけたり，そっぽを向いたりしながら無言になり，ときには「ウゼー」などの言葉を残して部屋を出ていったりという反応を示すことも決して珍しくない。

2. 問題および症状の否認

　以上のような診察時の非協力とは別に，自分の問題や精神症状を認めようとしない否認が目立つ場合がある。否認は，無意識水準のいわゆる心理的防衛機制としての否認から，陳述内容に関する真実の隠蔽という意図的な否認までを含む幅広い意味を持つ用語であるが，ここではもっぱら意図的な否認を指すものとして用いている。否認は前記のような非協力や反抗と関連して生じることも多いが，症状の存在を認めた際の大人の怒りや軽蔑を恐れるという原始的な，あるいは退行的な感情に基づく否認である場合や，「どうせ言っても理解してもらえない」あるいは「わかりっこない」といった自己愛的で尊大な自己意識と関連した否認も少なくない。

3. 論争的ないし軽蔑的な姿勢

　医師の質問に対して，なんて馬鹿なことを質問するのだといった軽侮の

表情をあらわしたり，仕草で示したり，そうした意味の言葉を発したり，あるいは医師に挑戦的に論争を挑んだりする子どももいる。このような反応は，前記の尊大さを感じさせる否認ないし沈黙とともにあらわれることが多い。例えば，雄弁に自説を展開した後，都合が悪いと挑戦的ないし軽侮の色の濃い目を医師に向けて黙り込むといったあらわし方である。

しかし，このいかにも自己愛的で反抗的な姿勢や反応は，実は傷つくことを過敏に恐れる緊張した内面の裏返しにすぎず，深い罪悪感や無力感を悟られまいとして本能的にとった虚勢である。こうした姿勢は，思春期前半期には決して珍しいものではない。

4. 過度の期待としがみつき

初診およびその後の数回の面接という診療の早期段階で，医師に対して自分の苦痛や苦悩を際限なく訴えるようになったり，救済を求めたり，心理的にしがみついたりといった反応を見せる子どもがいる。たいていの場合，この医師や治療への非現実的な期待としがみつきの増大に伴って，親や学校の教師など子どもを実際に取り巻いている現実的な人間関係を，魅力のない無力な存在として，価値の切り下げをするという現象を伴うものである。

こうした，治療早期から治療や医師個人への期待をふくらませ，急速に心理的距離を縮めてくるような子どもに出会うと，経験の乏しい医師ほど容易にこのような子どもの大きな期待に巻き込まれ，その期待に応えようと夢中になりがちである。これは思春期前半期の子どもの肥大した自己愛に医師の側の自己愛が刺激されている反応であり，このような子どもに対する医師の逆転移でもある。

このような治療での反応と類似した現象として，男性医師に対して誘惑的であり，まるで恋愛対象であるかのように医師に夢中になる思春期前半期の女子がいることも忘れてはならない。

5. 診察室内で暴れる

　めったにあることではないが，初診面接やそれに続く数回の評価面接，あるいはその後の治療経過のいずれかの時点で，診察室で激昂し，親に暴力を振るったり，室内の家具を倒したり，投げたり，ときには治療者につかみかかるといった暴力が出現することもありうる。診療開始後の早い段階で生じるものとして，それまで無言で反抗的な態度をとったり，無関心を装ったりしていた子どもが，親あるいは医師の言葉に苛立って親に暴力を振るい始め，それを医師にとどめられると，激昂し，家具を倒して診察室を飛び出していった中学生（男女を問わず）の反応を，筆者は何回か経験している。直接の暴力ではないが，すでに治療開始後1年以上経過していた回避性パーソナリティ障害と診断されていた男子高校生との面接中に，出ざるをえない電話のため短時間の中座を筆者が繰り返し，2度目の中座から戻ると，本人の姿は消えており，診察室のテーブルや椅子がひっくり返されていたという経験もある。

Ⅲ．困った反応への対処

　では，上記のような思春期前半期の子どもの診察中に生じる困った反応に対して，どのように対処したらよいのであろうか。問題となる反応に対して字義どおり「無視する」ということは，おそらく医師がいきなり叱りつけたり，いきり立ったりするのと同じくらい，子どもにとっては辛い大人の反応といってよいだろう。おそらく，無視せず，抑え込もうとせずといったあたりが，ちょうどよい具合といえるのではないだろうか。この「ちょうどよい具合」という曖昧な感覚をより具体的なイメージに置き換えるなら，平凡ではあるが，「この子はどうしてこのような反応を示さずにはいられないのか」あるいは「この行動はどのような心を伝えようとするメッセージなのか」といった問いを抱えながら，親や本人の言葉へ静かに耳を傾け，今，診察室で生じていることすべてに穏やかな関心を払うということになるのではないだろうか。この原則を，前項であげた各問題に

対しどのように適用して対処したらよいかについて，思春期心性の特性に焦点を当てつつ述べてみたい。

1. 自律性を剥奪される恐れに基づく亢進した両価性への対処

　思春期前半期の子どもが見せる非協力的な姿勢や，反抗的な，あるいは論争的で挑戦的な態度の背景には，大人の怒りを買い，罰として個人としての自律性を剥奪されるのではないかという恐れがある。そのため，その恐れの根拠であり，自分の現在の属性でもある症状や疾患に直面することを回避したり，そもそも恐れそのものを否認したり，あるいは虚勢を張ることで対抗しようとする。それが非協力や症状の否認，論争的ないし軽蔑的な姿勢などとなって表面にあらわれるのである。

　こうした姿勢には，すでに触れた高い両価性が色濃く関わっている。症状や疾患に基づく苦痛と，それゆえに強まる将来への不安のために，強力な救援・救済を求める心細い思いが高まることは容易に想像できる。しかし，思春期前半期の心性は，同時に大人の怒りや罰を恐れ，救済の見返りとして自律性を奪われることを恐れる心性を刺激される。そのために，大人に対して素直に救援を要請することができず，むしろ弱みを隠すために虚勢を張らざるをえない。これがまさに両価性というものである。そして，その最も際立った表現の一つが，診察場面で暴れることではないだろうか。

　救援・救済をめぐるこの両価性を心得ておけば，思春期前半期の子どもの診察場面で出合う多様な虚勢あるいは強がりに対していたずらに戸惑わずにすむ。

　この亢進した両価性の対処法は，まず子どもの心の中の恐れに気づくことから始まる。治療をめぐる子どもの思いの複雑さこそ，救済を求めつつ，同時に罰を恐れ距離を置かずにはいられない両価性のあらわれであり，その両価性を織り込んだ介入が考慮されなければならない。例えば，虚勢を張った子どもに対して「一緒に考えるべき課題」については無視も軽視もすべきではないことを明確に伝えるとともに，一方で，それにはや

第 12 章　思春期前半期の子どもの診察中の困難　231

むをえない理由がたくさんあり，決して今親が言ったような側面だけではないことも了解していることを伝えなければならない。初回面接を含め診療開始から間もない時期には，特にこの姿勢を大切にする必要がある。

　また，思春期前半期の子どもの診療にあたる医師は，その場で物事の白黒をつけようとして深追いすべきではない。医師のそのような野心的強引さよりは，強がりによる否認，知性化による回避，診察室からの飛び出しなどにあらわれた「独立的であろう」とする子どもの心意気を評価しながら，それでも困ったときには相談に応じる用意があることを謙虚に伝える懐の深さが求められる。もし，子ども自身は通院するつもりはなく，その必要も認めないと言い張るなら，「君は困っていなくても親御さんは君にどう対応したらよいか悩んでおられるという印象を受けました。ですから，今後も親御さんとは会い続けることを認めてほしい」と提案すべきだろう。それでよいかと問いかけると，ほとんどの子どもは親の通院を認めるものである。そこですかさず「いつか君自身が私と話したくなったら，そのときはどうぞ気軽にいらしてください」と付け加えておくのがよいだろう。こうしてしばらくは親が通うことになった事例の大半は，いずれかの時点で（しばしば絶妙なタイミングで）本人が再登場してくる。

2. 自己の脆弱性を防衛しようとする自己愛性の高さへの対処

　診察中の困った反応の多くにはすでに述べた両価性の高さが関与しているが，それに加え大半の反応には多かれ少なかれ思春期前半期特有の高まった自己愛性が関与している。医師や診療そのものへの反抗，軽蔑，挑戦（論争や無視）には，親離れと自分作りの過程を支える自己愛性の高さが色濃くあらわれており，そこでの尊大さや居丈高な姿勢の背後には，医師に屈服させられることへの恐れや，自尊心の傷つきに対する過剰な敏感さが透けて見えている。

　男性医師が主治医である場合，誘惑的にふるまったり，たちまち恋愛感情を向けてきたりする思春期前半期の女子がいるが，そこにも自己愛性の高さが大きく関与している。通常，そのような誘惑的姿勢は依存欲求が防

衛的に変形させられたものであると推測できるが，それは思春期前半期に特有とされる能動的・活動的で中性的な女子（すなわちお転婆な女子像）の姿に他ならない。しかし，自己愛形成上の問題点を幼い頃から抱えざるをえない養育環境を持つ女子の場合には，こうした異性の大人との関係性をワンパターンに，かつエネルギッシュに繰り返す傾向が目立つことがある。多くの場合，このような姿勢は対象となった大人がその子どもを支えきれなくなり，いきなり突き放す姿勢に変換した時点で最大の危機を迎える。そうなると，こうした女子は強い怒り，見捨てられ感，孤立感，さらには空虚感に襲われ，自傷行為や自殺行動といった自己破壊的な方向に走りだすことも珍しくない。

　このような自己愛性の高さにはどのような対処が適切かというと，尊大さや挑戦性，傷つくことへの過度の臆病さ，そして傷ついたことに対する過剰反応（怒りと自己否定の混合した反応）の背景に，自己愛をめぐる問題が存在することに，まずは気づくことである。しかし，思春期前半期における高い自己愛性は，現実と直面させようとする，あるいは生じていることの意味を明確にしようとする大人の介入を，自己への攻撃と認識する傾向を高める。したがって，問題と直面できるところまで時機が熟すまで，不用意な直面化や明確化は避けるべきだろう。

　多くの事例では，思春期発達の進行に応じて自己愛性は徐々に目立たなくなっていき，治療の場において自己の否定的側面と向かい立つことに耐えられる健康な自己愛が育ってくる。また，病理的な自己愛性の高さを持続する子どもの場合にも，状況は確実に熟し，入院という治療構造の導入などにより心身の安全が保障された場で，高い自己愛性の背後にある自尊心の深い傷つきや，安全な養育環境の剥奪から派生した自己否定的心性と向かい合う時機が来る。そのときまで，子どもの心を踏みにじることなく時間をつないであげること，そして然るべき時になったら自らがこの直面の作業に関わるか，あるいは適切な治療機関につないであげることが，思春期前半期に関わる医師の大切な仕事である。

3. 外界の対象に対する過大評価への対処

　思春期前半期の子どもが医療に過度の期待をして，主治医や治療の場に過剰にしがみついてくる場合だけではなく，強がって無関心を装ったり，論争を挑んできたり，反抗的な姿勢をとったりすることの背景にも，思春期前半期に目立つ，救済をめぐる家族外の人間関係に対する過大評価が関与している。

　すなわち，前者は医師や治療の救済的な能力に非現実的で万能的な期待をしている姿であり，後者は受診せざるをえない現状に対する医師の怒りと処罰，すなわち本人の自律性を奪う万能的な力を恐れ，そのような事態を回避したり，虚勢を張って対抗しようとしたりする姿ととらえることができる。

　このような事態に対してなすべき対処とは，子どもが寄せる過度の期待にも過度の恐れにも巻き込まれず，現実的な支援者としての限界と可能性，あるいは提供できる支援の内容と枠組みを，具体的に伝える努力を続けることであろう。そのことを通じて等身大の医師の姿が子どもの内面で形成されていくということを目標に，医師は子どもの表面的な姿勢に巻き込まれすぎることなく，子どもの本当の苦悩と「本当の自分」に関心を寄せ続け，同時に万能的あるいは野心的になりすぎないというある種の禁欲性を自らに課し続けねばならない。

4. 心得ておくべき注意

　ここまで，思春期前半期の子どもとの面接において出合う，対応に困る行動の意味とそれへの対処の考え方について述べてきた。様々な反応に対する対処法に万能的なもの，絶対的なものはなく，「辛抱強く温かな中立性」とでも呼ぶべき治療姿勢を愚直に守り続けるべきである旨を強調してきた。しかし，この思春期前半期の子どもを「泳がす」ことのできる医師の度量を強調しすぎる姿勢には落とし穴が一つあることを忘れてはならない。それは，待っていられない緊急事態への対処についてである。例えば，抑うつ気分の強い子どもが面接中のやりとりから興奮し，「死にた

い」と飛び出していったという場面で，それを自殺企図につながりうる切迫した行動ととらえた医師はすぐさま追いかけ，子どもを抑えるだろう。また，統合失調症や物質関連障害で幻覚妄想状態の子どもが興奮して飛び出そうとしたり，暴力を振るおうとしたら，医師は迷うことなく子どもの行動を抑え，子ども本人と周囲の安全を守ろうとするだろう。このような緊急事態に対するすばやい対処もまた必要であることを，医師は常々心得ていなければならない。

IV. 逆転移について

　本章のまとめとして触れておきたいことは，「逆転移」という概念についてである。逆転移については，患者の転移感情に反応した医師側の怒り，不快感，眠気，不安，恋愛感情，救済者空想などの否定的感情，すなわち，持ってはまずい感情というニュアンスで語られることが少なくない。しかし，これはあまりにも一面的なとらえ方であり，逆転移の重要な特性が見逃されているといわざるをえない。

　患者が示す転移感情とは，過去の重要な関係性や経験において優勢だった感情体験を医師（治療者）に投影したものであり，それに対して逆転移とは，患者から向けられた転移感情に刺激され賦活された自動的・反射的な医師側の感情体験に他ならない。この患者−治療者関係にあらわれる転移−逆転移という一連の感情体験は，思春期前半期の子どもとその治療者との関係においても重要な治療の要因である。逆転移感情は患者の転移感情を知る最も鋭敏なセンサーであり，患者の過去の体験の真の意味に近づく大切なヒントでもある。主治医は自分自身の逆転移へ冷静な関心を向け続け，その感情の出現した意味と意義を患者−治療者関係の文脈から自らに問い続けることこそ，思春期前半期の子どもに適度に寄り添う支援者としての医師の在り方であると筆者は考える。

　診察場面で問題となるような反応をする子どもも，一見友好的で協力的な子どもも，思春期前半期の発達課題に取り組む苦悩を共有しているとい

う点ではまったく同じであり，本章で強調してきたような思春期心性の理解と対処法は，この年代の精神医学的面接において常に備えておくべき心得である。

# 第13章 エビデンスに基づく子どもの精神療法

I. 今なぜ精神療法のエビデンスか

　わが国で子どもに実施している,あるいは実施している可能性のある精神療法の主なものは支持的精神療法,遊戯療法,認知行動療法,行動療法,集団精神療法,家族療法,対人関係療法などである。医療においては,これらの技法に準拠した精神療法が主として精神科医や小児科医などの医師と心理士によって実施されているが,集団療法では作業療法士や看護師,ときにはケースワーカーや薬剤師なども加わった治療チームによって実施されることが多い。

　遊戯療法(プレイセラピー)は,わが国では現在でも最も一般的に実施されている子どものための精神療法技法である。治療者と子ども間の交流の媒体とし,遊びそのものが持つ治療的機能を駆使した遊戯療法は,一般には Rogers 派のクライエント中心療法の枠内で Virginia M. Axline が確立した遊戯療法,精神分析派の治療思想と技法を子どもに適用し,Melanie Klein や Anna Freud,さらには Donald W. Winnicott らが発展させた児童分析,ユング派精神療法の技法の一つである Dora M. Kalff が確立した箱庭療法(子どもの治療こそ箱庭療法のルーツである)などをまとめた総称としても用いられる。

　現在最も注目を集めている認知行動療法(CBT)は心理教育やソーシャ

ル・スキル・トレーニング（SST）を含んでとらえることが子どもでは妥当と思われる。CBTは行動分析を背景とする行動療法と認知論に基づく認知療法を包括した治療技法であるが，子どもの恐怖症や強迫性障害などでは行動療法単独でも実施されている。

集団遊戯療法を含む集団精神療法は，遊びやスポーツなどの集団活動を媒体として子どもが葛藤を越えて他者と交流し，社会的活動に取り組む能力を発展させることができるよう支援するものである。SSTやCBTもしばしば集団で実施することで治療成果を上げようとしており，広い意味での集団精神療法でもある。

家族療法は本来，子どもも加わった核家族のメンバー全員が参加するという構造で行われるものであるが，児童思春期の子どもの家族療法では両親への介入を目的とした夫婦療法に取り組むのが一般的であり，子ども本人は家族療法の全経過の後半ないしまとめの時期に参加するか，あるいは参加せずに終わるかということが多い。

対人関係療法は対人関係に焦点を当てた精神療法であるが，わが国での子どもへの応用は現在のところまだ少なく，今後の発展が期待されているものの一つである。

最後に支持的精神療法に触れるのは決して偶然ではなく，この精神療法技法こそ精神療法の基本となるべき技法であり，かつ心得とか感覚としか呼べない臨床家のとるべき基本的な姿勢を示唆しているものだからである。支持的精神療法は決してその場しのぎの保証や賞賛だけを技法とする治療ではなく，上記の様々な精神療法技法を折衷的に応用し，子どもの現実対応機能やセルフサポート機能を支え，かつ改善し，それを維持しようとする総合的な治療である。より専門性の高い精神療法は，例外なく支持的精神療法を基盤として，その上に重ねられた技法であるといってもよいのではないかと筆者は考えている。

本章では，子どもの精神科医療において精神療法はなぜ必要かという点を検討してみたい。そもそも精神療法にエビデンスは本質的になじまないと主張する精神療法の学派とそれに属する精神療法家は多い。その一方

で，具体的かつ即物的な（すなわち数字で表現しやすい現象を組み込むことに成功した）治療目標を定め，それを数値化する評価尺度を開発して，巧みにエビデンスを出すことに成功した精神療法の学派もある。現在，エビデンスを基盤とした医療（EBM）の観点から意義を認められている精神療法技法は，後者の戦略に成功した諸学派の技法が大半といってよいだろう。こうした精神療法をめぐる現状は，米国の医療制度，特に管理医療（managed care）の制度の中で，効果があり有意義な治療法として医療の中に生き残れるかという熾烈な戦いを生き残るための，各学派の取り組みとその成否をめぐる動向を反映したものと思われる。

筆者はこの動向をすべて是認するという気持ちにはなれないが，だからといって現状を無視して，ある技法に根拠の不明なままにしがみつくという気持ちにもなれない．そうではなく，EBM が目指した「確かな効果」という観点に対して，精神療法の各技法がどう適応し技法の修正に挑んでいくのかという課題と，精神療法が目指すものを EBM ではとらえることのできない観点としてどう明示できるのかという課題が各学派に課せられていると考えている。

II. 精神療法の意義の再構築が必要な現代

子どもの精神療法の現代的意義についての深刻かつ真剣な議論の一つが，意外にも（いやむしろ「だからこそ」というべきだろう）管理医療制度の締め付けの中で EBM のもたらした医療技術に関する厳しい枠組みへの適応に苦闘する米国の児童精神科医の中で行われている。米国児童青年精神医学会（AACAP）が 1998 年 6 月に公表した「児童青年精神科医の中核的な能力としての精神療法」は精神療法に関する学会としての公式見解で，前記のような議論が到達した結論を正式な声明としてあらわしたものである（AACAP, 1998b）。これは公表から 15 年以上を経過した現在でも AACAP のホームページ上に掲載されており，依然として AACAP の基本的な理念として生きていると理解してよいだろう。図 13.1 はその全

240　第三部　子どもの心の治療（精神療法を中心に）

　　精神療法は重要な技能であり，かつ児童青年精神医療の中核を担っており，今後もそうであり続けねばならない。依然として精神療法は，子どもの認知，情緒，そして行動上の諸問題の治療に必須の技法であり続けている。精神療法(注)の知識と技能は，診断的評価，薬物療法，公的機関や学校，あるいは他の医師との協議，さらには職場のスタッフや研修医との協働などのありとあらゆる精神医学的活動に，手がかりを与えてくれる。児童青年精神科医は，身体的愁訴に影響を与える心理的要因を含め，精神障害や発達障害の表現と治療から他の疾患のそれを区別することを，そして生物学的介入や社会的介入と精神療法的介入とを統合することをトレーニングされる。また，児童青年精神科医は，受けたトレーニングの特性からして，医師と精神療法家の両者の技能と知識と思考様式を密接に兼ね備えている。
　　精神療法は学ぶことで身につける技能ではないし，「用いるか／用いないか」を選ぶような類の技能でもない。力動的なものを含めた精神療法の概念は，薬物療法の管理をはじめとするあらゆる臨床的努力における，精神科医の思考の必須の構成要因であらねばならない。力動的原則と精神療法の技術を医師－患者関係の相互作用に一貫して組み込むことのできる能力こそ，児童青年精神科医と小児科医やその他の領域の医師とを分けている技能の一つである。同じように，この相互作用に生物学，生理学，病理学をはじめとする医学の様々な分野の知識を組み込んでいく能力を持つことこそ，（医師以外の）精神保健領域の専門家と児童青年精神科医を区別しているものである。

　　（注）「精神療法」には，多くの確立した学派があり，それらに広く言及する必要がある。力動的精神療法，精神分析，認知行動療法，家族療法，集団療法などがこれに含まれるが，いうまでもなくこれらにだけ限定されているわけではない。

図 13.1　AACAP の精神療法に関する公式見解「児童青年精神科医の中核的な能力としての精神療法」（AACAP, 1998b）

訳である。
　この公式見解では，精神療法を治療技術と限定せず，児童精神科医のあらゆる診療活動の中に一貫して存在する視点であり，姿勢であり，思想であること，さらに精神医学的治療関係における患児と精神療法家（本声明は医師を前提としているが）の間に生じている関係性を理解するための技能であることを高らかに宣言している。さらに，純粋な生物学的治療の実施中であったとしても，その治療への反応に関与する医師－患者関係を感

知し，その質と量の意味するものをとらえようとする観点なしに，その生物学的治療を十分に進展させることはできないとさえ表明しているように，筆者には感じられる。以上のような意味において，この声明は精神療法の技法と思想（人間観といってもよい）が児童精神科診療を一貫して支える基盤であり，現在の児童精神科医にとっても依然として必須の「中核的能力」であると告げる警世の文でもある。

AACAPが精神療法に関する上記の公式見解を起草するために1997年にRachel Ritvoを議長として編成した精神療法に関する調査特別委員会は，1998年6月に報告書(AACAP, 1998a)を提出しており，その中で精神療法の定義として，Roth & Fonagy (1996)が挙げた以下のような3条件を記載している。

- 治療者−患者関係が存在すること
- 対人関係の文脈（個人，集団，家族など）を持っていること
- 治療が治療者の活動を導くモデルにしたがって実施されるという意味での，訓練と専門技術の概念を含んでいること

この定義は，治療を提供する治療者とそれを求める患者との間の関係性を治療手段とし，かつ治療対象ともするという点に精神療法を規定する基準を置いたことに特徴がある。さらに，その関係性の概念は治療者−患者関係のみならず，患者の精神病理の形成に寄与したり改善に寄与したりする人間関係の理解や，技法の訓練におけるトレイナー−トレイニー関係にも適用可能な普遍性を持った概念としてもとらえられている。すなわち，精神療法と呼ぶにふさわしい治療体系とは，こうした包括性を持つ関係性の概念をその体系内に含んでいるもののことであるということになる。これは精神療法を規定する非常にハードルの高い条件といってよいだろう。この定義は，やや精神分析や力動的精神療法の立場に寄りすぎているというきらいはあるが，精神療法が持つべき概念の中核を関係性に置いたという点で評価できる。

さらに委員会報告は，Roth & Fonagy(1996)の著書にしたがって，以下のような6技法を挙げて，上記の条件を満たす技法の例としている。残念ながら，このリストは必ずしも子どもを考慮して作成されたものではなく，成人の精神療法に関するリストであることは，一見して理解できる。

- 力動的精神療法
- 行動療法と認知行動療法
- 対人関係療法
- 戦略的ないしシステム論的精神療法
- 支持的・体験的精神療法
- 集団精神療法

　このRothらの挙げたリストはAACAPの公式見解(1998b)においては，精神療法が長く精神療法界の主流であった精神分析ないし力動的精神療法に限定されたものではなく，多くの確立した学派を広く含んでいると強調する形で生かされている。さらにトレーニングや研究に関する検討の結果を記載した後に，報告書(1998a)は結論として「精神療法は児童青年精神科医の中核的能力であり，今後もそうあり続けなければならない」と記載した。もちろんこの結論が同じ年に公表された公式見解に基本的にはそのまま受け入れられていることは一目瞭然である。
　筆者は，評価法・治療法としての技法を提供するという点からしても，また発達路線を理解し，そこからの逸脱としての精神病理を理解するための「発達」概念を提供するという点からしても，諸学派の精神療法体系の意義はそれぞれに大きいと考える。さらに，そのような意義ある精神療法体系は一学派に固執するだけでは築きがたいものであり，自ずから複数の学派の概念を偏見なく取り入れた「折衷」的で総合的なものとならざるをえないとさえ考えている。このような精神療法体系は各臨床家が生涯にわたる学習と経験を通じて築き続けていくものであり，必然的にきわめて個人的な側面をある程度は持たざるをえないのである。

このように考えてくると，精神療法のエビデンスにこだわるあまり，エビデンスを出せない精神療法は無意味といってしまう現在の風潮に強い疑問を感じるとともに，精神療法の真の意義をとらえる広い視野に立った臨床家の感覚が精神療法の今日的な再建に必須であると思わざるをえない。一人の臨床家や一つの臨床チームが，その診療活動としての診断・評価と治療の全体を一貫して支える精神療法体系を自ら醸していこうとする営みの指針として，本章で取り上げた AACAP の精神療法に関する公式見解と調査特別委員会の報告書は，その強い危機感と高い理想によって，わが国の臨床家にとっても意義深いものといえるのではないだろうか。

III. EBM における精神療法の現在と明日

ここまで，精神療法が児童青年精神医学とその医療の土台をなす基本的な特性の一つであるという観点について検討してきたが，現代のような EBM 全盛の時代に，諸精神療法が治療技法として成功するための最も直接的な方法は，いうまでもなくその治療技法を実施した際の治療効果を統計的に実証することである。この点で注目すべき実証的研究は，わが国では行動療法や認知行動療法を除くときわめて乏しく，欧米の資料を利用せざるをえないのが現実である。わが国の子どもの精神療法をめぐる近年の比較的良質な検討としては武井ら(2002)の子どもの非言語的治療に関する 71 例の報告があるが，これも転帰の判定が漠然と「終了時の状態」を基準に行われたとの記載があるだけで，欧米での研究のような明確に数値化された効果判定ツールを用いるという，国際的には当然とされる標準的な手続きを欠いている点で，そのエビデンス度は低く，その技法がどのくらい有益かという課題に対する説得力はあまりない。

子どもを対象とする精神療法の治療効果に関するエビデンスを求める臨床研究はうつ病や不安障害で多く見出される。その中では，子どものうつ病に関しては齊藤ら(2005)による総説がわかりやすくまとめられている。齊藤らはプラセボ対照群あるいは観察群を置いた子どもの大うつ病へ

表 13.1 子どもの不安障害に対する精神療法の改善率の比較

	完遂例の改善率		包括解析による改善率	
	平均値 ± SD	研究数	平均値 ± SD	研究数
個人療法	72.1 ± 14.48	11	57.3 ± 17.42	7
集団療法	66 ± 8.84	12	53.2 ± 7.36	6
子どもに焦点づけた治療	64.1 ± 10.46	12	54.4 ± 12.95	11
家族に焦点づけた治療	76.9 ± 7.88	10	65.2 ± 14.76	9
すべての積極的治療	68.9 ± 11.75	21	55.4 ± 13.43	13
待機リスト（対照群）	12.9 ± 9.8	15	—	—

治療を行った群と対照群の間には有意な改善率の相違がある。

(In-Albon, T., 2007)

の精神療法の治療効果に関する比較試験をまとめた10論文（すべて欧米の論文であり，わが国のものは1本もない）を挙げて検討している。その半分にあたる5論文は認知行動療法に関する研究であり，あとは対人関係療法が3論文，社会技能療法が1論文，愛着行動に重点づけた家族療法が1論文となっており，いずれも対照群より治療効果はあるという結果を得ている。ただこうした研究の常として，これらの研究はいずれも治療期間が精神療法としてはかなり短く，セッションの回数では多くて16セッション，短いものは2セッション，期間的には認知行動療法で概ね8～12週以内，対人関係療法で12～16週間，社会技能療法で3週間，家族療法で12週間であった。

　子どもの不安障害に対する精神療法の治療効果に関しては，In-Albon(2007)が24論文を対象にメタ解析を行っている（表13.1）。それによれば，いずれも認知行動療法を組み込んだ治療で，その効果は明確であり，数年間のフォローアップでも効果は維持されているとしている。また，個人療法として行うか集団療法とするか，個人に焦点を当てるか家族に当てるかといった構造の相違による有意な改善率の違いはないとしている。一方，Barringtonら(2005)は子どもの不安障害に対する認知行動療法と通

常の治療との比較を 7 〜 14 歳までの 54 症例で行い，両者に有意な差がないという結果を示しているが，この結論はかなり少数派といわざるをえない。

　以上いくつかの例を挙げてみた EBM に裏打ちされた精神療法とは，結局のところ，エビデンスを生みやすい具体的・実際的な治療目標を持ち，この目標に向けた変化を敏感に数値化して表現することのできる心理検査，身体的検査，あるいは質問紙などの指標を見出すことのできた精神療法のことであると思えてならない。認知行動療法はそれに成功した典型的な技法の一つであり，精神分析や力動的精神療法は具体的・実際的な目標とその数値化を担う指標という二つのアイテムを備えることに今のところ失敗している技法の代表といわざるをえない。だが，それが両者の価値を決定する絶対的根拠であり，前者が真の精神療法であり，後者はいまや地に落ちた過去の偶像にすぎないと結論づけてしまうのは早計といってよいだろう。

　今一度 AACAP の公式見解を注目してみよう (AACAP, 1998b)。精神療法とは，児童精神科医のあらゆる診療活動あるいは臨床姿勢を貫いて，常に存在し，常に支え続けている脊椎動物の脊柱のようなものであるというメッセージが伝わってこないだろうか。そして，患児と治療者の間に展開する治療関係が意味する「関係性」の質と量を冷静に評価し，それを患児の症状改善とより健全なパーソナリティ形成に利用するとともに，それらの営みを「発達」という時間軸で整理して理解することができるという点に，児童精神科医としての独自性と専門性の根拠があるのではないだろうか。

　したがって，精神療法は治療技法であるとともに，児童精神科医の感覚そのものでもあり，それを精神療法のある一技法にすべて担わせるのは無理といわざるをえない。例えば認知行動療法の行動水準での問題解決をめぐる評価と治療の両者にわたる技法と，力動的精神療法が提供する関係性や心理的発達についての深い理解と，遊戯療法が提供する遊び本来の癒しの力と創造性に対する柔軟な信頼と，集団精神療法や心理教育の体系が提供する集団力動のダイナミックな展開に調和し，その治癒促進力を高める

ことのできる技能と，家族療法が提供する家族機能や家族メンバーの相互作用をシステム論的な体系の中で理解し家族を支持する感覚などは，いずれも児童精神科医の能力にとって欠くことのできない必須の要素である。

結局のところ，児童精神科医にとって精神療法とは折衷的なものとならざるをえない。個々の児童精神科医は上記のような多様な精神療法の思想と技法の両者を積極的に学ぶことを通じて，自分に特有な混合比で折衷した独自の精神療法の体系を確立すべきである。しかも，その精神療法が独善的で自己愛的な閉じた体系とならないために，臨床経験と新たな客観的情報と，それらをつなぎ，かつまとめ上げる自らの思考によって常に修正され続けるものでなければならないだろう。

Ⅳ. 今児童精神科医がなすべきこと

以上のような子どもの精神療法の概観から見えてくる世界の片鱗を，いまこの課題に対して児童精神科医は何をなすべきかという問いとそれへの回答として述べておきたい。

フォーク歌手の高田渡(2001)がその自伝的著書の中で「その時代その時代には必ず流行があるものだが，少なくとも昔は個人個人が自分の色彩感覚を持っていた。……今はたぶん目先の時代なのだと思う」と20世紀末から21世紀の開始期にかけての時代性を述懐しているとおり，まさに目先の成果を上げないと存在意義を認められないという時代を精神医療も間違いなく迎えている。これはこの時代に精神療法がどうしたら生き抜けるのかという問題なのである。

そこで筆者は，子どもの精神療法はこの問題に二つの目標を掲げて取り組むべきだと考える。その第一は，「現在直面している問題の解決を目指す」という時代性に合わせた目標である。まさに「目先の時代」である現在の精神療法の目標とは，目先の課題に焦点を当て，一つ一つ問題を克服していくことを通じて，技法としての有用性を証明することに取り組むということに他ならない。このような現実的な目標は，実は決して目先だけ

を見ているものというわけではないと筆者は考える。個々の行動の適応的に修正された方向づけが成功すれば，それだけ偏りを修正された行動を反復することができるようになり，いずれは健全かつ個性的なパーソナリティの成熟に寄与することができる可能性も増してくることだろう。認知行動療法や行動療法，あるいはシステム論的家族療法などはこの目標に適合しやすい精神療法といってよいのだろう。

　そして忘れてはならない精神療法の第二の目標とは，患児が自分らしく生きることの受容を目指す苦難に満ちた経過を一貫して支えることである。このことは，治療者の持続的な支えと支援のもとで，患児が内的葛藤に取り組む反復的な経験を積み重ねるということに他ならない。このようにして，現実と向かい合うことを実際にも内的にも反復することで，個人として存在しうる「個体化」の過程を歩むことができ，自己の独自な存在をそのまま受容できるパーソナリティの成熟に近づいていくことができるのである。このようなパーソナリティ発達の展開過程に精神療法として関与する方法とたどるべき道筋を明確に提示できるという意味では，認知行動療法や行動療法だけではもの足らず，力動的精神療法各派の考え方やシステム論的家族療法の思想などを組み込む必要性は大いにある。

　精神療法は，目先の具体的目標を達成する戦術や技法を提供することで，EBM下の精神科医療においても，その存在意義が認められている。その一方で，独立した存在としての自己をそれなりに「在って良い存在」として受容したパーソナリティ形成を個々の患児ができるよう一貫して支援するという，EBMではその意義を証明しきれない精神療法の存在意義も臨床的には非常に大きいことを忘れてはならないだろう。これら二つの目標を持つ精神療法は児童精神科医にとって必須の素養であり，かつ学習だけでは獲得しきれないという意味で「資質」の領域に踏み込んだものでもある。精神科医はその歩みの早期から，そして生涯を通じて，いくつかの体系化した精神療法の学習とそれをめぐる臨床経験の深化に取り組むべきであり，ついには自らの身の丈に合った精神療法の独自な体系に到達することを目指すべきであると筆者は考えている。

第14章 児童精神科における入院治療

はじめに

　児童精神科入院治療は現在でも決して国民の身近に存在し，必要なら容易に選択可能な治療とはなっていない。現在でも子どもに特化された精神科入院治療を提供できる医療機関は30病院に届かず，当然ながら1病院も存在しない県が半数以上に及ぶ。これらの子どもの精神科入院治療に専門性を持つ医療機関のほぼすべては全国児童青年精神科医療施設協議会（全児協）の正会員機関である。しかし，現状ではこれらの病院間でも治療思想は様々であり，必ずしも共通の基盤で診療を行っているわけではない。筆者は国立国府台病院（現在の国立国際医療研究センター国府台病院）児童精神科で1979年から児童精神科医師として子どもの入院治療に関与してきた。以下では，その経験の中で筆者が獲得した子どもの精神科入院治療論の概観である。

I. 児童精神科入院治療の適応

　筆者は児童精神科の入院治療について，その適応を以下のような4項目にまとめてとらえている。第一の入院適応は，急性症状の深刻化への危機介入が必要な場合である。これは希死念慮や自殺行動の深刻化，その結

果として自殺の切迫性が生じている状態，家庭内暴力の激しさに家族が耐えがたいほど深刻化したり，家庭内暴力による家庭生活の破綻状況が長期にわたって続く場合，強迫症状による制縛状態や家族の巻き込みの深刻化が進んだ場合などである。

　第二の入院適応は，非社会的症状の長期化への介入が必要な場合である。これは主として不登校状態やひきこもり状態の遷延化が進んだ場合や，義務教育期間の残り時間がわずかになってくるなどの理由で，今後の治療・支援の困難性が際立って高くなると予測できる場合などである。

　第三の入院適応は，家庭の保護・支持機能に重大な問題がある場合である。身体的虐待，心理的虐待，性的虐待やネグレクトが行われている家族の中で精神疾患に追い込まれた子どもを入院させる場合がその典型である。これには児童相談所との連携のもとで，医療として必要な援助を医療機関が担うことになる。

　そして第四の入院適応は，外来では診断確定・治療方針決定が難しい場合である。これはやや副次的な水準の適応であり，他の3適応のどれかと重なり合うことで入院の必要性を医師が感じるという場合が多い。

II. 入院治療の構造

　治療構造は，入院治療に導入された子どもを守り彼らの成長を保障する保護的な場を意味するとともに，それは治療環境を守る枠組みを意味し，治療の推進力そのものでもある。すなわち，治療構造とは入院治療を成立せしめる主要因に他ならない。筆者は入院治療の構造をひとまず以下のような諸要因の集合体としてとらえておくべきと考えている。これらは決して，そのうちの一種類の要因だけで治療が形作られ推し進められるというものではなく，互いに影響を与え合いながら，総体として子どもの抱えた症状形成をはじめとする悪循環を改善させ，子どもの心身を育み，家族との関係性を修正する力となるのではないだろうか。

1. 病棟の物理的・社会的構造

　児童精神科入院治療の治療構造の第一に挙げたのは「病棟の物理的・社会的構造」である。病棟の物理的構造とは建物や設備の特徴のことであり，その第一は「その病棟は精神病床かあるいは一般病床か」という点である。この違いは生活の枠組みや入院仲間の特性など多くの違いを生み，入院治療の内容を決定する重要な要因となる。物理的構造の第二は「その病棟は精神科開放病棟かそれとも閉鎖病棟か」という問題である。入院する子どもの病態の違いや，入院経路の違い，あるいは入院生活の枠組みの広さとその硬軟といったいくつかの点で両者には無視できない相違がある。そして物理的構造の第三は「児童精神科の専用病棟かそれとも精神科成人部門を含む他の診療科との混合病棟か」という問題である。これは精神科の開放病棟か否かという構造の違いよりも大きな影響を，入院児の病態や疾病構造，あるいは入院生活の内容に及ぼすことになるであろう。

　次に病棟の社会的構造であるが，これには様々な切り口があると思われる。そこで，ここでは基本的な法律との関係から規定される構造と考えておきたい。例えば，児童精神科の入院治療においても，そこが精神病床である以上，精神保健福祉法の規定する治療手続きや枠組みはすべて遵守しなければならない。個室や保護室の施錠や身体抑制が患児の保護を目的に行われることは児童精神科医療においても決して珍しくないが，こうした患児の人権の一時的な制限はあくまで精神保健福祉法の規定と手順にしたがって行うべきであり，「子どものため」という感情論や道徳論のみでそれに代わりうると考えるのは危険であるといえよう。また，児童福祉法に基づく子どもの保護のための処遇に可能な限り協力する必要があると同時に，児童福祉法に基づく子どもの保護を医療側から児童相談所に求めることもしばしば生じる事態である。もちろん虐待防止法が規定するように，虐待を察知したら医療機関は児童相談所に通告する義務を負っており，児童相談所と共同で被虐待児の保護と治療に取り組むことが求められている。これらの法律によって児童精神科病棟は地域社会とつながり，社会に規定されていると考えることができるのである。

2. 治療技法

　いうまでもなく治療技法とは治療を規定する最も中心的な要因であることに間違いはないが，筆者は児童精神科の入院治療が決して治療技法だけで成立するものではないことを強調したい。各治療技法は子どもを症状改善に向かわせる独特な機能を体系化したものであるが，子どもの心の疾患を癒し，かつ心の発達に寄与するには，治療技法の適用だけでは十分とはいえない。治療技法に，治療構造の他の要因を有効に組み合わせることで，はじめて子どもの心を癒し育む治療環境は成立するのであると筆者は考えている。

　筆者が所属した現在の国立国際医療研究センター国府台病院の児童精神科病棟での入院治療で実際に行われている治療技法は，以下のように多岐にわたっており，実際にはそのいくつかを組み合わせる形で実施されている。

- 個人精神療法（認知行動療法，遊戯療法，力動的精神療法など）
- 集団療法（男女別の思春期グループ，病棟ミーティング，SSTなど）
- 身体的治療（薬物療法，摂食障害への強制的栄養補給など）
- 家族への介入（親ガイダンス，病棟家族会，心理教育，ペアレント・トレーニング，家族療法など）
- 環境療法（擬似家族的関係性，規律ある生活，隔離・身体抑制など）
- 治療教育（病院内学級における教育活動，原籍校との連携など）
- 活動療法（遠足，スポーツ大会，夏季キャンプ，クリスマス会などの病棟行事）

　こうして治療技法を並べていると，筆者は次のような思いがわき上がるのを禁じえない。すなわち，「結局のところ児童精神科医療における入院治療とは，治療者側が持てるもののすべてを投入して，子どもの心の保護，回復，そして発達に寄与しようとする心意気と覚悟に拠るところが大きな，精神医学的医療技術の特異的領域である」と。

3. 治療スタッフ

治療スタッフは治療構造の中で以下のような機能を持つことで治療の主要因の一つとなる。

第一に，治療環境に加わっている多職種の大人は，社会的に安全かつ堅固な保護的シェルターを子どもに提供するとともに，子どもの行動の安全性を確保する枠組みの穏やかで柔軟な，しかし断固とした執行者たらねばならない。

第二に，治療スタッフは，各職種の医療活動を通じて，思春期患児の高まった両価性の矢面に立たねばならない。すなわち拒みながら求める，怒りながら甘える，あるいは依存しながら憎むといった子どもの両価的な心性を，「嫌わず，憎まず，たじろがず」といったセンスで受けて立つということである。この「受けて立つ」ということは，決して子どもをねじ伏せることではなく，子どもとともにその状況を生き延びるということを意味している。

第三に，思春期年代では，健康度の高い子どもにも転移の分裂が生じやすく，治療スタッフを「よい人」と「悪い人」に分裂させてコントロールしようとする。治療スタッフはこれに耐えて，常にチームの統合性を保持しなければならない。そのためには複数の職種のスタッフが集まった大小の規模の事例検討を繰り返し行っていく必要がある。

第四に，治療スタッフとは子どもの心の発達過程における過渡的・中間的対象として，子どもの日々の活動への良き参加者，彼らの苦悩の柔軟な受容器，そして彼らの成長の感性豊かな伴走者たらんとする者でなければならない。

そして第五に，治療チームは，子どもが大人との関係を通じて取り入れていくことのできる適応的な自我機能の素材を提供し続ける存在でなければならない。

4. 仲間集団

仲間集団は入院治療における重要な推進要因であるとともに，ときに重

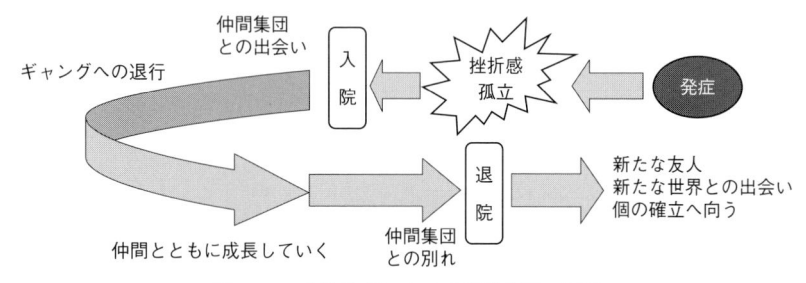

254　第三部　子どもの心の治療（精神療法を中心に）

図14.1　入院治療における仲間体験の展開

大な妨害要因ともなりうる大切な治療構造の一つである。仲間集団は，入院したばかりの子どもに，精神疾患発症前後の学校における葛藤を再現させ，入院治療の最初のハードルとなる。やがて，同性仲間集団との再会は，男子にギャング（gang）への退行を，女子に二人組への執着を生じさせ，かつての葛藤と直面させることになる。このギャングの集団性を通じた不安の軽減と迫力の獲得を経て，女子の二人組に典型的なチャム（chum）的な親友の獲得へと進み，さらに意見の異なる仲間と議論する喜びに没頭するピア（peer）的な仲間集団へと発達していく過程に援けられ，児童思春期の子どもの自我機能とパーソナリティは成熟していく。

　しかし，自然発生的な仲間集団は，イジメを発生させたり，過剰に大人への反抗心を醸成したり，容認しがたい行動化を刺激するという側面を必ず持っているものである。入院治療における仲間集団が，学校の教室環境に比べ相対的に多数存在する大人（すなわち治療スタッフ）による介入に援けられながら，互いの成長を支え合えるような機能を持った集団へと変化していくとき，そのプロセスそのものが治療的といえるのではないだろうか。入院前の子どもは強い挫折感と孤立感を持ちながら，仲間関係から遠く離れた位置に存在せざるをえなくなっていた場合が多い。そのような子どもが入院によって新たな仲間集団と出会うと，遅かれ早かれギャング的な仲間集団活動に合流する退行が生じる。入院治療の進行の中で，子どもの自我は仲間集団とともに発達し，ついにはギャングの質が変化し始めるときを迎え，年齢相応の仲間体験が可能な自我機能を獲得し，本来の社

会的な場へと向かうために退院していくという経過は，入院治療の成果の一つといえる（図14.1）。

5. 病棟規則

病棟規則をはじめとする様々な取り決めは，入院児の安全と，治療側の恒常性を確保するうえで必須である。しかしながら，規則は子どもの行動を統制しようとする機能を持っているため，必然的に子ども，特に思春期年代の子どもが必然的に持つ「主体性を奪われる恐れ」を刺激し，反抗の対象となるのである。子どもの，あるいは子ども集団の規則への挑戦と反発に対して，治療スタッフが受容と制限のタイミングよい処方を行うことで，枠組みは治療のための力強いアイテムとなる。この「受容と制限のバランスよい処方」とは，患者－スタッフ間の関係性の観点からいえば，子どもたちに「押され押されて押し返す，押され押されて押し返す」という反復作業を，希望を失わずに引き受けることに他ならず，辛抱強く柔軟なスタッフが存在してはじめて実現しうるものである。

一方，注意欠如・多動性障害（ADHD）や広汎性発達障害（PDD）など発達障害の子どもには，上記のような神経症水準の子どもの入院治療における枠組みをめぐる治療スタッフの柔軟な姿勢とは異なる姿勢が必要となる。すなわち規則などの枠組みは，発達障害の子どもに何を行うべきか，何を行ってはならないかを明確に示す「安全のための行動指針」という機能を発揮しなければならない。さらに，発達障害の子どものためには，規則をはじめとする枠組みはできるだけ具体的な表現でなければならず，病棟内に明確に掲示され，例外は必要最小限にとどめ，変更は前もってわかりやすく予告するという姿勢が必要である。

III. 入院治療の時間経過

入院治療とは，当然ながら時間軸に沿って展開していくものである。もちろん個々の子どもはすべて異なった展開を示すものであるが，それらを

いくつかの典型的な経過に類型化して整理してみることは，個々の子どもの疾患特性とは別に，治療の進展に応じて治療的介入を調整し，組み立てを適合させていくうえで，大いに役立つ視点であると筆者は考えている。ここでは，時間経過の類型として「過剰適応型経過」「受動型経過」「衝動型経過」の3経過を採用し，各々の「導入期」「作業期」「終結期」の特徴を挙げておきたい。

1. 過剰適応型経過

このタイプの「導入期」は，過剰適応的な平気さの強調や強がりが目立つ時期であり，それはしばしば大人の目には生意気な印象やプレッシャーに強そうな印象を与えることになる。しかし，そのような生意気そうな印象もしっかり者らしさも，治療スタッフは背景に潜む繊細な傷つきやすさを心得て，そのまま受容しサポートしなければならない。そのような姿勢は，紛れもなく虚勢を張った砂上の楼閣にすぎず，その背後には間違いなく傷つきやすくデリケートな心性が隠されている。これこそ，その子どもが現実生活で行き詰まり挫折した過剰適応的姿勢の再現に他ならない。

このタイプの子どもは，「作業期」に入ると仲間とともに活動性が亢進していき，大人への挑戦と反抗が開花する時期を迎える。これは子ども自身の超自我不安への挑戦に他ならず，治療スタッフはこのような反抗を受け止め，胸を貸し，迫力を増す彼らの要求や挑戦に押され押されながら，いずれ押し返すためのタイミングを計りつつ子どもの横を伴走し続ける。子どもが押し返され制限されることに耐えられるタイミングに至ったと感じたら，治療スタッフは制限を実行する。こうした支持されつつ処方される制限との直面こそ，彼らを鍛え，超自我不安に圧倒されない自我機能を育てることができると筆者は考えている。

やがて「終結期」を迎えると，子どもは退院後の進路を考え始め，ギャング的な騒々しい団結よりも，将来を語り合い別れを惜しむしんみりとした仲間やスタッフとの関係（仲間関係としてはチャム，およびピアの色を濃くし始めた関係性）が優勢になっていく。そして現実との直面の時を迎

え，入院生活への入れ込みは急速に脱充当されることになる。治療スタッフはこのような子どもの作業を温かい視線で支え続け，静かに別れのときを迎える。

2. 受動型経過

受動型の経過における「導入期」は，実生活でそうだったように，圧倒されることへの過敏性と警戒心，そしてそのような環境の迫力に圧倒され萎縮した姿勢が目立つ段階である。この時期には治療スタッフはひたすら子どもを保護し，支え，彼らのささやかな活動性の表現を敏感にとらえ評価する姿勢を意識しなければならない段階である。

やがて，いくぶんでも親離れが実現してくると，入院生活の現実と取り組む「作業期」に入っていくことになる。この段階では受動型の子どもも，その多くが大人の保護下を出ようとする挑戦を，合流した仲間集団の勢いに後押しされながら，たとえささやかではあっても見せてくれる段階である。

「終結期」に入り社会的現実と直面することになった受動的な子どもは，再び無力感が高まる経験をすることになるが，かつて情緒的に追いつめられていった経過とは異なり，今度は親や治療スタッフ，そして仲間集団に支えられながら希望を持って通過していくことができるはずである。

3. 衝動型経過

衝動型の子どもの「導入期」は，しばしばその馴れ馴れしさ，あるいは境界の感覚の乏しい他者への接近が目立つことが特徴といえよう。またこの型の子どもには，入院後まもなくから攻撃行動や自傷行為などの行動化が出現することも珍しくない。これは，過剰適応型における強気な姿勢の後ろの傷つきやすさ，あるいは受動型の萎縮した心とは明らかに異なり，体質レベルの衝動性の高さ，あるいは早期の逆境的養育環境との相互作用から形成された愛着障害から発展した強い空虚感と見捨てられ抑うつに由来するものと考えられる。こうした反応に対して治療スタッフは，早期か

ら穏やか，かつゆるぎない姿勢で行動化をとどめ，子どもの行動を統制することに努めることを通じて，それ以上自己の心身を傷つけることから強力に保護する必要がある。治療スタッフが早期から「保護と制限」の処方に特に心を砕かねばならないというのが，この型の導入期の際立った特徴である。

「作業期」に入った子どもは，行動化をさらに頻発するようになるのが普通である。治療スタッフは，子どもからの「分裂」という防衛機制に基づく対象コントロールや，それに反応した自らの逆転移的な感情（子どもへの嫌悪感や怒り，そして子どもへの同一化やその理想化）に混乱することなく，行動化への言語的あるいは物理的制限と，望ましい行動や反応への支持と賞賛を一貫して提供し続ける必要がある。こうした治療スタッフの姿勢はやがて子どもの心に取り入れられ内在化していくことが期待できる。

やがて入院治療の「終結期」がやってくるが，その段階では衝動型の子どもも，すでにその衝動性を以前よりは統制できるようになっている。少なくとも直接的な対象攻撃や自己破壊行動で表現せずにすませることが可能になっているはずである。しかし，別れと新たな生活が近づき現実と直面し始めると，衝動型の子どもは不安と当惑を持って自らの「衝動性」と直面する局面を迎える。治療スタッフは以前よりずっと衝動コントロールが上手になったことを支持的に伝えたり，適切な適応的行動に対しては惜しむことなく賞賛したりするとともに，それでも生じてくる衝動的な言動（以前のような直接的暴力ではなくなっている）に対しては言語によって制限しながら，子どもがほどほどに良好な自己像を形成する手助けをする必要がある。

IV. 入院治療モデル

前項で示した入院治療の時間経過が治療を貫く縦軸であるとすれば，横軸にあたるものが本項で述べる入院治療モデルである。入院治療モデルは

基本的には各疾患による治療の特異性によって規定されるべきであるが，それではあまりに膨大な種類のモデルを作成しなければならなくなり，合理的とはいえない。そこで，ここでは筆者がその臨床経験から典型的経過として選び出した不安・恐怖モデル，強迫モデル，ヒステリー・モデル，愛着障害／境界例モデル，発達障害モデル，精神病モデルの6種類の治療モデルを挙げて解説したい。

1. 不安・恐怖モデル

不安・恐怖モデルの主な適応対象は，全般性不安障害，分離不安障害，社会恐怖などの不安障害が主な疾患である。

この治療モデルはもともと不登校の子どもの入院治療を通じて筆者がイメージしてきたもので，その意味でこの治療モデルは単に不安・恐怖症状の克服というだけでなく，一度は挫折してひきこもった子どもが「ひきこもりから外の世界へ」という課題に恐る恐る直面し始め，やがて実際に社会へと踏み出していくまでのプロセスを支えるサポート技法ということができる。これは内面的には，不安・恐怖症状に圧倒され家庭にひきこもる子どもの背景にある強大な超自我不安を緩和し，自己同一性と理想に支えられたバランスよい柔軟な自己の確立を支援するプロセスに他ならない。この治療モデルにおいては特に仲間集団の意義が大きい。不登校状態にある子どもは，イジメをはじめとする様々な原因によって仲間集団の活動に挫折し孤立した子どもであるといえる。したがって，この治療モデルの適応となる子どもは，仲間集団を嫌悪し恐れるという面を必ず持っているものである。

不登校状態にはない不安障害の子どもにおいても，多くは何らかの仲間集団に対する違和感を，例えば対人緊張，仲間の前で失敗し恥をかくことを恐れる予期不安，過度の内気さ・恥ずかしがりやといった形で示している。入院生活は，このような子どもが苦手なはずの仲間集団の真只中に飛び込むという側面を持っている。彼らが仲間集団と出会い，それと折り合い，そして仲間とともに幼児期由来の強大な超自我不安を克服し，より自

由な内的世界を獲得する作業に取り組み始めること，この作業を支援することこそ，不安・恐怖モデルの入院治療に関わる治療スタッフの主な活動目標であるといえよう。

2. 強迫モデル（摂食障害を含む）

　強迫モデルの主な適応対象は，強迫性障害（OCD）の重症例や神経性無食欲症（AnN）である。OCDは自己の生々しい性的ないし攻撃的な衝動や願望を隠蔽し，AnNは食欲と同一視された依存欲求と，それが与えられなかったこと，あるいはその欲求を自ら強く抑制したこと（いずれも幼い年代の状況を反映している）に対する強い怒りを隠蔽し，どちらも反動形成的に正反対の清潔さや秩序（OCDの場合），あるいは活動性とそれに伴う過度の自己統制（AnNの場合）を前面に出している疾患と理解できる。そしてどちらも，自己の内的衝動への強い否認と，退行的で自己愛的な肥大した自己像へのしがみつきが優勢な病態でもある。

　強迫モデルは，受容的な観察期間の後に，暴走する症状への他者の巻き込みや，あるいは症状そのものの悪化に対する，治療スタッフによる様々な形態の抑制（暴走ないし悪循環をとどめ保護すること）が，重要な治療の転回点となるところにその特徴がある。なお，この抑制の形態にはスタッフとの約束，個室施錠，身体拘束など様々な形がある。このような制限を処方するタイミングはケース・バイ・ケースではあるが，例えば入院後も拡大する強迫儀式への他者の巻き込みが子どもとスタッフとの関係を煮詰まらせているとき，あるいはあの手この手で頑固に継続する拒食行動がいっこうに収まらないとき，一定の準備的期間の後に，それらの症状的行動に歯止めを加えるといった呼吸で実施することになるだろう。

　このような意味での抑制は病的な自己愛の暴走をとどめ，「まだ君は子どもだから，自分で決めなくてもいいんだよ」「大人に任せておいていいのだよ」と抱えとめることに他ならない。そしてこの抑制によって始まる次の局面は，子どもにとっては多かれ少なかれ幼児から思春期までの発達過程の「やりなおし」であり，治療スタッフや親の側からすれば「再養

育」という性格を持つ段階になる。このような退行的な作業の中で育てられるべきは，健全な自己愛に支えられた「本当の自分」である。

　この治療モデルは，OCD や AnN の子どもが上記のような仕事にある程度成功した結果として，仲間集団に本当の関心を示すようになった段階でその特異な経過の幕を閉じ，そこから先は不安・恐怖モデルと同じような自己の確立へと向うプロセスに合流していくことになるだろう。

3. ヒステリー・モデル

　ヒステリー・モデルの適応対象は，転換性障害や解離性障害の大半である。これらの疾患は依存欲求や怒りといった「（本当の自分の）本当の気持ち」を顕在化させる代わりに身体症状や記憶障害などで表現する病態と理解しておいてもよいだろう。この治療モデルにおいては，子どもの本当の気持ちを保護・支持するために，表面にあらわれ周囲を振り回すヒステリー症状に「騙される」ことに傷つかないという治療スタッフの姿勢が最も大切な治療の推進要因である。騙されたことに対する怒りにまかせて，その症状の疾病利得や，これらの疾患では必ず見え隠れする詐病性を曝露・攻撃するという治療スタッフの反応は，治療を破壊しこそすれ，治療上何の成果も得られないことを忘れてはならない。子どもの転換症状や解離症状が身体疾患の回復過程に準じて回復していくことを，治療スタッフは「本当の自分」の修復過程であると理解し，かつそれを口にせず，伴走するように焦ることのない支援を継続することが大切である。

4. 愛着障害／境界例モデル

　愛着障害／境界例モデルの適応対象は，空虚感や孤立感に耐えられず，攻撃性（背景に強い「怒り」）と自己破壊性（同じく「見捨てられ抑うつ」）の間を激しく動揺するといった病態である。この治療モデルは被虐待体験と関連の深い反応性愛着障害や，その思春期版ともいえる境界性パーソナリティ障害（18歳未満でもそれが最も適切な疾患概念なら診断可能）をはじめとする多くの精神疾患のうち境界水準の病態（それを持つ

ケースという意味では「境界例」）を適応対象として想定している。

　この治療モデルがふさわしい子どもは，依存欲求と怒りが（両価性を抱えるという意味での）緩衝帯における調整を経ることなくそのまま表現されること，良いスタッフと悪いスタッフへの対象分裂がさかんに生じること，著しく孤独に耐えられないこと，そのため依存対象にしがみつくこと，拒まれることに耐えられず，依存対象を振り回し支配しようとすることなど，対応の難しい特性を持っており，本人と治療スタッフの双方にとって，治療を進めるうえで直面する課題が山積みの治療モデルである。

　このため，治療スタッフは十分な受容・支持と限界設定という矛盾した役割をバランスよく引き受け，治療構造をゆるぎなく維持するという困難な役割を担い，そのことを通じて子どもが対象破壊と自己破壊の両者から保護され，自己価値，すなわち存在を祝福されている事実に気づき，肯定的自己像の形成に向かえるような治療環境を作り出さねばならない。すなわち，この治療モデルが成立するために必須の要因とは，動じすぎることも無関心すぎることもない母性と，しなやかで自己愛的すぎない父性を併せ持ち，しかもチームとしての統合性を失うことなく子どもの治療経過に関わり続ける，一貫した具体的対象としての治療スタッフの存在なのである。筆者は，この治療モデルに準じた治療の経験を通じて，10代前半の境界例はその年代できちんと対応すれば，大人の境界性パーソナリティ障害へ展開することをある程度止めうるのではないかと感じるに至った。

5. 発達障害モデル

　発達障害モデルの適応対象は，注意欠如・多動性障害（ADHD）やアスペルガー症候群（AS）の水準の，いわゆる軽症高機能発達障害であり，その主な病態は，各疾患に特有な神経心理学的認知機能障害に基づく対人関係や社会性の問題と，それに由来する不適応状態の深刻化であるといってよいだろう。すなわち，環境が求めるものが理解できない，あるいは環境の望むようにふるまえないことへの困惑と混乱，その結果としての自尊心の低下と他者の評価に対する被害的過敏さの亢進などが，問題行動と精

神症状の出現およびその深刻化に関わっているのである。

　この治療モデルは，物理的構造，人間関係，日課および病棟規則などを，ADHDやASの各疾患に応じた認知しやすいものへと構造化することにその特徴がある。また，メッセージの伝達法にも疾患特有な工夫，例えばADHDには衝動を統制した望ましい行動の賞賛と望ましくない行動の無視，ASには他者の気持ちの伝達などに視覚刺激を上手に利用するなどの技法上の工夫がなされるべきだろう。

6. 精神病モデル

　精神病モデルの適応対象は，統合失調症，双極性障害，非定型精神病などによる精神病状態である。急性期の危機介入は青年期以降の対応と何ら変わるところはない。急性期精神病の子どもにとって，同年代の子どもだけで構成される児童思春期病棟の生活は刺激が強すぎるという側面があることを，治療スタッフは知っていなければならない。実際に筆者の臨床経験では，急性期精神病の中学生は大人の精神科病棟での入院治療を選択する場合が多かった。しかし亜急性期や慢性期に至り，子どもの家庭復帰や学校復帰のための準備，あるいは学校不適応がすでに生じている場合のリハビリテーションを目的とした入院治療においては，院内学級と連携して支援することができ，同年代の仲間関係にも参加できる児童精神科病棟の利用が望ましくなると筆者は考えている。

おわりに

　最後に，筆者が児童精神科における入院治療の際立った特徴であると考えているいくつかの項目を箇条書きの形で挙げ，本章のまとめとしたい。

① 患児への治療介入は，成人に比べ非言語的交流が中心となることが多い。思春期の高まった両価性はしばしば言語的交流を阻む要因である。

② 親の支持機能を引き出し，親を支えることを常に心がける。いたずらに親に批判的とならないことが肝要である。
③ 治療スタッフは各職種の医療活動を通じて，思春期患児の高まった両価性の矢面に立ち，彼らの依存と反発に対して，受容と制限を処方しつつ子どもに伴走する。
④ 思春期患児の仲間集団の形成とその活動を支え治療的に利用する。
⑤ 段階的な学校教育との再会を支持する（院内学級利用など）。
⑥ 治療スタッフには，他職種と連携し，患児の問題解決と発達を息長く見守ることのできる柔軟さと適度な楽観主義が求められる。

第15章 子どもの強迫性障害への力動的精神療法の意義

はじめに

強迫性障害（OCD）に対する精神療法は，Sigmund Freud の症例研究（「ねずみ男」や「狼男」）でも取り扱われているように，長い間精神分析的，あるいは力動的精神療法の対象として扱われてきた。しかし，現代力動精神医学のコンセンサスを提示していると理解されている Gabbard の教科書(1994)では，「しかも強迫性障害患者の症状は，精神分析療法や洞察中心の精神療法ではやはり直りにくいことも明らかになった」との見解を記載している。この事情は子どもの OCD においてもまったく同様であり，英国の Rutter らの児童青年精神医学の教科書で Rapoport ら(2002)は，心理社会的治療として力動的精神療法についてはまったく触れていないし，米国の Lewis(2002)の教科書や Wiener ら(2004)の教科書でも，子どもの OCD の症状の改善や OCD そのものの治癒に力動的精神療法が有意義であるか否かについては否定的な記載がなされている。

しかし Gabbard(1994)は一般に，OCD に対する力動的評価を行うことの重要性を強調しつつ，「精神力動的治療は症状から二次的に派生した対人関係の問題と取り組む際にのみ有効な療法かもしれない」（訳書 pp.89〜90）と述べ，服薬に対する抵抗を改善しえた事例を記載している。米国児童青年精神医学会（AACAP）が 1998 年に発表した OCD の

診断と治療に関する practice parameters では，認知行動療法以外の精神療法は OCD の中核症状への効果のエビデンスはないものの，社会的な対処法を教え，自律的自己統制の感覚を促進し，不安や抑うつ気分を改善するのに役立ち，さらには友人関係や家族関係の改善をもたらす可能性を示唆している (AACAP, 1998d)。同じように Lewis の教科書でも，Towbin ら(2002)は力動的精神療法が家族機能障害による不安定さ，自尊心の低下，不適切な期待などの OCD から派生する反応や葛藤の治療に関しては有意義である可能性を示唆している。Wiener の教科書で Freeman ら(2004)は Towbin らとほぼ同様の見解を示すとともに，行動療法や薬物療法のように子どもの OCD 症状を直接ターゲットにした治療に対するアドヒアランスを上昇させるために力動的精神療法が役立つと記載している。

以上のような指摘からは，限定つきながらも力動的精神療法の存在意義がこの領域にもあるという筆者の感覚とも近いものであり，本章ではこうした観点から，子どもの OCD 治療における力動的精神療法の意義とその適用法について，あくまで臨床応用という文脈の範囲で検討していきたい。

I. 外来治療における力動的精神療法

ある状況や年代における強迫性の顕在化には，生物学的要因の関与に加えて，家族や学校を中心とする環境的ストレス要因の出現，プレアドレッセンス (10 〜 12 歳頃の年代) の内的衝動の亢進とそこから派生する葛藤に対する防衛ないし対応策などの心理社会的要因が複合的に関与しているものと思われる。したがって，OCD 治療とはこれら諸要因に対応した薬物療法，個人および集団精神療法，親ガイダンスや家族療法などの身体的治療と心理社会的治療とを組み合わせて行われるべきものである。

その中にあって外来治療における精神療法は，しばしば親の都合，子どもの都合，そして医療機関の事情などに規定され，通院間隔や 1 回の診療時間の制限を受けることになり，技法的にも構造的にも折衷的とならざるをえないのが現状である。もちろん機関によっては医師と精神療法のセ

ラピストを分離したA–Tスプリットの構造が可能であろうし，その場合には例えば遊戯療法のような何らかの技法で一貫させた精神療法も実施できるだろう。しかし現実には多くの外来診療の場合，支持的精神療法，クライアント中心療法的な遊戯療法，洞察を目指した力動的精神療法（子どもでは遊びを媒介とする象徴的表現と相互交流を用いた遊戯療法的な形態をとる），様々な表現的精神療法，行動療法すなわち曝露反応妨害法（ERP）など精神療法の各技法を時間系列に沿って配置したり，あるいは同時にいくつかを混合して，個々の症例の特性に応じた介入を組み立てている。結局のところ精神療法的折衷性とは，このような個々の患児の特性とニードに応じたテーラーメイドな治療を現実的かつ柔軟に組み立てるという治療姿勢に他ならず，患児と治療者の間の相互作用に注目しつつ，一つの精神療法技法の公式やドグマに拘束されることなく，患児が強迫症状やそれに規定された二次性障害を克服する作業過程に寄与しようとする姿勢といってよいだろう。

　以下の症例は，心理職のセラピストが遊戯療法を担当し，筆者が主治医というA–Tスプリットの構造で実施した小学校5年生の女子症例である。この症例に実施した精神療法は，思春期心性に関する力動的な発達論に基づく治療過程の理解を土台とし，クライエント中心療法と自我心理学的児童分析の折衷的な介入姿勢で臨んだ遊戯療法(Haworth, 1990)と，支持的な親ガイダンスを主な介入技法として組み合わせている。

●症例1　A子（初診時小5女子，OCD発症は小5）

　A子は両親と年の離れた妹の4人家族の第1子として生まれた。両親は二人とも非常にまじめで几帳面な性格であり，A子も両親とよく似た性格の子どもであったという。小4で厳しい指導で有名な音楽系のクラブに入部し，小5になってからは10月の地方大会に向けた厳しい練習が続いた。A子は張り切って参加し続けたが，10月の地方大会が終わった直後から教科書やランドセルなど学校関係の物を中心に不潔に感じ始め，学校からの帰宅後は長時間にわたって手を洗い続けるようになった。このため症状があらわれて1ヵ月ほどで児童精

神科を受診し，OCDの診断を受け，薬物療法と遊戯療法へ導入されることになった。

　A子は当初5回ほどの抑制的な行儀のよさが目立つプレイを経て，画用紙を絵の具で塗りたくったりめちゃくちゃな曲線を描いたりするプレイに熱中するようになった。さらに泥んこ遊びを思わせる粘土遊びを始め，やがて粘土で大便を作ったり，セラピストに粘土を塗りつけようとはしゃいだりするようになった。こうした10回ほどのプレイを経て，A子はハウスセットを用い，動物のフィギュアを使ったプレイに入っていった。そこでA子は非常に活発で，激しく，活動的で陽気なキャラクターの人形（A子が扱う）が他の人形たち（セラピストが扱うことが多い）を指図し，思いどおりに動かすという遊びに熱中した。A子の内面が投影されていると思われる活動的なキャラクターの人形は，全体に激しくパワフルな側面を強調されていたが，やがてひどく食いしん坊な特性をあらわすようになり，食べ物を溜め込んだり，他の人形から奪ったりといった行動を示すようになった。

　こうした肛門期的な活動性や口唇欲求をめぐる葛藤がプレイの中のストーリーとして読み取れるような遊びがダイナミックに展開していた頃，実生活ではそれまでよい子で通っていたA子が，授業中しばしば先生の発言の矛盾を指摘したり，揚げ足をとるなど何かと反抗的な姿勢を示すようになっていった。学校でのこの反抗的態度やお転婆ぶりは担任教師を困惑させたが，家庭でも同じように母親に突っかかったり，母親をムキになって批判したりするようになっていった。親ガイダンスを担当した主治医は，両親や担任教師に対して，こうしたA子の変化を「回復過程」や通常の思春期心性の文脈から，そのポジティブな側面を説明することで両者の不安を支え続けた。

　やがて夏休みを経て小6も後半に入った頃から，A子は人形遊びを離れ，セラピストとテニスをしたり，ボールプールに身を横たえて，横にいるセラピストと学校や家庭での出来事などを静かに話し込むようになっていった。その頃には強迫症状はほぼ完全に消え，実生活でも過剰なお転婆ぶりはおさまり，安定した学校生活を送ることができるようになっている。私立中学校受験を終え，志望校に合格したことを報告した最終回のプレイでA子は，最盛期のお転婆を

髣髴(ほうふつ)とさせる激しいボールのやりとりを短時間行った後，セラピストとボールプールに入り，何気ない日常的な出来事を静かに語り合う時間を過ごし，いつものプレイの終了時と同じような淡々とした様子で帰っていった。その後さらに数ヵ月間，親ガイダンスのみが継続した後に，主治医はそれも終了とした。終結時に両親は「変わらなければならなかったのは私たち親のほうだったんですね。そのことを今実感しています」と治療経過を振り返った。

プレアドレッセンス年代（10〜12歳頃）で急性に発症する女子症例を中心に，A子のように精神療法に良好な反応を示す強迫性障害が少なからず存在するという実感を筆者は持っている。しかしその一方で，精神療法はもとより薬物療法にも反応しない，しかも行動療法には拒否的であり，症状改善がなかなか得られないというアドヒアランスの低い症例は，前期アドレッセンス（13〜15歳頃）を中心とする年代の強迫性障害では一般的である。そのような症例にこそ，主治医が持っている治療手段すべてを動員する形で，時間経過に沿って治療構造を修正しつつ，症状改善と自我機能の発達を目指して一貫した支持を続ける折衷的精神療法の精神こそ必須なのではないだろうか。そのような治療は，思春期の終末期まで続く治療経過となることも珍しくはない。

● 症例2　B子（初診時中2女子，OCD発症は中1）

B子は両親と3歳年上の兄，2歳年下の弟との5人家族の長女として出生した。幼児期から学童期に特に問題はない。中学校入学後，毎朝緊張した様子で登校するのが母親には気がかりだったという。中1の冬頃から急に汚れを気にし始め，日に何回もシャワーを浴びたり，しきりに手を洗うようになった。そして中2になると間もなく不登校となり，清めの儀式に母親を暴力的に巻き込むようになっていったため，母親とともに児童精神科を受診している。しかしB子は，その後数年間母親だけを受診させ，治療はいっさい受け入れようとしなかった。

中学卒業後もひきこもりを続けていたB子は，17歳のとき強迫症状のつらさ

を訴え，薬物療法を母親経由で求めてきたため，主治医は薬物療法を試みたが，それへのアドヒアランスは良好ではなかった。その頃から，母親を通じて主治医に進路のアドバイスを求めるなどの動きが見えるようになり，17歳のとき高校に進学した。しかし，2年生の単位まで取得したものの，強迫症状と抑うつ感の高まりから不登校となったB子は，半年ほどひきこもった後に，突然受診を求める電話を主治医によこした。受診した19歳のB子が強迫症状とそれに母親を巻き込む子どもっぽい自分への自己嫌悪を訴えたため，主治医は薬物療法の再契約を行うとともに，力動的精神療法を加味した現実志向的な支持的精神療法を開始した。これ以後，治療にはもっぱらB子が受診するようになっている。

　B子は徐々に情緒的に安定していったが，強迫症状は不変であり，「早く治って就職したい」と繰り返し訴えている。強迫をめぐる感情は頑固に防衛されており，精神療法が深まらないため，主治医は新たに行動療法（ERP）を提案し，B子は1ヵ月ほどERPに取り組んだが，「不潔恐怖がますますひどくなって苦しい」と継続を拒否するため，いったん中止とした。これを境に，B子は自らの性的衝動をめぐる強い不安，排便排尿時に手が性器に触れたのではないかと思うと，不潔感で耐えがたくなり，全身を清めないといられなくなること，汚いのは他人ではなく自分自身であることはわかっていることなどを堰を切ったように語り始めた。

　それを受けて主治医が，不潔恐怖に伴うそれらの感情や心象を，前期思春期（プレアドレッセンスから前期アドレッセンスにかけて）に父親のことを意識し始める女子の一般的心性に関連させた解釈を繰り返すと，やがてB子は，幼稚園の頃，性器をいじっているところを母親に見つけられて叱られたこと，それ以後性器への関心は悪いことと思い考えないように努力したこと，そして中学生になった頃から性器が非常に汚く感じ始め辛かったことなどを，幼い自分を叱った母親への強い怒りとともに想起するようになった。主治医はこのテーマに応じ，前思春期から高まり始めた父親への関心に性的衝動が結びつくことに対する強い恐れと，母親にそのことを気づかれ罰せられることへの恐れというエディプス的課題が不潔恐怖を刺激したことに注目することを繰り返した。

この作業を通じて，家族内に強く縛りつけられていた関心が徐々に外部に向かうようになり，それにつれて不潔恐怖はある程度まで改善していった。20代に入ったB子はパートでの就労にチャレンジを始めた。あるセッションでB子は，最近でも不潔恐怖が気になることはあるが，以前取り組んだERPの課題を自分なりに実践し，儀式を繰り返さないように工夫していると告白したため，治療にERP的な課題を組み込んだ段階へ移っていった。

以上は，筆者が一貫して主治医と精神療法の治療者を担当して，親ガイダンスに始まり，支持的精神療法を経て，ERPにチャレンジしたが，すぐにそれを中断した症例である。筆者は，このERP中断のタイミングで力動的精神療法の要素を組み入れることにした。そのことが強迫症状によって覆われてしまった真の葛藤内容についてのB子の洞察的理解を進行させる展開を示し，症状的にも社会適応的にも改善へ向かうことができた。興味深いのは，そうした改善に伴って，中断したERPの中で経験した強迫的不安に対する統制スキルを自発的に取り入れるようになったことであり，しかもそれをかなり後になって治療者に伝えたことである。この症例で明らかなように，長期にわたって強迫症状が継続する強迫性障害の思春期症例に対する治療的取り組みは，いわば思春期年代全体にわたって発達そのものを支えるという覚悟を関わる者に求めてくる。そしてその作業には，治療開始時点の年代とその後の展開，内的葛藤への取り組み姿勢の変遷，他者との関係性の成熟度の変化などに応じて技法選択を行い，柔軟にその組み合わせを修正していくという折衷的精神療法の観点が欠かせないのである。

II. 入院治療での力動的精神療法

外来治療では症状が改善しないまま，強迫症状への家族の家庭内暴力的巻き込みの深刻化やひきこもりの遷延化などの二次的な問題が深刻化することで家庭生活が行き詰まり，しかも治療にはきわめて拒否的であると

いった状況は，子どものOCD症例の最も一般的な入院理由である。一般に，入院治療に導入されるOCDの子どもの特性は，外来治療に比べより重症で，経過がより長期に及んでおり，しかも治療へのアドヒアランスがきわめて低い傾向を持っている。したがって治療者側から見れば，OCDの入院治療の目的は，症状の重症化・遷延化が及ぼすパーソナリティ形成や社会化に及ぼす悪影響から子どもを保護し，子どもの抵抗を越えて適切な治療を提供することにあり，入院治療の最初の関門はいかに治療へのアドヒアランスの低さを克服するかという点にある。

● 症例3　C（初診時中2男子，OCD発症は小6）

　Cは両親と兄および弟の5人家族の次男として生まれた。成育歴には幼稚園年代に性器を机の角に押しつける幼児期マスターベーションが見られた以外の問題はないが，性格的には自分の思いどおりにする傾向が比較的目立っていたという。小6の冬頃から不潔恐怖に陥り，しきりにシャワーを浴びたり手洗いをしたりするようになった。中1に進学した頃には母親を巻き込み，思いどおりにならないと母親に暴力を振るい，父親や兄弟を遠ざけるようになっている。中2に入ってまもなくよりCは不登校に陥り，終日苛立って母親に乱暴するようになったため，父親に連れられ児童精神科を受診した。OCDの診断で治療開始するも増悪傾向が続くため，中2の1学期半ばに入院治療へと導入された（入院形態は医療保護入院）。

　入院後も連日母親を面会に呼びつけ，家庭で示していたのと同じように母親を強迫症状に巻き込み帰宅させず，母親が帰宅しようとすると暴力を振るうという日々が続いたため，入院7日にして個室隔離となった。すると今度は主治医や看護師らに清めの儀式の確認を求めるようになり，思いどおりにならないと激しくいきり立ち，ときに暴力を振るうため，身体抑制にて保護する必要が生じた。外来はもとより，入院後も薬物療法にさえ頑固に応じなかったCは，身体抑制下でようやく薬物療法を受け入れ，徐々に安定した服薬が実現していった。しかし，ベッドサイドでの主治医の精神療法的介入は，Cの性器や精液，あるいは大便が体や服についてしまったのではないかという不潔恐怖に基づく

確認行為に巻き込まれ，まったくといってよいほど言語的交流を展開させられぬまま終わるのが常であった。また，身体抑制下でCは介助する看護師に「お尻が汚れていないか」を視覚的に確認してくれるよう求めるまでに退行的となった。この時期，主治医と看護チームはこのCの退行をある程度受容しつつ，エンドレスにかたわらにい続けることをせず，ある程度の時間が経過したらベッドサイドを去るという形で，Cの強迫的不安の統制に取り組んだ。

そうした治療スタッフとの関わりの中で，Cは少しずつ内省的な面を見せ始め，主治医の「ほどほどに」という言葉を模倣するようになるとともに，やがて「汚れると自分の人生が台無しになる」という強い不安を伴う強迫観念について言語化できるようになっていった。入院後2ヵ月弱で身体抑制は終了となり，個室施錠だけで過ごすことができるようになると，Cは自発的に「手洗いをやらない」という挑戦を行うようになった。そして次の段階として，自発的に床に触れ，その後手を洗わないというERPに挑むようになった。入院後3ヵ月ほどして個室隔離が終了した頃，主治医に「なおるってあきらめること」といった洞察的な発言をしている。

この時期の精神療法の場で，Cはときどき性的な冗談を言ったり，「(性衝動を我慢しなければならず)男って辛いす」といった感慨を述べたりと，男同士の交流を楽しむ姿を見せるようになり，主治医はそういうCの思いを肯定し，受容することを繰り返した。Cは1年余の期間で強迫症状をほぼ完全に克服した。その経過と並行して，ときに激しく，ときに猥雑な同年代仲間集団との交流を楽しめるようになり，同時にそれまでは「考えられない」といっていた高校進学を視野に入れ，病院内学級での受験勉強に取り組み始めた。

この症例は，入院という明確な治療構造に導入し，抑制下で強迫症状に伴う情緒的な側面を，治療者と他の治療スタッフによる精神療法のオリエンテーションに基づいた関わりを通じて取り扱われたことで，はじめて強迫症状への違和感に意識的となることができ，薬物療法およびERP的な強迫症状との直面を受け入れることが可能となったもので，プレアドレッセンスおよび前期アドレッセンスという年代特有な治療へのアドヒアラン

スの低いOCD患児の治療としてかなり成功したほうの事例といえる。

　前期思春期（プレアドレッセンスと前期アドレッセンスを中心とする年代）のOCDには，母親への愛着や依存の強さを受容できないというこの年代特有な両価性に満ちた心理的葛藤を完璧に抑え込んで，そんな気持ちはなかったことにしようとする無意識的策略という側面がある。それが成功している間は，OCD児は強迫症状に母親を巻き込む行動に含まれる自らの依存性を，「親だから子どもの苦しみに関わるのは当然」と合理化して認めようとはせず，母親を強迫症状で支配することに成功している限りは万能的かつ自己愛的であり続けることが可能である。このような構図が続く限り，事態が改善へと動き出すことは難しい。

　この治療では，個室施錠や身体抑制によってOCDの子どもの亢進した自己愛的万能感を抑えることが状況を大きく転回させる主要因となった。このように思春期のOCDに対する入院治療では，その高い自己愛性をどのように取り扱うかという点で独自性がある（齊藤，2005）。筆者は思春期の入院治療においては，力動的精神療法を直接実施することではなく，思春期年代の力動的発達論の文脈から患児の入院生活の構造化および管理を行うことに大きな意義があると考えている。

おわりに

　OCDの力動的精神療法は個人療法という文脈からは，現代では治療の主流とはいえないことは明らかである。しかし，精神疾患は決して各疾患の主要症状だけで構成されているわけではなく，主症状以外にも多数の一次的ないし二次的な問題や併存障害を持っている場合が多い。これらの改善や，OCDにより停滞していた思春期の心理的発達を促進するためには，力動的精神療法をはじめとする精神療法的な介入が必須であり，しかもその適用にあたっては，ここで取り上げた3症例のように，柔軟な折衷的精神療法の適用が求められるということに留意しておく必要がある。

第16章 子どもの入院治療における精神療法的観点

はじめに

　子どもの心を支え，そのより健康な発達を促進させようとする介入の手段として精神療法を用いる臨床現場は多様であり，児童精神科医療はその一領域にすぎない。本章は，各疾患の最も重症度の高いグループを診療対象としている児童精神科病棟における入院治療に果たす精神療法の意義について検討することを目指している。筆者はこれまで不登校や強迫性障害の子どもの入院治療(齊藤，1991；齊藤，2005；齊藤，2006)について考察を重ね，入院治療における病棟構造，各種スタッフ，仲間集団，病棟ルールなどの諸構造が入院生活そのものを集団精神療法の場として機能させること，必然的に入院治療における精神療法とはきわめて折衷的なものとなることなどについて指摘してきた。本章では，入院治療の場で複数の精神療法的介入を組み立てながら行った重症強迫性障害の中学生男子の治療を中心に，児童臨床における精神療法の特徴を検討してみたい。

I. 子どもの精神療法は何に作用するのか

　精神疾患の発症に関する仮説における内因，心因，外因の三分法はいまや過去のものとなっており，現在では生物-心理-社会的（bio-psycho-social）な病因論が多くの精神疾患の発症を説明する合理性を認められている。子どもの精神疾患もその例外ではなく，現代のところ二次障害が併存していない純粋な発達障害と器質性精神障害を除く大半の疾患の病因論ないし発現機序として，生物-心理-社会的な発症仮説が説得力を持っている。子どもは生来的な脳の体質的特性から派生するパーソナリティの前駆体を意味する気質（temperament）をそれぞれ持っており，それがある種の精神疾患への親和性や脆弱性を形成している可能性がある。そのような特性を持って生まれた子どもが偶然にも人生のある時点で重大な環境的ストレスに遭遇すると，これに対処するためにそれまでの発達過程で蓄積してきた養育者との関係性や様々なライフイベントとの遭遇など積み重ねた経験を通じて培ったストレス対処法（筆者はこれをパーソナリティ傾向の主要な機能的側面と考える）を動員する。子どもといわず人間の心とは，こうした諸要因のダイナミックな，そしてデリケートなバランスの上に成り立っている。しかし，ストレス要因の量と質が限界を超えて強烈であったり，たまたま精神的脆弱性が高まる身体発達の一局面（例えば第二次成長発現の前後）にあたっていたり，ストレス対処法そのものが機能的でない場合（例えばパーソナリティ障害的であったり発達障害特性が目立っている場合）には，その心のバランスを崩す方向への悪循環が生じやすく，ついには精神疾患の発症に至るという展開が生じうる。

　このような発症仮説を理解する際に留意すべき点は，生物-心理-社会的な観点とは生物学的要因としての脳，心理学的要因としての子どもの自我機能，社会学的な要因としての環境的ストレスや外傷的経験という3領域の要因の単純な加算として精神疾患の発症を想定しているわけではないということである。脳機能や環境要因は子どもの内と外から加わる環境的圧力として自我機能に影響を与え，自我機能や脳機能は子どもの気質やパーソナリティとして環境に影響を与え，環境と自我機能の間の相互作用は脳機能に発達促進的なあるいは破壊的な変化をもたらすといった3要因間の複雑な相互作用が展開しているのが子どもの自己システムであり，精神疾患は子どもの脳と自我，そして環境との相互作用からなる自己シス

テムの悪循環ないし部分的破綻の結果として想定すべきである。このようなダイナミックな精神疾患の発症機序や疾病構造に関する理解こそ，生物−心理−社会的な観点と呼ぶにふさわしいものではないだろうか。

それでは精神療法とは，生物−心理−社会的なシステムとしてとらえられた精神疾患を持つ子どものどこに作用する治療であるのだろうか。元来，力動精神医学的な観点から子どもの自我あるいは自己へと働きかけるのが精神療法ととらえてきたが，精神療法が個人精神療法から集団精神療法へ，さらには家族療法へと技法を展開させていくにつれ，子どもの自我への直接的介入ではなく，子どもと家族外の環境との相互作用，子どもを含む家族構成員間の相互作用などが直接に介入対象となりうることが明確になってきた。その一方で，子どもの自我機能のうち事象（人間関係など）の認知と行動や感情との関連に焦点化して働きかける認知行動療法（CBT）が個人精神療法の主流として公認されつつあるのも近年の精神療法事情といってよいだろう。しかし，これらのような個々の精神療法技法の主たる作用点を承知しながら，どの技法であれ，一つの作用点のみに働きかけているわけではないことを心得た包括的な精神療法観が必要なのである。そのような包括的な治療観，精神療法観を導く論理として生物−心理−社会的な発症仮説に基づく疾病理解が有益ではないだろうか。

II. 子どもの精神療法における折衷性について

子どもの精神療法は，その技法が年代に強く影響されるという特性を持っている。大まかにいってプレアドレッセンスまでの子どもでは，その言語能力および自己観察の能力が未熟であり，そのため精神療法においても「クライアント−治療者」関係は，行動を通じた意思表示や，描画や遊びのストーリーとキャラクターの言動などを通じた象徴的な表現が優勢であるという特徴がある。一方，プレアドレッセンス以降の子どもでは，言語能力および自己観察の能力は発達してきており，実際の体験や内面的世界に関する言語的交流も可能な年代に入っていくが，同時に第二の個体化

をめぐる対人関係的な両価性の亢進のため，一般に治療へのアドヒアランスは不良であり，言語的交流は阻害されがちである。結局のところ子どもの精神療法においては，幼児期から思春期まで一貫して遊びが精神療法の中心的な表現と交流の手段となる。すなわち，子どもの精神療法では，しばしば言語もまた遊びの媒介ないし道具として利用されるということを心得ておく必要がある。特にプレアドレッセンスに始まる前期思春期の子どもの精神療法では，その理解なしには精神療法の展開は望むべくもない。

　子どもの精神療法の手段であり，場であり，また媒介でもある「遊び」とは，一般的に心と呼ばれる子どもの内的世界で展開する様々なイメージや思考，過去の体験の痕跡としての記憶，現在のストレスとそれをめぐる葛藤，それらを処理しようとする優勢な防衛機制，形成されつつある自己像などといった諸要因が織りなすダイナミックな心的エネルギーの展開を，行動化，象徴化，治療者との交流，そして（ときどき）言語化などを通して表現し，かつ取り組み，さらには解決策を開発しようとする子どもの創造的な営みであるといえるだろう。このような遊びを媒介とした子ども特有な精神療法については，これまで多くの理論家や臨床家がその思想やスキルについて考察し，提言を行っている。

　子どもの精神療法に関する代表的な潮流はいうまでもなく，Sigmund Freud が打ち立てた精神分析の児童版といってよい児童分析である。その最早期の理論家の一人である Melanie Klein は，基本的に大人の精神分析と児童分析に差はないという理解に基づく治療技法を展開した。遊びにおける表現を大人の精神分析における自由連想と同じように扱い，転移や無意識内容の解釈を積極的に行って，抑圧された内容を分析し，意識化することを目指した。それに対して，やはり児童分析の開発者の一人である Anna Freud は，子どもは自ら治療を望んで治療に参加するわけではないこと，転移が大人の展開とは異なることを指摘し，大人と同じような治療技法では不適当であること，すなわち導入期が重要であること，解放された衝動の統制を教えるような教育的な介入を必要とすることを主張した。また，現在でも臨床家の間でその考えが広く受け入れられている

Winnicott（1971）は，「遊ぶ」という行為の発達に占める創造的な意義を指摘し，遊びが子どもの内界と外界の間に存在する中間領域であり，障害に対しても遊びは発達上のゆがみを修正する創造的な営みとなりうることを主張した。また Tyson ら（1986）は，子どもの精神療法における転移について，現在の関係性の転移，過去の関係性の転移，転移神経症の 3 概念に分類し，前二者を受容しつつ，現在および過去の現実的体験における関係性と治療の場での関係性の違いを明確にしていくことによって，真に問題の克服に向かう媒体としての転移神経症に至ることが可能となるという考え方を示した。そのうえで，治療経過中に子どもは治療者に発達上必要な欲求を満たしてくれること，そして新たな対象として機能することを期待するという点について，どのようにこれを解釈するかは子どもの年代に大きく依存するとともに，必ずしも大人の治療のような治療者の中立性が適切であるとはいえないと指摘し，ある段階では一時そうした期待に応える役割も引き受ける必要があることを示唆した。

　子どもの精神療法の重要な潮流は，非指示的カウンセリングを経て来談者中心療法という独自な治療論を展開した Carl R. Rogers の系譜に属する Axline（1947）の遊戯療法である。Axline は治療者が心得るべき 8 項目の基本原則を挙げて遊戯療法の特性を解説している。その 8 原則の概要は，次のとおりである。

① 治療者はできるだけ早いラポートの確立を目指し，子どもとの温かい親密な関係を発展させること。
② 治療者は子どもをそのまま受け入れること。
③ 治療者は気持ちを完全に表現する自由があることを子どもが感じられるようなおおらかな気持ちを治療関係に打ち立てること。
④ 治療者は子どもが表現している気持ちの認知に敏感であること，その気持ちを子どもが自分の行動への洞察を得られるような方法で返すこと。
⑤ 治療者は自分の問題を解決できる子どもの能力への深い尊敬を持ち

続け，解決の機会を提供すること，ただしそれを選択し実行するか否かは子どもが決めることである。
⑥ 治療者はどのようなやり方でも子どもの行動や会話を指示しないこと，すなわち治療は子どもが先導し，治療者はそれに従うこと。
⑦ 治療者は治療を急がず，治療とはゆるやかに進行するものであることを心得ておくこと。
⑧ 治療者は治療を現実の世界に根づかせるのに必要な，そして治療関係における自分自身の責任を子どもに気づかせるのに必要な最小限の制限を設けること。

　これらは現在も遊戯療法の基本原則として広く支持されている。
　はじめに述べた児童分析各学派の考え方は現在でも基本的に子どもの精神療法に引き継がれており，各学派によってどの程度積極的に言語的解釈を行うか，遊びそのものの持つ発達促進的機能をどの程度受け入れるか，遊びを通じた象徴的な介入をどの程度重視するかなどの考え方に独自性はあるものの，実際の子どもの精神療法においてはどのような学派に属していようと幾分なりとも折衷的なものとなっている。また，子どもの精神療法の多くが遊戯療法の形式をとっていることから，前述のAxlineの遊戯療法の原則は児童分析的なオリエンテーションに立つ現在の遊戯療法においても治療の枠組みを守り，子どもの主体性を尊重した治療関係を目指すという精神療法の普遍的な精神として取り入れられている。こうした現実の子どもの治療における技法上の折衷性を，Haworth(1990)はその著書の中で「より中道的かつ折衷的な立場」と表現し，かつ自らの方法論を自我機能の強化を目指す「自我力動的」立場と規定しつつも，「『混合的』接近の範囲内に」あるとする積極的な支持を表明している。筆者も基本的にこのHaworthの立場に準じた治療姿勢を支持しており，治療経過の大きな展開や，治療中にあらわれる個々の遊びのストーリー展開を力動的発達論についての諸理論を通じて理解するとともに，直接的な言語的介入以上に象徴的かつストーリーの展開に調和した介入の意義をより多く評価し，

遊びそのものの持つ治癒的機能を認め，子どもの主体性を尊重するという折衷的立場をとりたいと考えている。とりわけ子どもの入院治療においては，入院生活そのものの展開を精神療法的に理解するという観点に立ち，特に重症例については利用できるあらゆる手段を講じて子どもの病理と取り組み，その克服と年代相応な精神発達の達成に向かうという折衷的かつ包括的な治療体系を提案してきた（本書第14章）。以下では文字どおり，折衷的かつ包括的な入院治療とならざるをえなかったある強迫性障害の思春期男子例の治療経過とその考察の概略を示したい。

Ⅲ．症例 A（初診時中 1 の男子，強迫性障害）

1. 成育歴

　3200gで生まれる。乳児期の生育経過に特に問題はなく，その後の心身の発達も順調だった。3歳のときに弟が生まれているが，弟は先天性眼疾患で，出生後まもなくより治療を繰り返す必要があったため，母親は弟の治療にかかりきりになってしまった。小学校入学後，Aは手のかからない，自分のことは何でもきちんとする小学生であったが，学校では緊張が強く，給食をたびたび嘔吐している。高学年になるとAは友人関係の発展が見られ，以前よりずっと活動的になってきた。

2. 家族歴

　Aは3歳年下の弟がおり，弟は視覚障害者である。会社員の父親と，Aの出産まで会社員を続け，その後専業主婦となった母親は同い年である。父親は温和な性格であり，母親は几帳面でまじめである。Aの家族は核家族であり，父方・母方双方の祖父母はいずれも遠隔地に在住し，いずれも健在である。

3. 現病歴

　中1の2学期末（X年12月）に両親とともに受診した。Aは小柄の痩

せた体型で、幼い顔つきをしていた。Aは、小6の終わり頃から塾の女性教師について「エッチなことをすごく考えてしまい、（その結果）悪いことが起きそうなので罰を与えなければいけないと思った」ため、「難民と同じように」飲食を制限し、泥水を飲むことや、顔を叩く自傷行為を開始した。この拒食と自傷行為のためX年9月には小児科を受診し、治療をしばらく受けたものの、症状はむしろ深刻化していったため、同12月児童精神科を入院目的で紹介された。初診時、緊張した面持ちのAが描いた樹木画は、画用紙の中心に、用紙に対して不釣合いに小さく、左からの風を受けて右へと幹と枝を強くそよがせた木が描かれたものであり、主治医は一目でAの自画像と感じた。それは、環境に圧倒されがちな緊張感とともに、自己愛的なニュアンスを色濃くにじませた樹木であった。児童精神科病棟を見学後、Aが「早く楽になりたい。もう待てません」と泣いて入院を希望したこともあり、初診後2日で入院となった。

4. 診断・評価

　Aの初診から入院初期の評価結果としての診断は「強迫性障害（病態水準は境界水準）」である。評価段階で行われた心理検査の結果は、WISC-Rでは言語性IQが117、動作性IQが110、全検査IQが116であった。描画テストなどのパーソナリティ検査から強迫傾向、依存的かつ受動的傾向、言語化能力の乏しさなどが指摘された。また、医学的検査では、頭部CT像で構築上の問題と考えられる脳室系の拡大と小脳形成異常が見出された。脳波検査は、遅い基礎波と、5～7Hzの低振幅徐波が多く出現する軽度異常所見であった。

5. 治療経過

　a) 第1期

　入院直後の数日、Aの示した強迫儀式は両頬を平手で軽く叩いたり、バタバタと足踏みをする程度だったが、まもなく頭を壁に打ちつける頭部強打や両目をこぶしや箸で打つ、より激しい強迫的自傷行為へとエスカレー

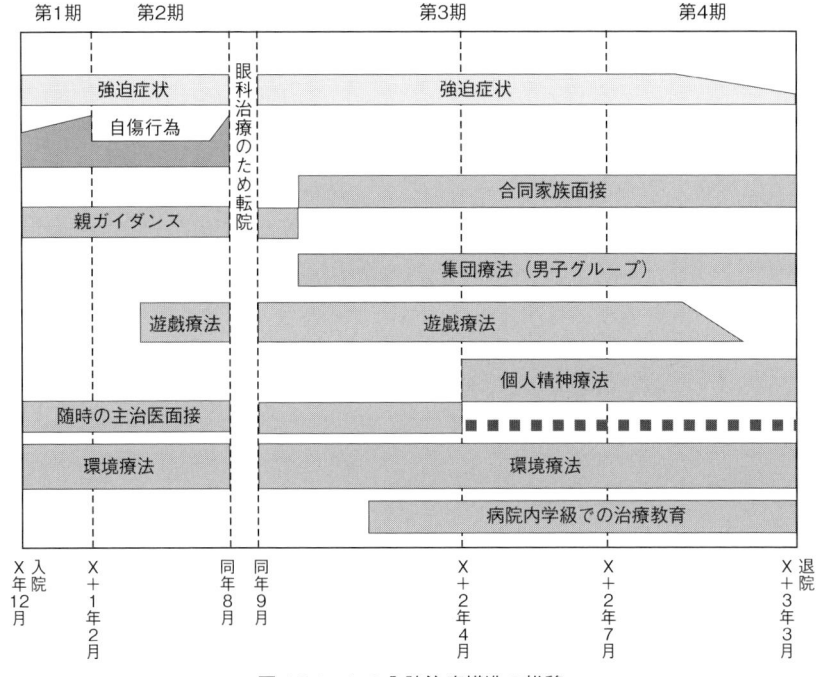

第 16 章　子どもの入院治療における精神療法的観点　283

```
    第1期    第2期           第3期              第4期
```

期間	第1期	第2期	（眼科治療のため転院）	第3期	第4期
強迫症状	■	■		強迫症状	
自傷行為		■			
親ガイダンス	■	■		合同家族面接	
				集団療法（男子グループ）	
遊戯療法		■		遊戯療法	
				個人精神療法	
随時の主治医面接	■			-----	-----
環境療法	■	■		環境療法	
				病院内学級での治療教育	

| X年12月 入院 | X+1年2月 | 同年8月 | 同年9月 | X+2年4月 | X+2年7月 | X+3年3月 退院 |

図 16.1　A の入院治療構造の推移

トしていったため，自傷行為をとどめるために看護師がつききりのケアにあたらざるをえなくなっていった。この時期の病棟での生活態度は，時間ルールを中心とした病棟規則を過度に遵守しようとする姿勢が目立つ一方で，強迫行為に時間をとられ食事回数が減少していき，しかも昼食が 18 時，夕食が深夜 0 時すぎにまでずれてしまうといった問題を示すようになっていった。支持的な関与とともに SSRI や新規抗精神病薬を用いた薬物療法を採用したが，頭部強打や眼球打ちに対する効果はほとんど上がらなかった。以上のような経過の中で，入院後 2 ヵ月ほど経過した X + 1 年 2 月に右目の網膜剥離が生じたため，A は転科し，眼科手術を受けている。

第 1 期の治療構造（図 16.1）は，第一に，A の入院生活を支えるための，そして徐々に強迫的な自傷行為に対する介入の意味あいが増加していった主治医による随時の面談，第二に，当初は親機能や親子関係の質

的・量的な評価を行うことを目標とし，その後は入院中の生活と治療経過をフィードバックしながら，親としての支援法を検討するために続けた主治医による親ガイダンス，そして第三に，入院生活全般にわたる看護師をはじめとする治療スタッフの関与による環境療法という3要因を組み合わせたものであった。徐々に自傷的な行動化が激化し，治療は効果を上げられないまま揺さぶられ続けたため，入院後2ヵ月ほどの間に各職種の治療スタッフはそれぞれに治療目標と支援法をめぐる困惑と無力感に圧倒され始め，網膜剥離の発生によってそのようなスタッフ間の空気は一挙に高まったように，主治医には感じられた。まさに第1期は台風の急接近を思わせる導入期であったといえよう。

b) 第2期

X＋1年2月に眼科手術を終えたAに対して，主治医は包帯を「心のヘッドギア」と呼んで頭部に厚く巻き，自傷行為をしたくなった際には看護師に付き添ってもらうことを提案した。当初，Aは心のヘッドギアを受け入れたものの，看護師に援助を求めることには抵抗を示していたが，やがて「叩くかもしれません」とスタッフに訴えてくるように変化していった。しかし，経過とともに再び自罰的な眼球打ちが始まり，その事実を確認した同年7月はじめ，ある男性看護師が「悪いことをしたと思ったとき，罰としてお尻を叩いてあげる」と提案した。それに対してAは反応し，「力いっぱい叩いてください」とお尻をさし出した。このスパンクが儀式としてAに取り入れられ定着するにつれて，自傷行為はいったん減少していったが，その一方でAの求めるスパンクの回数は毎回1000回を超えるほどに増加していった。このタイミングで，主治医は主治医より若い男性医師に遊戯療法を依頼している。

看護師によるスパンクは徐々に遊戯的な性格が強くなっていき，看護師からの「100回分の思いを込めて1回」といった遊び心のある介入を取り入れたAは，やがて自ら同じ表現でスパンクの自罰的かつ攻撃的な側面を形骸化させ始めた。その頃の遊戯療法のあるセッションでAが描いた

スクィグル・ゲームの 1 枚は，毛を逆立てて何かにおびえた子猫であった。遊戯療法の治療者も，そして主治医も，その子猫は初診時の樹木画にも通じる A の自己像に違いないと直感した。

同年 8 月，契機は不明ではあるが，いったんは改善していた眼球打ちが再び始まり，急激に回数が増加すると，すぐに網膜剥離が再発してしまった。自傷行為による度重なる網膜剥離ということで執刀医がすぐには決定せず，ようやく 10 日ほどして他院の眼科で手術が行われることになった。再手術のための転院が明日に迫った夕刻に行った主治医との面接で，本当に治りたいのか問うと，A は「どうしても手術を受けたいし，目が見えるようになりたい」と強い口調で主張した。これに対して，主治医は「しかし君はまるで目が見えなくなりたいみたいに自分の目を傷つけてきたね」と介入し，A の自己への攻撃的感情を直面化した。この主治医の言葉を強く否定した A は，両者の長い沈黙の時間を経て，ポツリと「僕がいちばん幸せだったのは，この前眼科に入院したときです」と発言し，堰を切ったように視覚障害者の弟へ幼い頃から持ち続けた羨望について話し出した。

この第 2 期の治療構造（図 16.1）は，第 1 期と同様の主治医による随時の面談，主治医による親ガイダンス，看護師を中心とする治療スタッフによる環境療法的支持で始まったが，第 2 期に入って強迫的自傷行為をめぐる A の遊べる能力（遊び心）に治療スタッフが気づいたことから，この時期の途中から主にスクィグル・ゲームによる描画的表現の交流を中心とする，主治医以外の医師が治療者となった遊戯療法を追加している。

A はきちんと遊戯療法に通い，相手の描いたスクィグル（殴り書きの曲線）を受けて，その曲線を組み込んだ絵に完成させるスクィグル・ゲームに関心を持って参加してくれた。このように治療構造における支持体系の組織化が進行していったにもかかわらず，ついには再度の網膜剥離を引き起こしたというのがこの時期の結果であった。眼科への転科をめぐる苦労もあったことから，こんな繰り返しは今回限りにしたいという思いもあって，主治医は転院前日に，弟への強い羨望に A を直面させる介入を行っ

ている。それは大きな反応を引き出し，Ａは前回の手術による眼科病棟での治療期間がとても幸せだったという気持ちを明確に言語化した。「この一回の経験がＡを根本的に変化させる」といった展開は主治医側の夢想にすぎないものの，この経験が内面の思いと自ら直面し，それを言語化することを通じて葛藤を中和したり新たな自我機能を開発したりできるという治療者の思いとＡの日々の営みとがうまく噛み合っていく道の第一歩となったことは間違いない。ふり返ればこのときが，長い準備期間を経て，まっすぐ治癒へと向かうための角を曲がった決定的な瞬間だったのではないだろうか。

c）第３期

　他院での眼科的手術のための約１ヵ月強の眼科入院を経て，ＡはＸ＋１年９月に児童精神科病棟へ戻ってきたが，それ以降Ａはまったく頭部強打も眼球打ちも行わなくなった。排便をめぐる軽度の確認や，ときどきうつむいて何ごとかつぶやく（おそらくは確認の言葉）といった儀式が見られる程度であった。このタイミングで主治医は，入院中の男子中学生のために行っていた集団療法（「男子グループ」と称していた）にＡを参加させることにした。この集団への参加を機に，Ａは通常の入院生活でも同年代男子と一緒にいられる範囲が徐々に広がっていき，若い男性看護師と男子たちとの荒々しいスキンシップ遊びにも恐る恐る加わり始めるという新たな環境療法での展開を示し始めた。

　この時期から，両親とＡが参加する合同家族面接を月１回ほどのペースで開始している。Ｘ＋２年１月の合同面接で，それまで必ず親が付き添っていた外泊の行き帰りについて，「親と一緒でないと帰れないなんて格好悪いから，一人で外泊したい」とＡは発言した。これに対して母親は強い不安を示し，暗に単独外泊をＡに禁止してほしいという思いを主治医に伝えてきたが，主治医はそのような母親の不安に巻き込まれないよう心がけ，母親とＡの双方を励まし，単独外泊を実現できるよう支持した。Ｘ＋２年３月の合同家族面接には母親とＡの二人が参加したが，

このセッションはAと同室者とのトラブルがとても心配と母親が語ることで始まった。Aが主治医の言葉について強迫的に問い返すと，そのたびに母親は執拗に「先生は○○と言っておられるのよ」「○○は△△という意味よ」といった説明を加えた。特に，主治医が同室者との葛藤に触れて「B君と喧嘩したということは，君が言いたいことを言えたということだね」と介入したときに頂点に達し，Aは何回も主治医に言葉の意味を確認し，母親はそのたびに会話に割って入った。そこで主治医は，「君はお母さんの言葉に翻訳しないと何ごとも理解できないみたいにふるまっている」と指摘した。すると即座に，Aは「それは僕が甘えていて独立していないということですね。……これまで僕はジュースとか，レストランで食べるものを決めるとかいうときに，いつもお母さんが決めたものにしていました」と発言した。

　X＋2年4月の中3進級と同時に，遊戯療法とは別に，主治医が治療者となった言語的交流を中心とする個人精神療法を週1回のペースで開始した。開始当初，Aは主治医の言葉の細部にこだわり，会話はなかなか展開しなかった。しかし1ヵ月後には，排便への強迫的こだわりをめぐって，これまで他人の意見に従ってきたが，そのようなやり方は「本当にトイレに行きたいのかどうかわからなくなる」といった離人感を生みだすこと，その背景には外見の従順さとは正反対の怒りや能動性への意志が存在していることなどを話し合えるようになった。

　同年7月に，後に主治医とAが「バイク事件」と呼ぶようになった事件が発生した。先輩が乗ってきたバイクを入院中の中学生が病院敷地内で乗り回した件を強迫的正義感で看護師に伝えたところ，その男性看護師がその場で止めるべきだったとAを厳しく叱責したという事件である。直後から，Aは悪いことを目撃した自分がそのことを大人に伝えたことがそれほど悪いことではないのではないか，さらにはこういうことを知った際に，それを大人に伝えることは悪いことか否かと，誰彼かまわず大人に確認を迫ることを繰り返した。その時期の個人精神療法の場で，主治医はこのAの強迫的な確認行為を「僕の判断が間違っているというのであれば，

これからは何でも良いか悪いか聞きにいくから，全部僕の代わりに判断してよ」という受動攻撃的な怒りの表現であると感じたため，それが「僕は見ていただけ」と言いたい気持ち，すなわち自分は悪くはないという看護師の判断への不満と怒りの発露であることを明確化した。Ａは「そんなことは思っていない」と否定していたが，そのセッション以後急速に少年らしい仲間とのじゃれあいや，病棟ルールへのささやかな違反にチャレンジする仲間集団に参加するようになっていった。またこの頃の遊戯療法におけるスクィグル・ゲームでＡが描いた絵には，獲物を追う，あるいは仲間と乱暴に追いかけっこをしている黒豹が力強く描かれたものである。それは第２期のあの子猫から抜け出し，やんちゃなエネルギーに満ちた新たな自己像であった。この絵に応える形で治療者が描いたのは，火が赤々と燃え，力強く鍋を暖めている囲炉裏(いろり)の風景である。

　この第３期の治療構造（図16.1）は，第２期までの治療体系に加えて，主治医による個人精神療法，中学生男子の集団精神療法，院内学級への参加が加わっている。個人精神療法は，遊戯療法が象徴的な次元での表現と交流を通じて展開し，徐々に生々しい感情が遊戯療法での描画に表現されるようになってきたことや，入院生活での人間関係が増加していくにつれて強迫症状によって隠蔽されてきた思春期の子どもらしい「本当の気持ち」と言語的に取り組んでいく必要が出てきたと主治医が感じたこと，および第２期末の転院前日の面接における直面化の手応えがかなり確かなものであり，言語的交流にも適応できるのではないかという思いを強く持ったことなどを根拠に，中３となったこのタイミングで開始した。主治医はそれまでの随時行っていた通常の面談を必要最小限に減らし，週１回45分間という枠組みの精神療法をその後一貫して続けていった。

　第３期の展開の大きな特徴は，環境療法としての入院生活における仲間集団への参加が始まり，そこでの活動が徐々に拡大していったということにある。その展開の促進には，第３期に新たに始まった仲間集団と個々の子どもの関係を調整する集団精神療法への参加と病院内学級への通級が大きく貢献したものと思われる。この時期に仲間集団との活動と出会うこ

とで，Aが最初に直面したのは仲間たちの思春期的な衝動性，なかでも攻撃性の直接的表現に対する恐れであり，同時に自らの内面で刺激され，ふくれ上がる怒りや攻撃性などであった。遊戯療法による象徴的で穏やかな交流とは別に言語的な精神療法を追加した第3期の新たな治療構造は，後にふり返るとこうした内面の高まった葛藤と取り組むには時機を得たものであり，Aが自らの衝動と直面し，それを受容し，恐れずに適度な統制を行うことができるという自己を確立していく過程の大きな推進力となったと思われる。

d）第4期

第3期末のエピソードを経て第4期に入ったAは，急速に仲間集団の中に溶け込んでいき，入院当初の小柄でひ弱そうな体格から筋肉質の体格へとたくましさを増していった。その一方で，第4期は自己像をめぐる葛藤が前景にあらわれ，それと取り組む時期でもあった。個人精神療法の場では，さかんに「自分には勇気がない」「仲間が大胆に生きているのを見ると勇気がわいてくる」「怒りをはっきりあらわす生き方にあこがれる」などと発言するようになっている。この時期の前半，Aは「自分が怒ると親が死ぬ」という強迫症状の背景にある原始的な恐れと，自己の中に「確かに在る怒り」との折り合いをつける作業に取り組んでいると主治医は感じながら，Aのこの取り組みに伴走していくことを心がけていた。

中3の秋も深まり，高校進学が課題になる時期を迎えると，Aは以前にも増して積極的に院内学級に参加するようになった。それに伴って自分に対する仲間たちの評価に敏感になり，「ガキっぽい」と思われることへの怒りと劣等感について語るようになった。

この時期の個人精神療法では，主治医はこうした怒りを当然の感情として支持し，劣等感をAの実際的な経験不足と結びつけ，現在続けている努力について場数を踏む作業として位置づけるといった介入を一貫して続けている。同じ頃，Aが遊戯療法について「ガキっぽい」とコメントするようになったことを機に，終結へ向けたまとめの数セッションを経て遊戯

療法は終了となった。終結期に入る直前の時期に遊戯療法でのスクィグル・ゲームでＡが描いた絵の中で，治療者と主治医がこの時期のＡの自己像と直感した１枚は，ジュラ紀の海から陸上に上がろうとする巨大な草食恐竜であった。それは，力強いエネルギーを発散する，生命感あふれ，力強い自己肯定感の手触りを感じさせずにはおかない恐竜の「誕生」であった。遊戯療法をガキっぽいとＡが表現したのは，この１枚を描いたときから数回を経たセッションであった。

　高校受験と進学先の決定に取り組んだ冬から春先にかけての時期が，入院治療の最終段階であった。その頃，Ａはしきりに「病棟は今が一番居心地いい」という旨の発言を繰り返し，仲間との適度ないたずらやルール破りに楽しそうに参加していた。この時期にはすでに強迫的な確認やこだわりはかなり減少しており，一つ一つ行動の保証を大人にも求めるような姿勢はほとんど見られなくなっている。Ｘ＋３年３月の卒業式では，小柄なＡは精一杯胸を張って校長先生から卒業証書を受け取った。高校進学をすでに決めていたＡは２年余にわたる入院生活を終えて退院していった。

　入院治療の最終期である第４期の治療構造（図16.1）は，第３期で出そろった治療構造を引き継いでいるが，Ａが仲間集団の中での居場所を見出し，思春期の青年らしさを身につけ始めるにつれて，主治医による個人精神療法での言語的交流が中心となっていった。その一方で，徐々に遊戯療法への熱意が冷めていき，個人精神療法の場で「ガキじゃないから」と遊戯療法の終了を希望するようになったことを機に，遊戯療法治療者と合議のうえ，遊戯療法は終了へ向かった。この時期の個人精神療法でのテーマは怒りをはじめとする本当の自分の気持ちを受容し，そのことで自己の衝動をめぐる葛藤と不安を減少させることをめぐるものが主であった。

　このテーマはこの段階だけで扱いつくすにはＡにとってあまりに大きすぎるものであり，その後二十代前半までの年代の一貫した課題となった。退院後は高校通学のために外来での個人精神療法は途絶えがちになっていった。しかし，主治医は治療を完全な終結とはしなかった。その後，Ａは高校生活や，さらに職業生活で特定の人物に対する怒りが顕在化する

たびに，面接を希望し，5 〜 6 回ほどのセッションで怒りの客観的認知とその評価，さらには怒りの中和に取り組み，それに成功すると再び通院が途絶えるということを 22 歳まで繰り返した。

　第 4 期の合同家族面接では，A を家庭に受け入れる準備に取り組み，A が高校生としてどのような生活を送るかなどを話題にした。この時期，中 3 を中心とする仲間集団とは間近に迫った別れを意識したしんみりとした交流が目立ち始め，来るべき高校生活や，退院後もときどき会おうといった約束などについて，しばしば深夜まで話し合われていたようである。一方で治療スタッフとの関係は，別れを意識した接近が見られる反面，すでに関心は戻るべき家庭や高校生活にあるといったいくぶん醒めた側面も見られるようになっていった。これを受けて，病棟と院内学級での治療スタッフや仲間集団との生活を通じた環境療法は，この別れの儀式を院内学級の卒業式や「病棟お別れ会」という形で実体化するとともに，A の主要な関心が入院生活から家庭や高校生活へと移行していけるよう支援することに向けられている。A でそうであったように，第 4 期のような児童精神科における入院治療の終結期には，治療構造全体が仲間集団や治療スタッフとの別れをめぐる仕事に取り組み，別れの必然性と創造性を受容できるよう患児と家族の双方を支持すべきなのだろう。

ま と め

　A に対する入院治療は，主たる問題点の改善を目指して選択すべき治療技法を遊戯療法や個人精神療法のような個人療法的治療技法に限定し，早い段階から積極的にそれに取り組んでいくには著しい困難があった。A は積極的に治療を破壊しようと反抗するわけではなかったが，強迫症状を通じて，治療的介入に対する治療成果を台無しにしようとする無意識的な抵抗を頑固に示したため，何らかの特殊な介入法を工夫する必要性に入院直後から迫られることになった。これは A の個人的な事情も大きく関与しているものの，ある意味で思春期年代（ここでは 10 〜 15 歳くらいまで

の年代,すなわち Blos(1962)のいうプレアドレッセンスと前期アドレッセンス)に共通の,他者,特に大人からの心理的介入に対する強い警戒心とアドヒアランスの悪さであると考えることができる。Aの場合,個人病理と年代特異性との双方の相乗効果によって,とりわけ治療へのアドヒアランスが悪かったのではないかと理解できた。

　そのような事情で,どうしても本格的治療への導入以前に環境療法,主治医による随時の個人面接,さらには親ガイダンスのような入門的・準備的な技法を採用して,Aおよびその両親との治療同盟を深めていくという工夫が必要であった。網膜剥離という強迫的な自傷行為の重大な結果が出たことを経て,徐々にAの治療へのアドヒアランスが改善していくにつれ,象徴的な表現と交流の機会を提供する遊戯療法,言語的交流を中心とする個人精神療法,さらには家族療法的な合同家族面接など問題に取り組む主たる治療技法を,それぞれ適切と思われる段階でつけ加えていった。

　これらの治療的取り組みを一貫して支え,あるときにはA自身の衝動からAを守るために毅然と保護にあたり,あるときには発達支援のために大人対象として自己を提供し,またあるときには同年代仲間集団の自然発生的な活動の機会を提供したのが,看護スタッフをはじめとする入院治療に関わる全職種の治療スタッフによる環境療法であった。この自然発生的仲間集団の展開は,定期的に開催される入院中の男子中学生による集団療法が調整に一役買っている。環境療法は地味ではあるが,Aの入院医療を意義深いものにしてくれた原動力そのものであった。入院治療に関与する治療スタッフや入院仲間との交流を通じてAの心身の発達を支えた環境療法と同じように重要な入院治療の要因は,学校教育の中間領域と定義できる院内学級での治療教育であった。

　以上のような多彩な治療技法や環境を総動員したAの入院治療は,その強迫的な心性と自傷行為,そして不登校状態によって形成された対応困難性に立ち向かうためにどうしても必要なものであったと考える。図16.1 に示すように,Aの入院治療は第1期から第4期までの全経過を通じて,治療スタッフがチームとして持てるものすべてを動員し,それらを

実際に用いて「やれることはすべてやった」というのが，大げさではないこの入院治療に対する実感である。思春期年代の重症例あるいは対応困難例に対する入院治療は，Aの治療で経験したような治療スタッフの患児への没頭が避けがたいという側面がある。

　この没頭を治療スタッフや治療構造の側の本質的混乱や対立に陥らせることなく，治療そのものが困難な時期を生き延び，患児の心身にわたる発達と精神医学的課題の克服に貢献できるものとなるためには，入院生活の全体を精神療法家としての感覚で各要因の能力を最大に発揮させ調和させるコンダクターとしての役割を主治医が引き受ける必要があるのだろう。そのためには，精神療法の諸理論・諸技法を大胆に組み合わせるという意味だけではなく，入院生活の人的ならびに物理的環境と患児の多様な関係性の中に，構造化された精神療法的面接のそれとまったく同じように精神療法的な展開を見出し，それを促進させることができるという意味での大胆な技法上の折衷性と包括性を，医師でもある精神療法家はその特性として持っていなければならないのである。筆者はこの治療を通じてそのことを学んだと感じている。

第17章 児童思春期臨床における精神療法

I. 児童・思春期精神疾患のとらえ方

1. 児童・思春期精神科診療の現状

まず国立国際医療研究センター国府台病院児童精神科における受診者の精神疾患の分布を通して，児童思春期精神科医療の現状を見てみたい。

2011年の中学校在学中までの初診児（総数695名）のDSM-Ⅳ-TR診断の大分類による内訳（主たる障害を示し，残りは「その他」とした）は以下のとおりであった。「通常，幼児期，小児期，青年期に初めて診断される障害」という障害グループが427名と全体の61%を占め，全般性不安障害，社会不安障害，強迫性障害などからなる不安障害76名（全体の11%），不安や抑うつ感情を主症状とし現実的な発症要因が明瞭に同定できる適応障害47名（7%），身体化障害や転換性障害からなる身体表現性障害16名（2%），大うつ病や気分変調性障害からなる気分障害31名（4%），統合失調症と妄想性障害などの関連障害を合わせた精神病性障害が10名（1%），神経性無食欲症をはじめとする摂食障害14名（2%），その他74名（11%）となっている。

上記の大分類のうち最も数が多い「通常，幼児期，小児期，青年期に初めて診断される障害」（427名）に含まれる諸障害の内訳を見ると，最も多い疾患群が自閉性障害とその関連障害からなる広汎性発達障害（PDD）

の240名で、これは全初診児695名の35％を占めており、個別の疾患概念としては群を抜いて多い数を占めている。次いで、注意欠如・多動性障害（ADHD）が139名で全初診児中の20％であり、わが国では発達障害と規定されているPDDとADHDの2障害が全初診児中の55％を占めていることになる。その他、反抗挑戦性障害9名（全初診児の1％）、トゥレット障害を含むチック障害8名（1％）、選択性緘黙6名（0.8％）、分離不安障害5名（0.7％）と続いている。また、最も多い疾患群であるPDD（計240名）の内訳を見ると、自閉性障害は70名、アスペルガー障害は72名、特定不能の広汎性発達障害（PDDNOS）98名とほぼ三分しており、PDDとして比較的機能が高いとされる後二者の合計がPDDの3分の2を超えていることは、児童思春期精神科医療の現状を知るうえで注目すべきであろう。

　なお、この2011年の初診統計は第3章で挙げている2004年の初診統計（p.61図3.2）の数字と比較すると、近年の児童思春期精神科医療の内容を知るうえで興味深い。7年間の変化はそれほど大きなものとはいえないが、ますます発達障害診療の重みが加わっていることは確かであり、これを治療・支援にどう反映していけるか考え続けることが専門家の負わされた義務といってよいのではないだろうか。

2. 子どもの心の問題と精神疾患の相互関係

　前項の精神疾患という括りとは別に、子どもの心の問題については伝統的に不登校・ひきこもり、児童虐待、反抗・非行などの現象単位でとらえるという括り方が用いられてきた歴史がある。現在はDSM-Ⅳ-TRにしろ、またICD-10にしろ、それらが規定する疾患単位で子どもの心の問題をとらえ、それに基づいて治療するということが何の疑問もなく行われる時代になっている。しかし、ある現象（例えば不登校）を呈する様々な疾患に対して、その個々の疾患に固有な治療を実施し、その症状の改善は進んでいるのに、肝心の不登校はなかなか改善に向かわないという事態がよく生じる。

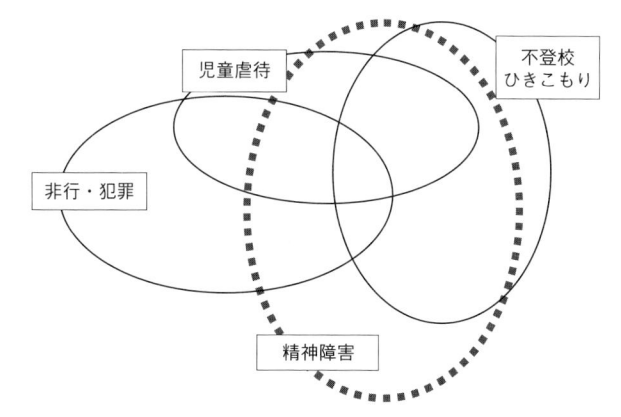

図 17.1　子どもの心の問題と精神障害

　なぜそうなのかを説明するには，背景精神疾患が違っていても個々の現象は各々固有の発達阻害的な特性を持っており，疾患の違いを越えて，この問題となった現象それ自体が持つ特有な圧力があるという文脈での理解が必要である。この圧力と向かい合うため，疾患の治療に加える形で，問題となった現象に適応させた支援技法を必要に応じて組み立てて提供するという戦術は，こうした戦略的な理解に基づくものでなければならない。現実には，様々な精神病理的現象は図17.1に示したように重なり合って出現することが多く，さらに発達障害とされるPDDやADHDなどを含んだ精神疾患とそれらの諸現象は重なり合い，その現象の背景疾患となっている。すなわち，現象と別の現象，さらには現象とある精神疾患の間には密接な関連があって，相互に強く影響を及ぼし合っているのである。

　例を挙げるなら，児童虐待を受けることが不登校・ひきこもりや非行・犯罪，さらには精神疾患（反応性愛着障害，解離性障害など）のリスクを高め，精神疾患の一部である発達障害を持つということが虐待を受けるリスク，他の精神疾患に罹患するリスク，不登校・ひきこもりが発現するリスク，さらには非行・犯罪が生じるリスクなどを高め，不登校・ひきこもりが持続することは不安障害や気分障害などの精神疾患のリスクを高めるといった相互関係がそれにあたるだろう。こうした相互に影響を及ぼし合

い，相互にリスクを高め合うような関係性こそ，子どもの心の健康に関わる諸現象の特徴といえる。

何らかの子どもの心理社会的な諸病理現象に対する治療・支援を考えるということは，背景にある精神疾患の治療に加えて，個々の現象の固有の特性と他の問題や精神疾患との間の相互性を考慮に入れておかねばならない。それを保証するものは，子どもを全体として見る，あるいはその全体を見るといった観点を常に忘れない臨床的な姿勢である。

3. 子どもの精神疾患の発現機制の理解

子どもの精神疾患の発症には複数の発現要因が関与しているものと思われる。

その第一の要因が遺伝要因と胎生期および周産期における脳形成上の問題（母親の喫煙や常習的飲酒の影響，低酸素脳症，頭蓋内出血など）の総和で示せるような脳機能に関わる器質的要因であることに異論はないだろう。この器質的要因は，主として特定の精神疾患に対する生来的で体質的な「脆弱性・親和性」を意味しているが，生来的に決定されている脳機能の派生物として忘れてはならないものに，生物学的に規定されたパーソナリティの原器ともいえる「気質」がある。この気質は，物理的環境および心理社会的環境に対する個々の子どもの基本的かつ反射的な反応様式を決定しているだけではない。気質は，対人関係を含む環境との相互作用の反復を通じて優勢な情緒状態および反応様式（優勢な防衛ないし対処戦略）が組織化されていき，やがてパーソナリティと呼ばれる自己感あるいは自己意識と融合した個人的特性として結実する（おそらくは青年期の後半段階で）一連のパーソナリティ形成過程の発端に存在し，この過程の進行方向に影響を及ぼす。

第二の発現要因は，外的世界から加わるストレスの質と量の影響である。単発の出来事（「ライフ・イベント」と呼ぶと理解しやすい）であれ反復的なもの（反復性が強ければ「環境」と呼ばれることになる）であれ，ある種の出来事がもたらす心身へのストレスが生来的に脆弱性を持つ

特定の脳機能システムに負荷を与え，それがシステムの恒常性を維持できなくなるほど大きいと，心の障害の発症プロセスをスタートさせる引き金が引かれることになる。なお，ここでいう外的世界とは，本来子どもを取り巻く環境要因すべてであるはずだが，ここでは家庭外の要因に限定し，家庭内のものは養育環境として別に扱うこととする。

　第三の発現要因は，子どもの自己が持つ「今・ここで」の現実的なストレス対処戦略であり，自動的かつ優勢な心理的防衛機制である。いうまでもなくこれらは外的世界からのストレスを心理的に和らげたり，ストレス状況を速やかに通過させたり，あるいは他者の支援を動員するなどの形をとった，ストレスがもたらす精神疾患発症への圧力を軽減させるパーソナリティが持つ機能群の一つに他ならない。同時に，これらのストレス対処戦略や防衛機制は，反復的に動員されることを通じて強化あるいは修正され，形成途上にある子どものパーソナリティ傾向へ新たに組み込まれていく。

　第四の発現要因は，親と家庭の養育機能の質と量を意味する養育環境と，子どもや家族がこれまでに出会ってきた重大な過去のライフ・イベントが及ぼす影響である。養育環境が子どものパーソナリティ傾向に及ぼす影響には，発達促進的なパーソナリティ形成に寄与する側面と，発達阻害的で精神疾患発症に関与する病原的な側面の両面があり，通常では両者が渾然一体となって混じり合っているため，その質的な評価には複雑な観点が求められる。

　以上の4種類の要因は相互に影響を及ぼし合っていることを忘れてはならないだろう。例えば，養育環境や過去のライフ・イベントと子どものストレス対象戦略やパーソナリティ傾向などとの相互関係は，養育環境が子どものストレス対処戦略などへ影響を与えるだけではなく，子どもの対処戦略や防衛機制に養育環境が大きな影響を受けるという側面もあることを忘れてはならない。また，家庭外の現在存在するストレス要因が養育環境に及ぼす影響も無視できない。例えば，子どもが持つ特性に対する学校や地域社会の無理解は，親を追いつめ，養育環境の質を悪化させる。家庭の

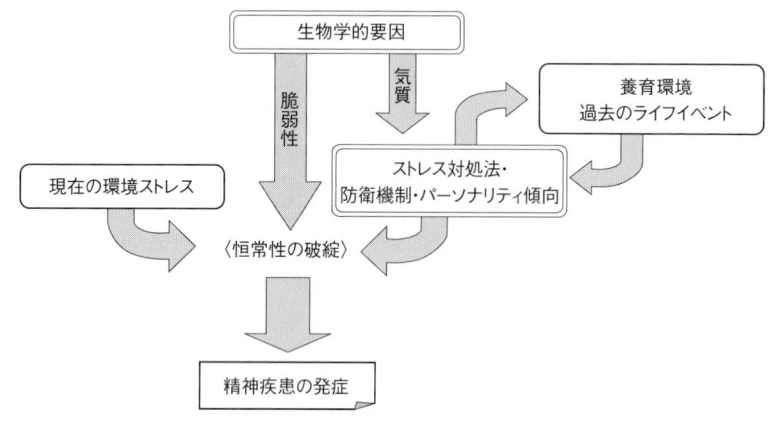

300　第三部　子どもの心の治療（精神療法を中心に）

図 17.2　精神疾患の発症機制に関する仮説

内外を問わず，強いストレス要因の存在とその遷延は，子どもの生物学的基盤たる脳へも影響を及ぼし，特定の中枢神経機能に重大な修飾が加わることもある。

　以上で述べたような諸要因の影響は，通常の子どもの精神状態，あるいは脳機能の水準では，ストレス要因の外傷的エネルギー（正数とする）とそれに抗するストレス対処戦略による保護的エネルギー（負数とする）との総和が特定の精神疾患への脆弱性の閾値を超えなければ，恒常性（homeostasis）は維持され，精神疾患は発症しない。しかし，上記の諸要因の特性や偶然的な条件によっては，この恒常性の維持機能が有効に作動しなくなり，ストレスがもたらす外傷的エネルギーの総量は，ストレス対処戦略による減算を通してもなお生来的脆弱性の閾値を超えた高いエネルギー量にとどまることとなり，精神疾患発症の引き金が引かれるに至る。

　このようなダイナミックな精神疾患発症の機制を理解しておくことは，子どもの精神疾患への治療的介入にとって必須といえるのではないだろうか。各種の疾患群に特有な発症仮説については本書第3章で触れている。なお，図17.2は，筆者が作成し微修正を重ねてきたこの機制を図式化したものである（齊藤，2008；齊藤，2009；齊藤，2012）。

II. 思春期の心の特性：第二の個体化

　アドレッセンスという年代は，10歳から20代半ばくらいまでを覆う，幼児期および学童期早期と成人期をつなぐ15年ほどに及ぶ年代であり，思春期はBlos(1962)がMahler(1975)の確立した幼児期における「分離－個体化過程」という概念を援用して「第二の個体化」と規定したアドレッセンスの前半期，すなわち10歳頃から17，8歳頃までの年代をここでは指すことにしたい（なお筆者は，18，9歳から20歳半ばの年代を青年期と呼ぶことが多い）。思春期は，Blos(1962；1967)の解説によれば，友人関係のような思春期特有な新しい体験によってだけではなく，通過してきたはずの幼児期心性への部分的で一過性の退行を通じて「（第一の）分離－個体化過程」の発達課題およびそれに伴う葛藤に再び取り組みなおす年代であり，その反復的取り組みを通じて自我機能を自家薬籠中の機能として確立し，その結果得られる「自立した自己」という自己感と自己像の確立を目指す年代である。Blosにしたがえば，思春期とはプレアドレッセンスから前期アドレッセンス，および中期アドレッセンスにあたり，青年期は後期アドレッセンスおよびポストアドレッセンスにあたる。

　以下では，思春期をさらに前半（小学校高学年および中学生；10歳から14，5歳）と後半（高校生；14，5歳から17，8歳）に分け，各々の関係性の布置を示したい。なお，第二の個体化過程の最盛期である思春期前半は男女でいささか関係性の内容とニュアンスに相違があるため，別々に解説し，後半は男女で差は少なくなるため，まとめて解説する。

1. 思春期前半の男子の「第二の個体化」

　男子の思春期は，身体的サイズの発達が急速に進行し始め，第二次性徴の顕在化を目前にしたある瞬間に開始し，通常それは10歳頃とされている。すなわち，思春期の入門期であるプレアドレッセンスの幕が切って落とされた瞬間である。

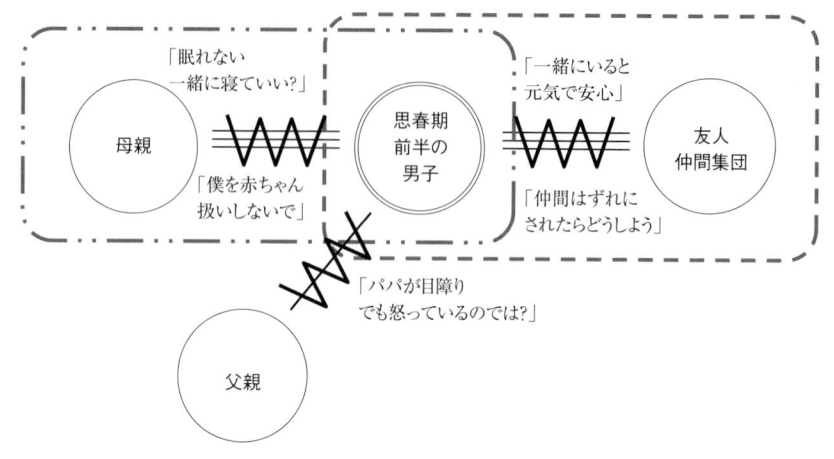

302 第三部 子どもの心の治療（精神療法を中心に）

図17.3.1 思春期前半の男子の関係性と葛藤

　思春期前半であるプレアドレッセンスおよび前期アドレッセンスの発達課題が「母親離れ」であることは，分離－個体化過程とも呼ばれる幼児期における自我ないし自己の成立過程の思春期版としての再現と理解することもできる。男子にとって思春期前半という年代は，母親から明確に離れ始めたこと，そのものによって，母親との関係性をめぐる過敏性がむしろ亢進している年代といってよいだろう。筆者はこの心性を「マザー・コンシャス」と呼んでいるが，その心性の最大の特徴は，身近な大人との関係性（とりわけ母親とのそれ）に対する両価性が際立っていることである。この両価性とは，母親から離れ独立して活動できる自分をめぐる万能感に酔いしれる一方で，母親から冷たくされているのでは，あるいは母親に見放されたのではという不安で憂うつな思いに襲われ，母親に幼児のようにまとわりつかねばいられないという両極端の思いを併せ持つ心性のことである。図17.3.1の男子と母親の間を結ぶ3本の線は両者の強い結びつきを，そこに重なったジグザグ線は両者間の葛藤の存在をあらわしており，両者を併せることでこの年代の男子のマザー・コンシャスで著しく高まった両価性を表現している。
　母親に接近して支えを求める際に，思春期前半の男子は容易に幼児期心

性への退行を生じるといわれる．実際，この年代の男子が強がって大人ぶるかと思えば，次の瞬間には幼児のように母親にまとわりついて強い愛着を示すという二面性はよく知られている．通常ではこの退行は部分的であり，一過性の現象にとどまるが，この年代の不登校中の子どもと母親との関係でよく見られるのは長期間にわたる持続的な幼児的関係性への退行である．この両者の違いは，友人関係をはじめとする社会的な支援のリソースを奪われるか，あるいは友人関係等の社会的活動で自己愛を傷つけられたと強く感じたことで，母親との関係性と友人関係など社会的関係性による支持の均衡（図17.3.1）が崩れてしまっているか，それとも社会的関係性に復帰できる復元性を持っているかによるものと理解できる．

一方，思春期前半の男子と同性の親である父親との関係性の特徴といえば，幼児期後半以来の父親を尊敬し理想化するような心性から離れ始めるにつれて高まる父親への反発とライバル意識であり，その裏返しとしての父親の怒りへの恐れであるといってよいだろう．このライバル意識由来の恐れに加え，前記のような母親への退行的ふるまいに対する父親の怒りへの恐れが加わるのが通常である．そのためこの年代の男子では，総じて父親との直接対決を回避しようとする姿勢と「父親が煙ったい」という感覚が目立っている．この煙ったい父親の存在こそ，男子の母親離れにおける母親への両価性を調整する重要な要因であり，子どもがこの両価性に代表されるような葛藤を越えて第二の個体化を進行させる促進要因である．図17.3.1の子どもと父親との関係性を示す線が1本線であるのはこの煙ったさを示しており，ジグザグ線は父親との関係に伴う罪悪感と，それに伴う恐れを中心とする葛藤を表現している．

さらに，男子が強い結びつきを示すのは母親との両価的な関係だけではなく，友人関係あるいは仲間集団との関係が際立ったエネルギー充当の対象となっている．友人あるいは仲間と結びつき，多数で群れ，秘密を共有するといったこの年代に特有な集団活動は「ギャング（gang）」と呼ばれ，母親離れの強力な促進要因である．図17.3.1に3本線で表現したように子どもは仲間関係に強い愛着と入れ込みを示すが，その一方ではジグ

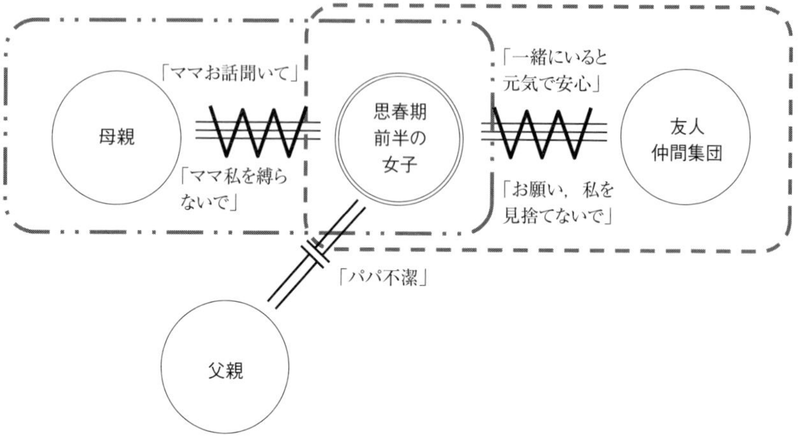
「ママお話聞いて」
母親
「ママ私を縛らないで」
思春期前半の女子
「一緒にいると元気で安心」
友人仲間集団
「お願い，私を見捨てないで」
「パパ不潔」
父親

図 17.3.2　思春期前半の女子の関係性と葛藤

ザグ線で示すように，仲間集団への適応が成功をおさめることで与えられる一体感をはじめとした精神的支援を失うまいと必死になり，失敗すまいとするあまり，しばしば非常に強い緊張を強いられることになる。

2. 思春期前半の女子の「第二の個体化」

思春期前半の女子の心性は男子のそれとは内容的に若干の相違がある。まず男子との大きな違いは，当然のことながら，異性の親が父親，同性の親が母親と男子とは逆になっていることである。男子においては，母親離れの再加速によって異性の親たる母親への幼児期以来の強い愛着が刺激され，この年代特有な両価性の強い母親との関係性が成立した。それに対して女子の場合，図 17.3.2 で示した母親との結びつきの線は男子と同じ3本であるものの，これは男子のようなストレートな愛着ではなく，同性の親へのライバル意識を秘めたものであり，その矛盾を大きくはらんだ愛着のデリケートな側面をあらわすものとなっている。そのため女子の母親への接近に伴うマザー・コンシャスな心性には，男子のような露骨で深い退行（部分的退行であるが）が生じないとされている（Blos, 1962）。

母親に近づき，外界での体験の愚痴をこぼし，それを聞いてもらう「お

しゃべり」に典型的に表現された「退行なき愛着」が，女子の最も自然な思春期前半の母親との関係性である。しかし，この関係性の均衡を維持することは難しく，母親の過剰な指示や介入は容易にこの年代らしい「私を縛らないで」という反発を引き出す。それがジグザグ線で表現した葛藤である。このような女子のデリケートな母親との関係性は，母親離れという発達課題の取り組みに関与するだけではなく，思春期の女子の身体サイズと生殖機能の両面での身体的成熟に必然的に伴う女性性の受容という発達課題にも大きく関与し，その達成を支える主要な要因となっていることを忘れてはならない。

　思春期前半におけるこのような母親との関係性の大きな意義の陰で，女子にとって幼児期のエディプス状況において一度は夢中になった異性である父親との関係性をどう処理するかという課題が取り組まれる。女子では，生殖機能を含んだ身体的成熟の思春期的展開に伴って，必然的に父親への接近は強い本能的な禁止を受けることになり，父親から心理的・物理的な距離を置こうとする動きを生じさせる。この年代の女子は，いかに巧みに父親への愛着を隠蔽し（自分に対してさえ），父親と安全にして十分な距離を置けるかという点に，相当のエネルギーを集中させているように見える。「お父さん不潔」という言葉とともに父親を嫌悪していると自分に対しても見せかけ，距離を置こうとする姿勢は，この年代の女子の最も安全な父親との関係性のあり方をあらわしている。

　この時期の女子にとっての友人関係は，男子のそれと同じように母親離れを支える重要な支持システムであるとともに，その友人から見捨てられまいとする緊張に満ちた葛藤の発生源ともなっている。思春期前半の女子の仲間関係は，男子と同じように群れて騒々しいというギャングの特性も持っているが，むしろ一対一の関係の中で姉と妹のように（あるいは模擬恋愛関係のように），相手を理想化して結びつく「チャム（chum）」と呼ばれる関係性が優勢である。

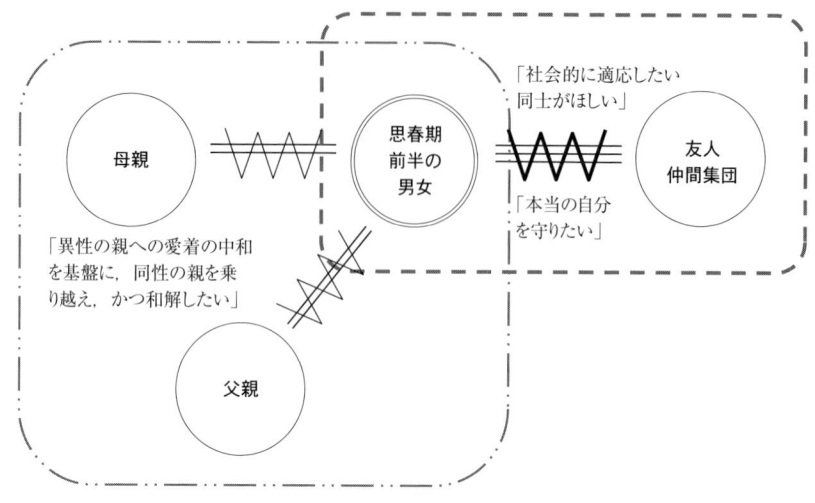

306 第三部　子どもの心の治療（精神療法を中心に）

図17.3.3　思春期後半の男女の関係性と葛藤

3. 思春期後半における「第二の個体化」

　男子も女子も思春期前半の年代を，速すぎもせず遅すぎもしない，あるいは傷つきすぎもせず経験不足すぎもしない，ほどほどの速度と質をもって通過することができると，母親からの心理的距離をそれなりに置くことのできる，より自由な存在となって，15歳以降の思春期後半の段階に入っていく。この思春期後半の発達課題は「第二の個体化」を完成させること，すなわち心理的にも社会的にも個として存在できる実感と根拠につながる包括的自己像の確立に取り組むことに他ならない。この包括的自己像とは，現在の横断面的な自己像に加えて，過去から現在，そして未来へと一貫してつながっていく，すなわち時間軸に沿う自己の展開の実感を含んだものであり，筆者は「同一性」(Erikson, 1950)と呼ばれてきたものとほぼ一致する概念と考えている。

　そのような課題に直面しているこの時期の子どもは，図17.3.3に示したようにまず友人に向かう。友人との関係に没頭し，友人を理想化し，親との関係よりもしばしば友人関係を優先させる一方で，何よりも友人関係での孤立や挫折を恐れ，友人関係の維持に汲々とするという文字どおり

「フレンド・コンシャス」な心性が思春期後半に入る前後の時期に目立つものである。思春期後半の年代が進むにつれて，友人関係は徐々に，群れることに意義のあったギャングとも，欠損を埋め合うかのように一体化を希求するチャムとも異なった次元に展開し始める。それは，議論を戦わせることが無性に楽しく，それでも壊れない友人関係であり，もはや個性の違いは障害ではなく，むしろ個々の理想を希求することを支え合い競い合うという側面が優勢な「ピア（peer）」と呼ばれる友人関係である。このピアはその後の青年期，さらには成人期に至っても友人関係の中心的な位置を占め続けるが，友人関係そのものが集団的な退行を生じやすく，ギャングのばか騒ぎ的な活動やチャムの排他的な二人関係が混じり込んでくることは大人の間でもきわめて一般的である。

　優勢な思春期前半の終わり頃から後半期の前半にかけて，自己の生き方をめぐる理想形成に関連の深いフレンド・コンシャスな心性を経験している間に，一貫した同一性を保持した自己の確立という発達課題が同時進行的に取り組まれ始めることは，すでに述べたとおりである。そのために，思春期後半の年代が進行するにつれて，自己の独自性と独立性をめぐる危機への過敏さ，すなわち自己と集団の対峙的な関係性への脆弱さが亢進する時期を，多くの子どもが通過しなければならない。自意識過剰と対人恐怖的過敏性が優勢なまさに「セルフ・コンシャス」と呼ぶべき年代が思春期後半というわけである。そのためこの年代は，友人関係をめぐる両価性が目立ち，議論を戦わすことのできる親しい友人を求める一方で，自信を失えばすぐさま葛藤の強い関係性を回避し，自己にひきこもるという行動に出やすいのである。

　この年代の子どもと親との関係性は，異性の親への愛着を中和させることに成功し，落ち着いた異性の親との関係性を獲得するとともに，同性の親との葛藤も克服し，和解へと向かうことが可能になる。その結果，前の段階で目立っていた親への強い愛着と反発という葛藤的で激しく波立ちがちな関係性が大幅に薄められ，親に束縛されることの少ない「オリジナルな自己」の結晶化が進んでいくことになる。図17.3.3で親への愛着関係

を示す線が減り，葛藤を示すジグザグ線が細くなっていること，そして父親を含んで家族を細い点線で囲み，父親を排除しない家族像の出現を示したことは，このような家族との関係性の脱充当と友人関係をはじめとする社会的活動への入れ込みという，思春期後半期の男女の関係性の布置を表現したものに他ならない。

4. 第二の個体化という概念の治療論的意義

　おおよそ10歳から17, 18歳頃までの年代にあたる思春期の一貫した発達課題としての第二の個体化の展開様式をここまで述べてきたが，それはすべて関係性のあり方という文脈からの解説であった。いうまでもなく，こうしたある年代の優勢な関係性を持続的ないし反復的に経験することは，その関係性の維持をめぐる現実的な対処戦略や心理的防衛機制を繰り返し作動させることに他ならず，やがてその優勢な関係性の質と量に対応した優勢な感情と優勢な対処戦略や防衛が結晶化し，個々人の自己感やパーソナリティの形成に思春期固有の要因として大きな影響を与えることになる。

　思春期年代の精神疾患に対する精神療法的な支援について考える際に忘れてならないことは，特定の精神疾患に罹患することが単にその疾患特有な脳内過程の障害やその表現形としての精神医学的症状を持つというだけではなく，精神疾患の違いを越えてここで述べてきたような第二の個体化の停滞や変異，あるいは破綻を強いられることを意味しているという側面である。精神疾患による第二の個体化の障害は，その発達促進的でパーソナリティ統合的な進行を妨げ，他者との関係性への不信感と，その裏返しのような自己否定的感情が優勢になるとともに，病理性の高い処理法や防衛機制が発展することで，パーソナリティ形成を障害させる可能性が高まる。このため，思春期患者への精神療法を行うに際しては，疾患理解だけではなく，第二の個体化とそれに関連する心性および関係性の特徴を理解していることが必須である。

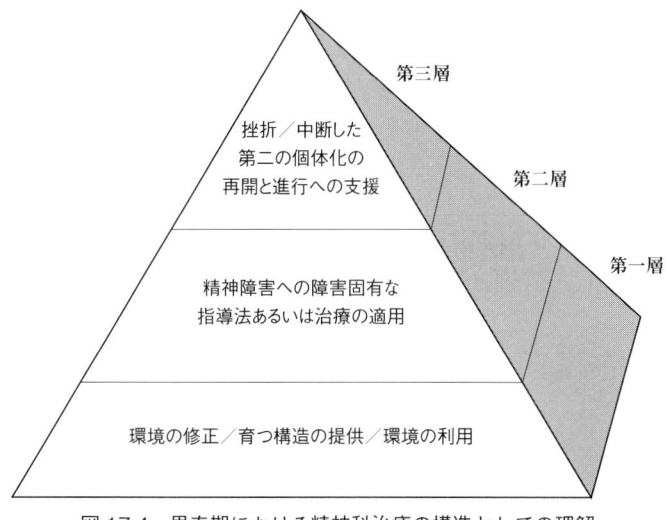

第17章　児童思春期臨床における精神療法　309

```
              第三層
        挫折／中断した
        第二の個体化の         第二層
        再開と進行への支援
                                      第一層
        精神障害への障害固有な
        指導法あるいは治療の適用


        環境の修正／育つ構造の提供／環境の利用
```

図17.4　思春期における精神科治療の構造としての理解

III. 思春期の精神科治療と精神療法

1. 思春期の精神科治療の構造

　ここまで述べてくる過程ですでに示唆したように，思春期の精神疾患に対する治療には，その疾患固有の治療に取り組むだけでは真の解決に至ることの不可能なケースが少なからず存在する。図17.4は思春期の精神科治療のあり方を図式化したもので，治療・支援を三層構造のピラミッドとして表現している。

　治療・支援の第一層は，障害の発現とその維持に関与する環境要因への対応の次元であり，あらゆるケースの治療で常に基盤となるという意味で土台となる最下層に位置づけた。精神科治療は年代を問わず環境要因への介入が重要であることはいうまでもないが，親や家庭，あるいは学校への依存度の高い（たとえ親離れが発達課題だとしても）未成年者の場合は環境からよりいっそう大きな影響を受け，環境の変化に対して敏感に反応するという傾向が強く見られる。環境的要因に対する対応がとりわけ重要視

される所以である。病原性の高い環境的要因に対してはその修正を辛抱強く図る必要があるが，児童虐待や犯罪的ないじめ事件などは学校や児童福祉機関，あるいは警察などと連携した環境への緊急介入も考慮しなければならない場合がある。また，様々な理由で家庭にとどまったまま問題が遷延化し，支援の機会を失いつつある場合や，さらに問題が深刻化していくという場合には，親がそのことに同意している場合に限り（児童虐待例を除いて親の同意が必須である），いったんは家から離れさせ，育つことができる構造を持った環境（入院治療，児童養護施設，情緒障害児短期治療施設あるいは児童自立支援施設など）に置くという支援も考慮しなければならないだろう。また，不登校やひきこもり状態にある子どもの治療・支援において，ある段階で社会活動への橋渡し的な環境，例えば自治体が運営する教育支援センター（適応指導教室）や NPO などが運営する居場所などを提供してくれる地域のリソースへとつなげることも重要な環境的支援となる。

　治療・支援の第二層は，治療対象となった個々の精神疾患への疾患固有な指導法や治療を適用することであり，例えば ADHD の子どもへのメチルフェニデート徐放錠やアトモキセチンの投与，あるいはソーシャル・スキル・トレーニング（SST）やペアレント・トレーニングの実施，うつ病性障害への抗うつ薬の投与（近年子どものうつ病では抗うつ薬投与以前に心理社会的支援を優先すべきとされている），強迫性障害への薬物療法と曝露反応妨害法，アスペルガー障害の子どもへの構造化された環境設定などがそれにあたる。これは，子どもや若者の情緒や行動にあらわれる問題の背景に見出した精神疾患に対応する治療・支援の次元である。

　以上の第一層と第二層までは治療論としては一般的であり，思春期の子どもや若者の問題を疾患単位でとらえようとする現代の児童精神科医療においてもまったく同様である。しかし，例えばうつ病性障害の子どもがうつ状態は改善したのに相変わらず登校がまったくできない，社会不安障害の女性が不安は軽減しているにもかかわらず母親に強い依存的しがみつきを続け，いっこうに社会活動に参加できないといった状況にたびたび出会

うことから，ここまでの二層の治療だけでは思春期の精神医学的治療は不十分ではないのかという疑問が生じる。それに対する解答として，以下のような第三層の治療・支援を設定することが必要になる。

その治療・支援の第三層には，挫折あるいは中断した第二の個体化の再開と進行に向けた支援を筆者は位置づけたい。これを最上層に置いたのは，思春期のすべての精神疾患の治療・支援において，その疾患に伴う，あるいはその結果としての第二の個体化の停滞や停止に対する支援を常に意識すべきであるということを強調したいからである。思春期の子どもの問題は障害単位のアプローチだけではなく，例えば不登校・ひきこもり，家庭内暴力，非行などといった現象単位の問題理解とアプローチが必要な場合が少なくない。この現象単位のアプローチこそ，各現象が示している第二の個体化の障害という側面を十分に理解したうえで提供される，精神疾患の違いを越えた社会性の回復を目指す支援である。

これら三層にわたる治療・支援を総合的に組み立てて提供するという包括的で総合的な観点こそ，思春期精神疾患の個々のケースに対応する治療者・支援者の姿勢でなければならない。この三層の具体的な治療・支援の根拠となるのが各層の正確な評価であることはいうまでもないが，同時にそうした評価結果の本質的な意味をとらえ，ケースとその治療を全体としてとらえようとする姿勢と，子どもの心の発達過程に関する深い理解が必須である。

2. 第二の個体化を考慮した治療について

第二の個体化の挫折により，しばしば退行的な親子関係へのとらわれが前景にあらわれ，年齢相応の社会的活動は遅かれ早かれ制限を受けることになる。それは必然的に家庭にひきこもろうとする回避傾向を亢進させるが，ときに退行的な依存欲求を家庭外の擬似家族システムにおける関係性に置き換え，それに夢中になるという形をとることもある。ここで擬似家族的システムと呼んだ集団は，一般的には非行グループなどの反社会的集団，宗教的カルト集団，政治結社が代表的であるが，必ずしも集団化しな

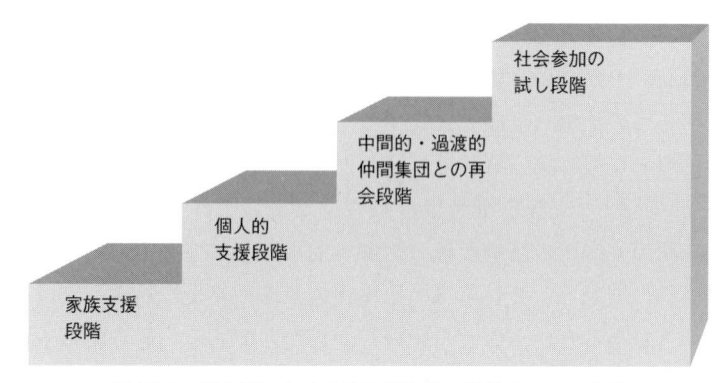

312　第三部　子どもの心の治療（精神療法を中心に）

図17.5　思春期における精神科治療の構造としての理解

い女子の性非行にも擬似家族的な依存の対象として異性との性的関係に向かうという心性を見出すケースが珍しくない。この擬似家族的システムへの没頭は，母親離れが発達課題である思春期には，通常の仲間関係への没頭の中にも同質の心性が垣間見えるように，かなり一般的な対処戦略の一つではある。また，入院治療や児童福祉施設への入所のような家族から分離する形で提供される構造化された治療・支援も，多くの場合，一過性とはいえ擬似家族的な環境と人間関係を提供することで思春期の一度は挫折した発達課題に取り組みやすくしようと工夫されたものである。

　挫折し停滞した第二の個体化の再開を目指す治療の経過を例えるなら，それは罹患した精神疾患の別を越えてのぼっていく階段（図17.5）というイメージがぴったりあてはまる。

　その階段の一段目は「家族支援段階」である。患者である子どもが参加しているか否かにかかわらず，思春期の治療・支援における最初の支援対象は主として家族であることが多いのも，思春期の治療の特徴である。家族を支援することは図17.4の第一層の環境の整備にあたる作業であるが，それだけではなく家族を通じた子ども本人と治療者との交流という側面を忘れてはならない。この一段目では患者は治療によって自分の独立性が脅かされたり，問題を叱責されたりするのではないかと恐れていることが多いため，治療者には非常に警戒的かつ両価的であり，しばしば治療に

対して拒否的にふるまう。そのために子どもは親を表面に立て様子を見ているのであると理解し，治療者は親に「今日話し合ったことや経験されたことを皆さんの言葉でご本人にお話しください」と語ることで，子ども自身へのメッセージを親にゆだね続ける。当初から患者本人が登場してこない場合も，途中から親だけが治療に通うようになる場合も，本人が顔を出さないことで治療は成り立たないと考えるのは早計である。

　二段目は「個人的支援段階」で，患者本人がある程度能動的に治療に関与するようになった段階である。個人精神療法的な治療技法が積極的に実施されるようになるのはこの段階からである。この間も家族支援は積極的に行う必要がある。多くの場合，患者本人が治療に参加し始めることが，長く中断していた社会活動の再開へと直ちに動くことではないため，家族は待つことをめぐる葛藤を支えられなければならないからである。

　三段目は「中間的・過渡的仲間集団との再会段階」である。個人精神療法的な面接を繰り返してきた第二段階の終盤で，本人がようやく外界への関心を顕在化し始めた頃から次第に前景に出てくる新たな段階で，年代相応の社会活動への橋渡しの機能を持つ居場所とそこでの人間関係，とりわけ仲間集団的な人間関係に向けて動き出し，徐々にそこでの活動に適応していく段階である。ここでいう居場所とは，集団療法やピアカウンセリング的な要素が色濃い，ある程度保護的な集団体験の場のことであり，思春期の精神疾患に罹患した際に陥りやすい回避的な孤立状況（しばしば家庭にひきこもる傾向を伴う）と，かつて属した通常の社会活動の場との間に位置する中間的・過渡的な場のことである。

　回避状況を抜け出し，中間的・過渡的な集団に加わることのできた思春期の患者は，その場の確かさとそこにいる人の質を問う試しの段階を経て，多くは思春期前半のギャングやチャムの特性が優勢な仲間集団をまず形成し，とにかく群れ，かつ騒々しい活動を好み，集団で自己主張し，冒険的になったり，まるでカップルのようにいつも一緒にいることを好んだりするようになる。この段階を経てようやく，理想を語り合い論争することに夢中になる思春期後半のピア的な仲間関係を形成し始める。第二の個

体化の成果である「一人で何かをできる」能力は，この三段目で出会った居場所でギャング体験に始まる思春期の仲間集団体験を十分に経験することで得られるものである。この目標に向けてこの段階で提供される治療・支援は主に集団療法的なものとなることはいうまでもない。本人もこの段階になると仲間集団の活動に入れ込む思いが大きくなり，個人療法の意義を切り下げがちであるが，仲間集団体験における葛藤を個人の内的な検討対象として取り組めるのは個人精神療法の場だけである。

挫折した第二の個体化に対する支援の最後の段階である四段目は「社会参加の試し段階」で，学校復帰のための支援や就労支援が具体的に取り組まれる段階である。まだ保護的な面は大きいとはいえ，実際に個人として社会的活動に直面することが求められることになる。

以上の四段階からなるステップ・バイ・ステップ方式の支援は第二の個体化の挫折からの立ち直りの典型的なプランであり，個々のケースはこれらのどの段階の治療・支援が特に必要か，どこは比較的短期間に通過できそうであり，どこには時間がかかりそうかといった点での違いがあることを承知しておかねばならない。この時間を決定するのは患者本人の持つ個人的な諸条件によるものである。

3. 思春期の治療の折衷性と総合性について

思春期の精神科治療は，精神療法だけが単独に実施されるよりは，患者に直接提供する認知行動療法あるいはプレイセラピーなどを含む個人精神療法や集団精神療法に，親ガイダンス，親の集団療法としての心理教育プログラム，家族療法などの親への支援の提供，学校との連携，公的機関やNPOなどが参加した地域連携システムによる支援，患者への薬物療法，入院治療など多様な水準の治療・支援を組み合わせて実施することのほうが一般的である。

これは，思春期の母親離れと自己同一性の確立というデリケートで，同時にダイナミックな発達課題である第二の個体化に取り組む過程で精神疾患に罹患した患者とその家族が出合う，発達阻害的で解体的な衝撃とそれ

に伴う絶望に対応するためには，子どもと家族の双方を支援の対象とする総合的な観点が必須だからである．多彩な水準の多様な広がり方をした治療・支援技法を複数選択して組み合わせていくという感覚が最も求められるのが，この年代の治療・支援である．

精神療法に限っても事情はまったく同じで，支持的精神療法，プレイセラピーを含む各派児童分析や来談者中心療法，ソーシャル・スキル・トレーニングを含む認知行動療法，システム論的家族療法などのどれか一つを選択して実施するというよりは，これらの中から複数選択して組み合わせることで，あるいは複数の技法を折衷させることで対応するほうがずっと多い．さらに，ある治療段階ではこの技法が前景に立ち，次の段階に入ると別の技法が中心になるといった，治療展開や患者の発達による技法の交替もしばしば生じることである．

児童思春期の精神科治療ではこのような折衷性が必然的であり，さらに患者とその家族，さらには患者の属する学校や地域社会をも視野に入れた治療が必要であることは，筆者がこれまで繰り返し指摘してきたとおりである．また思春期治療においては，入院治療における生活構造と人間関係の展開そのものが精神療法的であるという入院治療の総合性についても指摘してきた．一部の精神科医の心をつかんで離さない思春期治療のダイナミックな面白味も，そして多くの精神科医に背を向けさせるある種の難しさやわずらわしさも，こうした治療の総合性と折衷性の複雑な絡み合いの手強さに発しているのではないだろうか．

Ⅳ. ケースに見る思春期精神療法

1. ケースA（女性，治療開始時 14 歳）のプロフィール

14 歳の中学 2 年生だった A の初診時の主訴は，一日 100 回以上の手洗いを中心とする強迫症状であった．A の成育歴を見ると，胎生期，乳児期，周産期に特記すべき問題はない．始歩は 12 ヵ月，始語は 11 ヵ月と，運動機能や言語の発達には早さも質的にも問題はない．あまり泣かず，い

つもニコニコしている幼児だったという。幼稚園は二年保育で，一貫して元気で活発な子どもだった。友達も多く，一人遊びよりは友達と遊びたがった。小学校入学後，小1，小2の間は教師にはしばしば叱責されるものの，幼稚園同様元気に過ごしており，体育では走ることが得意な子どもだった。なお，Aの家族は両親とAの三人家族である。

　小3になると急に緊張が高まり，得意な水泳でも，失敗したらどうしようという予期不安で大会前日から悪心を訴え，当日は競技を棄権するなどの問題が目立ち始めた。小5になると忘れ物や失敗を恐れてひどく神経質になり，予期不安が高まると確認がひどくなり，やがて落ち込むというパターンが繰り返されるようになった。このため小5の3学期から地域の教育センターに通い始め，中学入学時には強迫的な面は目立たなくなり，元気に中学校へ通い始めた。

　しかし，中1の2学期からクラス内でAの悪口をいうグループが出現し，孤立していった。身体愁訴が出現し，保健室の常連となり，3学期には保健室登校しかできなくなった。中2になると完全に不登校状態となり，手洗いを一日100回，入浴に毎日2時間以上かかるといった強迫症状が再現し，また些細なことで感情を爆発させ母親を責めて泣き叫ぶようになった。気分の落ち込みも見られるが，反対にはしゃいで多弁になるという側面も見られた。このような経過のため，児童精神科を中2の6月に受診するに至った。

　児童精神科での診断は「軽症の注意欠如・多動性障害を持つ子どもの強迫性障害」であった。

2．治療経過
a）第一期

　外来治療として，まず抗精神病薬の少量投与を行ったところ焦燥感は幾分和らいだが，登校への抵抗は強く，一時は児童精神科病棟への入院も検討されたが，入院には至らなかった。中3になるとすぐに地元中学校への登校が断続的ながら再開したが，それも長続きせず，中3の後半はア

ニメのファンクラブの活動に入れ込むようになって活動性が上がってきたが，ファンクラブの複雑な人間関係に巻き込まれ，情緒的にはかなり不安定な時代となった。この頃からときどき手首自傷が見られるようになった。

　第一期の間に主治医が治療的に行ったことや心がけたことは，薬物療法による焦燥感の軽減に取り組んだこと，不登校状態ながら広がっていく人間関係のふり返りを面接で繰り返しつつ，Aの心理的な思春期発達を支持しようとしたことである。主治医はファンクラブの活動の中で，Aが同性の仲間からは孤立し，異性に接近しがちな傾向を示すことに懸念を感じていた。またこの時期，主治医はAが級友や中学校生活そのものに対して羨望まじりの激しい批判を行ったり，ファンクラブ活動での仲間のふるまいに対する自己愛的で尊大な仲間批判を繰り返したり，その反面で自信がなく疎外感を持ちやすい脆弱さを感じさせる愚痴を言い続けるのを，批判なしで受容する姿勢を保つよう努めた。

b）第二期

　Aは中学を卒業して高校へ進学したが，1学期を終えずに先生が厳しすぎることを理由に退学してしまった。その後，コンビニやファミレスのアルバイトを断続的に始めたが，働き出すとめまいや悪心などの身体症状が悪化し，強迫症状も強まることから長続きできずにやめるということを繰り返した。アルバイトの中で自分のプライドが脅かされそうになると身体症状の訴えや手首自傷があらわれることに主治医は気づいている。また，アルバイトに採用される先々で同僚の男性から「告白され」るが，短期間の交際の後に結局は別れを切り出されるというパターンを繰り返し，親と主治医をハラハラさせる時期が続いた。第二期を通じて，ときどき身体化症状の悪化，抑うつ気分，軽い希死念慮，手首自傷が出現していたが，その一方で徐々に内省的な一面を見せ始め，18歳に入る頃には「本気で働かねば」という思いを口にするようになった。

　第二期を通じて主治医は，Aの不安定さにハラハラしながら，Aに関心

を持ち続けていること，性的逸脱や手首自傷といった行動化を心配してはいるが怒ってはいないということの二つを伝え続けた。プライドの高さとしてあらわれるＡの自己愛性の高さは，しばしば周囲の人間をうんざりした気分にさせるに十分なものであったが，主治医は低い自尊心こそ自己愛性を高める主要因と理解することで，第二の個体化の進行をめぐるＡの自信のなさや実生活での孤立無援さへの共感に努めることができた。心がけたことは，性的行動化にたじろがず，教育的に健康な性行動の留意点を繰り返し伝え，また性的行動化は母親への甘えの置き換えであるという趣旨の解釈を繰り返し行うことであった。それを通じて「自分の身体を大切にすることは自分の心をいとおしむこと」という感覚をＡに伝えたいと思っていた。

c）第三期

この時期に入る18歳の半ば頃からアルバイトが本格化し，行く先々で期待される人材とみなされる水準になっていった。それでもＡの自己評価は著しく低いままで，家庭で母親に不安と焦りを執拗にぶつけたり，まるで幼児のようにまとわりついたりすることは多かった。身体化や情緒の不安定さを社会的な場であからさまに表現することはなくなっているが，明らかに持続していた。一方で，この頃には強迫症状は目立たなくなっており，手首自傷もまったく行わなくなった。この時期の後半には，たまたま職場で知りあった3歳年長の男性Ｂと交際を続けたことが大切な体験となった。Ｂに深く惹かれながらも性交渉は拒否し，それを受け入れてくれたＢへの信頼が増し，恋愛関係における精神的結びつきと安らぎを経験することとなった。交際を始めて数年たったＡは23歳になっており，Ｂとの関係は自然解消的に疎遠になっていった。そこまでが第三期であり，Ｂとの別れと向き合う作業に取り組むことになる第四期がそれに続くことになる。

第三期で，主治医は社会人として誠実な努力を続けるＡを支持しつつ，手を抜くところは手を抜ける余裕が必要であることを繰り返し指摘してい

る。また，誠実な男性Bとの交際を，以前の異性関係とは明らかに異なる経験として支持する立場を明確にした。その際，性交渉を拒否して，より長い目で交際しようとしたAの精神的成長については，その意義を明確にすることで支持した。一方で，第三期を通じて続いていた家庭での退行的な母親へのしがみつきと感情の激しさについて，主治医は直感的ながらまだ扱えない段階と感じたため見守り続けた。

d）第四期

Bとの別れに続いて，Aの内面では，それを理性的には自分も納得した別れと思っていながら感情的にはどうしても受け入れられない自分との格闘が続いた。Bとの別れを埋めるかのように別の男性と交際するが，その都度Bへの思いこそ本物と思い知らされている。その頃から徐々に焦燥感が強まってきて，仕事も手につかなくなり，やがて明確な無気力や抑うつ感などが出現し，大うつ病性障害の病像を示すに至った。主治医は大うつ病に対する薬物療法と休養を指示し，Aはその頃続けていたドラッグストアの店員を退職した。

抑うつ状態が顕在化して半年ほど経たある回の面接で，Aは堰を切ったように強迫症状出現のルーツである小学校時代の外傷体験を語り始めた（たまたまその回は母親との同席面接だった）。Aの回想は以下のようなものである。

「小1と小2の2年間の担任の先生は，最初から私を嫌って叱ってばかりいた。集中するのが苦手でよそ見をしたり，手遊びをしたりする私を，先生はそれを見つけるたびに厳しく叱った。毎日毎日，私は名前を呼ばれて皆の前へ立たされ，激しい言葉で叱られたり馬鹿にされたりした。本当に毎日毎日，私だけが叱られていた。幼い私は自分が悪いと思い，ただただ先生に謝るしかなかったが，先生は決して私を許してくれなかった。私は九九が苦手だったので，0点を取って先生に叱られたくないから，隣の子の答案を写すようになった。ある日の小テスト中，近づいてきた先生は私の答案を無言でひったくり，くしゃくしゃに丸めてゴミ箱に捨てた。私

は恥ずかしさで身体を硬くし息を止めていた」

　この告白を隣に座って聞いていた母親は，当時はまったく事実を知らずにいたこと，そのことを話させない空気を家で作っていたことについてＡに詫び，母子で涙にくれた。しかし，この小学生時代の外傷体験の回想は，教師の叱責に対する怖さを回想させただけではなく，やがてそのことを母親が知ったときの悲しそうな顔や涙がもっと怖かったこと，母親に自分の学校での姿を知られないように，家では無理をして明るくふるまっていたことを思い出したという話が，その後何回かの面接で繰り返された。Ａは当然ながら母親への怒りを抑えられないという思いと向かい合わざるをえなくなり，この時期Ａは何度か母親をこのことで責めている。

　しかし，ある回の面接で，「自分のこれまでの生き方をふり返っていたら，『誰でもこんな思いになることはある。こんな中でも，こんな自分でも生きていかなければならない』と思えてきて，とても楽になった。……そうしたら，○○だから，××のせいでこうなったという気持ちから自由になったように感じる」と語り，その後母親への攻撃は収束していった。自分だけでは抱えられなかった自尊心の傷つきや自信のなさを克服しかけており，病理的な自己愛性の高さにしがみつく必要のなくなってきたＡを感じさせた。

　以上のような状況に至るのには，大うつ病の治療開始後１年半ほどが必要だった。Ａは大うつ病からの回復の実感が強まり，以前働いていた職場から声をかけられたのを機に再び働き始めた。

　第四期でまず主治医が行ったことは，大うつ病を呈したＡのうつ状態を「うつ病」と呼んで外在化し，焦りや自己否定的思考の発展を抑えるために休養を指示し，薬物療法を実施したことである。同時に，この抑うつ状態を中学生以来の第二の個体化の挫折と取り組み直すための作業の山場と理解し，抑うつ状態に若干の余裕が見え始めた頃から，抑うつ状態が意味するＡの内省的な内側への視線に注目するように努め，抑うつ気分とともに移ろう様々な感情やそれに伴う記憶の想起に耳を傾けた。特に，小学生年代の外傷体験の想起に対して，主治医は激することなく当時の体験

の不合理さを静かに指摘し，その後のAを縛りつけ続けた体験であったことを明確にするとともに，そのAの傍らで悲しむ母親の罪悪感軽減に努めた。さらに，Aが母親の敏感さを最も恐れたという記憶を想起した際には，この外傷体験を伝えたら自分以上に傷つくだろう母親のデリケートさへの気遣いによって，それはよりいっそう外傷的となったことを明確化した。同時に主治医は，そのことが母親への怒りとしてまずは表現されるだろうという見通しを母親には伝え，この問題を乗り越えるための大切な一段階として，巻き込まれすぎずに聞き役になってもらうことの発達促進的な意義についての心理教育を繰り返しつつ，母親を支えることを意識し続けた。

e) 第五期

再び元気に働き始めたAはやがて友人の紹介によりCという男性と出会い，互いに心酔し合い，結婚を前提に交際を始めた。Bとの関係では受け入れなかった性的関係も素直に受け入れられる相手であったことをAは主治医に報告した。しかし，客観的に見ると，Cは被虐待歴を持つ男性で，おそらくは依存することへの両価性の高い面が過度の倫理性と自己破壊性としてあらわれている男性だったと推測される。やがて，AはCが自分を見捨てるのではないか，自分を置き去りにするのではないかと四六時中心配し続けるといった状態となり，Cにまとわりつくようになった。二人の関係を抱えきれなくなったCから自分が悪いとしきりに謝罪されながら別れを提案されたのは，交際開始後1年ほどした頃であった。Aはいったんこの別れを受け入れたものの，その後深い喪失感と悔悟の念に苛まれるようになり，徐々に気力を失い，仕事をやめて再び家にひきこもるようになった。

しかし，第四期の治療的取り組みを経て内省的な視点をかなり持てるようになっていたAは，その時期の面接を通じて自分がこれまで母親や恋愛相手の男性にしがみつき，いつも一緒に居てほしいと願ってしまっていたこと，そうしたしがみつく対象がいないときは荒野に一人で放り出され

た幼児のような自分の小ささと無力感，そして居ても立ってもいられない不安に襲われること，こうした気持ちは小学生低学年の頃から徐々に感じ始めていたことなどに気づいていった。さらに，これまで経験した同性の友人関係においても，いつもしがみつかせてくれる相手を探していたために，妹役のAを叱って思いどおりに動かすことで優位に立とうとする友人ばかりだったこと，Aが妹役を捨てて自己主張し始めると友人は必ず怒りだして去っていったことを想起した。Aはこのような自分の本質的な特性に気づく契機を与えてくれたCに感謝するとともに，しがみつくことでは安定した持続的な関係を得られないことを知ることにつながったことを喜べるようになった。そして数ヵ月後，Aは「私は今，一人で何かをしていることが楽しくてしかたありません。男性はしばらくいなくていいかな。以前は一人でいると苦しいほど自分が駄目に思えてきて，消えてしまいそうなほどさみしくなったのに」と笑いながら言える女性になっていた。実生活でも新たな事務系の職場を得て，パートながら誠実な働きぶりを評価され，半年ほどで正規職員として採用されている。

　主治医はこの第五期を，第四期で展開した中核的な課題に反復的に取り組みながら，現実的で前向きな（すなわち楽天的な）方向へと徐々に収束していった時期であると感じている。その過程で主治医は，Aが第四期までに培った内省的で知的な能力に自信を持てるような支援を繰り返しながら，Aが自己の過去と現在，そして来るべき未来をほどほどに良いものとして受容できるようになり，恥ずかしい失敗を含む試行錯誤がここまでの成長のために必須であった事実を受け入れ，真の自分の生き方を見つけ出すために「少しだけ」自分を修正することに取り組もうと繰り返し語りかけた。Aはそれによく応えて，上記のような複数の洞察を得て自己像の修正に成功していった。

V．まとめ：Aの治療を通じた児童思春期の精神療法

　IVで述べてきたAの治療において，思春期精神療法の特性はどのよう

に発揮されていたのかについての筆者の見解を述べて本章のまとめとしたい。

　筆者はまず，主治医がＡの心身にわたる安全に配慮しつつも，Ａの行動化を含めた全経過を表面的な批判者とはならずに見守り，Ａの発言に関心を持って耳を傾け続けた姿勢こそ治療の必須な基盤となっていたと考える。さらに，Ａのエキセントリックな感情の背後に見え隠れする自己愛性を，低い自己評価の防衛策と理解したこと，それゆえＡの言動に垣間見える肯定的側面に注目し，過度な知性化を避けながら言語化して返し続けたこと，そしてＡの脆弱な自信やプライドを傷つけないように早急な変化を求めず，積極的な直面化を控えながらＡの独自な歩みを「良し」とすることなどは，この治療の精神療法的水準で主治医が心がけ続けたことである。こうした精神療法的支援を受ける中で徐々にＡのエキセントリックな傾向は減少し，知的で内省的な姿勢が醸成されてきた。こうして第二の個体化が進行し，その完成期に進んでいくタイミングでうつ病が前景に立つことになった。

　主治医はこのうつ病を「休んでよい」という身体と心の叫びと翻訳して休養を保証し続けるとともに，この時期がおそらくは中核的課題との反復的な取り組みの段階となるのではないかと予感していた。それが小学生年代の学校での外傷体験をカミングアウトするという行動を通じて明確となり，それによって始まったこの治療の山場では，主治医は外傷体験を語るＡを支持しつつ，Ａも母親も（そして主治医も）カタルシスにおぼれたり他罰的になりすぎたりせずに，静かにその時間を受けとめ感じることができるような介入を心がけた。それもあってか，教師への怒りだけでなく，母親の傷つきやすさへの配慮が当時の自己評価の低下に寄与していたことを回想するところまで，Ａの心理的取り組みに同行することに成功した。さらに第五期のまとめの段階を経て，Ａは主体的な自己の「誕生」を穏やかな喜びとともに受け止め，自らの意志で一人の人間として独立して生きていることの自由さを実感しつつある。

　Ａの治療を通じて主治医である筆者は，思春期を含め人は別人のように

なってしまうほど大きくは変われないものであり，実際には少しだけ生き方を修正すること，それだけで十分に幸せに生きることができるということを実感した。しかもその道は，進んだかと思えばすべり落ちるということを何回も何回も繰り返しながら，気づいたら以前よりは前進しているという歩き方しか許されていない険しい山道である。とりわけ中核的な課題に取り組む際は，その反復がときには耐えがたいほどの執拗さで続くことがある。精神療法における徹底操作（working through）とは，そのような先の見えない反復を支えようとする治療者と絶望しがちな患者との共同の営みである。

　児童思春期年代の治療，なかんずく精神療法とは，こうした生き方の小さな修正を患者自らが行い，その成果（すなわち第二の個体化の実現）を実感できるところまで，患者がその意義を見失わないよう，足もとを照らす小さな明かりを手に同行する営為に他ならない。その長い道のりで，患者が治療者との遊び心あふれる共同作業を通じて経験したものを徐々に取り入れ，やがてそれらをパーソナリティ構造のささやかではあるが新しい一要素として組み込んでいくことこそ，「生き方の小さな修正」の実体ではないだろうか。

第四部
子どもの心の臨床現場と専門家の育成

　第四部は，児童思春期精神科医療を中心とする子どもの心の診療の現場の整備と，そこで活動する専門家の育成に関連した3つの章から構成されている。

　第18章は，筆者も委員の一人として検討に参加した厚生労働省の「『子どもの心の診療医』の養成に関する検討会」(2005年3月検討開始)での議論に触発されて書いた文章を現在の目から見直し，現状に即して修正したものである。国府台病院児童精神科におけるレジデント医師教育に携わってきた経験から得た実感とこの検討会での議論を踏まえ，子どもの心の診療医の養成についての筆者の考えを述べた。子どもの心の診療の重要性は指摘されて久しいが，その真の発展がなかなか実現しない現状を克服するには，この分野の専門性を備えていくための養成システムを確立する必要があることをこの章では触れた。しかし，実はそれだけでは専門性が確立し発展するということにはならないのではないかと筆者は感じている。すなわち，この分野が独立した学問と臨床の体系として成立するためには，子どもの心の診療と一般精神科医療との異なる部分と共通の部分を明確化する作業を繰り返しながら，なおも独自の理論体系の構築，独自の経験則の蓄積，そして独自の思想ないし哲学の結晶化を推し進めることが必須なのである。第19章は，子どもの心の診療における地域専門機関の連携の意義を明らかにしようと意図して書いた章で，内容の中心は筆者が研究代表者を務めた厚生労働科学研究で行った調査の結果である。連携，とりわけ地域連携という言葉はわが国の医療・保健・福祉分野でよく耳にするものであるが，実際に機能的な地域連携システムを組み立てること，いわんやそれを全国に均てん化することは容易ではない。全国で様々な機能を持つ連携システムが運用実験あるいは実運用に取り組んでいるものの，なかなかそ

のモデルが浮かび上がってこない。この章は，子どもの心の問題や問題行動に対応するための地域連携システムのあり方について，そのような観点から資料を挙げて考察している。第20章は，子どもの心の診療の中核を担う児童思春期精神科病棟の現状と課題について，全国児童青年精神科医療施設協議会正会員病院の診療実績の数字を見ながら考察したものである。これは数字の大小に意味を見出そうという発想ではなく，子どもの心の診療という領域が真の独立した体系となるための前提として，第18章の解説でも述べたような独自の理論体系，経験則，そして思想・哲学などの確立に全児協は機能を発揮できるかという問いと期待を投げかけたつもりでもある。

　本書の中ではやや毛色を異とするテーマを扱った第四部であるが，子どもの精神医学の臨床応用分野である「子どもの心の診療」の実質的な存在感の確立とその発展のための基盤についての検討ととらえてもらえたら幸いである。

第18章 子どもの心の専門医をどう育てるか

I. なぜ今「子どもの心の専門医」なのか

　近年耳にする機会の増えてきた「子どもの心の専門医」という用語は，いくぶん両価的な感情をこめて表現すれば，決して新しいだけではない「古くて新しい」言葉なのである。

　わが国において児童思春期精神医学の歴史が決してないわけではないし，また決して貧しいというわけでもないのに，社会的には長い冬の時代とも呼ぶべき認知されざる日々を過ごしてきた医療分野であることは間違いない。なぜそのようなことになったのかについては，単純には表現できないデリケートな諸事情があったのであろうが，この停滞の故に子どもの精神疾患の治療や支援のための場はきわめて限定された地域にしか設置されておらず，いたずらに何十年もの時間を空費してしまったことは確かである。その間，多くの子どもたちは，精神疾患の年齢特異性に応じた適切な治療・支援を受ける機会を求めながら，それを見出せないまま，一般精神医療の門を叩くしか選択肢のない状況に置かれていたのである。

　本章ではこうした現状をどう切り拓くかという点に注目したいが，その際この分野の医療に関わるすべての職種の「専門家」を検討の対象とするのではなく，現在その増員をどのように果たすべきか国をあげての課題になっている医師に限定して，「子どもの心の専門医」を対象としたい。

もちろんこれまで，こうした精神医学の特殊領域に対して関心を持つ若い精神科医や小児科医がいなかったわけではない。筆者が児童精神医学とその当該医療に関心を持った30年ほど前にも，周囲には児童期青年期の精神力動や児童精神医学の特異性に強い関心を持って研修を受けている仲間が多数存在した。その後運よく児童精神科医として活動を開始することができ，若い医師の研修に関わるようになってからも，多くの精神科医や小児科医が研修を求めてアプローチしてきた。まさに人材は存在したのである。なかったのは，適切な研修を受けさせてくれる研修受け入れ機関であり，研修後の就職の場であった。だから現在でも，適切な児童精神科医療の研修を受けることは幸運であり，児童精神科の現場に就職できることはさらに稀な幸運なのである。

　乱暴な言い方をすれば，児童精神科医療を求めるユーザーは存在する。その領域で働こうと思う医師も存在する。存在しない，もしくはきわめて貧困な状態にあるのは，両者をつなぐシステム，すなわち専門的な医師を育てる教育・研修機能と，専門的医療を提供する医療機能を発揮するシステムというわけである。そのため，志を持って研修を求める若い医師たちは，研修の場を得られないか，あるいは研修後の職場を当該領域に求めることができず，いたずらに失望を大きくする。それを間近に見てきた後輩は，児童精神医学に関心はあっても，近づきにくくなる。

　一方，ある機関が児童精神科診療の場を新設しようとしても，あるいは児童福祉機関が児童精神科を専門とする医師を採用しようとしても，専門の医師が見つからない。その結果，そうした専門医探しの困難さを知る機関は，そのような部門を新設・拡大することに躊躇するようになる。このような悪循環が現在のわが国の顕著な「子どもの心の専門医不足」と「子どもの心の診療機関・支援機関不足」を招いたことは想像に難くない。

　以上から筆者は，子どもの心の専門家をもっと育てなければならないという目標は，実は専門的医師を育てるというシステムと同時に，精神科的治療を必要とする子どものニードに応じうる専門医療システムを充実させることなしには，とうてい達成できない命題であると考えている。

II. これまでの精神科医／小児科医と「子どもの心の専門医」

「子どもの心の専門医」とは，いうまでもなく児童青年期の心の問題，すなわちこの年代特有な精神疾患とその周辺の病理的現象を対象に，医療あるいはその他の領域における医学的支援を専門とする医師のことである。このような職能を持つ医師集団は，わが国ではこれまで一度も単一の診療科を形成した経験がなく，精神科系と小児科系の複数の学会に分かれて，それぞれの立場から専門家養成に取り組んできた。

これらの学会とは，精神科系では日本児童青年精神医学会，日本思春期青年期精神医学会，日本乳幼児医学・心理学会，日本精神神経学会，小児科系では日本小児精神神経学会，日本小児心身医学会，日本小児神経学会，日本小児科学会などである。これらは会員が精神科系と小児科系を越えて複数の学会に所属している場合が多く，重複がかなりある。こうした重複が示唆しているように，これまでにも臨床現場で働く精神科医と小児科医の間では散発的ではあるが実質的な交流や相互研修が行われてきたし，若い医師たちの間では現在も続いている。

一方で，筆者はこれまでも二つの領域の統合を目指す動きが皆無ではなかったという噂を，報われざる伝説として耳にしたことがあったし，そうした伝説の背景にある児童精神科と小児科の間の相互不信についても，それがまったく根拠のないものではないことを知っている。しかし，どうであろうか。乳児から始まる小児科的な身体医療のトレーニングを受けていない精神科医は子どもを診るべきではないのだろうか。逆に，精神医学的診断と治療のトレーニングを受けていない小児科医は心の問題を診るべきではないのだろうか。

おそらくこの二つの問いには生産的な解答は存在しないのではないだろうか。そして，今やどちらかが舞台を降りればすむ話ではない時代となったのである。

児童精神科医と小児科医は「子どもの心の問題・病気」といってもまったく同じ対象を診ているわけではなく，また診療における姿勢も各々に独自性があるという意見が，互いを認め合った精神科医と小児科医との間で交わされる機会は確実に増えてきている。これは互いを知れば知るほど，互いの共通点以上に，その相違点が見えてくるということを意味しているのであろうが，この感覚はより深い相互理解に至るための大切なプロセスであり，悪いことではないように筆者には思える。

　誤解を恐れず極端な単純化を行うならば，急性期および亜急性期の身体疾患診療が医療姿勢のプロトタイプである小児科医と，慢性的な精神的苦痛への対処がプロトタイプの精神科医は，関わっている子どもの状態像のとらえ方，発達過程の注目点，環境に関する質的評価の対象と基準，治療的介入をすべき対象の選択，介入法の選択，治療への反応の評価，疾患の長期経過の予測など，多くの課題をめぐる感覚の違いを持っている。これら多岐にわたる診断・治療をめぐる感覚の違いは，同一の子どもを診ている場合でさえ，まるで別の子どもを診ているかのように異なった表現をされてしまうということは大いにありうる。これは残念ながら「だから小児科医は……」「だから精神科医は……」といった相互不信につながりやすい要因の一つであり，以前は実際にその傾向が濃厚であった。

　しかし実は，こうした両者の違いは決して困った事態ではなく，むしろ歓迎すべきものなのではないだろうか。発想が違うがゆえに子どもの心の病理に対する評価は重層化され，対処法は多様な組み合わせが可能になるだろうし，両者の協働は零歳児から高校生年代までの大きな年齢幅を切れ目なくカバーすることを可能にすることだろう。また両者の協働によって，「子どもの心の診療」科は外来通院だけで十分に対処できる軽症のケースから，専門的な児童精神科入院治療を提供することなしではすまない重症ケースまでを十分に治療対象として設定できる受容力を得ることができるだろう。これらの可能性のために，児童精神科医と小児科医という垣根を越えて「子どもの心の専門医」たらんと欲する医師たちが集い，一つの学問分野と診療分野を形成する必要がある。おそらくこうしたダイ

ナミックな発想なしには，現在社会の子どもの心の問題をめぐるニードに医療界が十分に応えることは不可能である。

　2005年3月末から厚生労働省が「『子どもの心の診療医』の養成に関する検討会」を設置し，専門団体にこの分野の専門医養成に力を注ぐよう求めたことは，わが国でもようやく「子どもの心の診療」の意義が注目されるときを迎えた証であるだろう。

III.「子どもの心の専門医」育成のための体制作り

　ここでは「子どもの心の専門医」について，少なくとも日常的・定期的に（例えば毎週1回以上）子どもの心の問題を診療対象とする（医療機関で），あるいは相談対象とする（相談機関で）専門外来の枠組みで診療ないし相談を行っている医師のことであると定義しておきたい。これらの医師は，精神科医であれ小児科医であれ，外来だけでなく入院治療に関与する場合もある。なかには子どもの心の診療専門病棟を持つような医療機関に勤務し，外来のみならず入院の設定でも多数の子どもの心の治療に関わっている医師もいる。これら「子どもの心の専門医」は，これまでどのように育てられてきたのだろうか。そして今後は，どのように育てられるべきなのだろうか。

　児童精神科医における現状を見ると，大学精神医学講座の児童精神医学研究班などに属してその基礎を学び，大学の専門外来で外来治療に取り組むか，専門入院病棟を持つ児童精神科が設置されている病院に勤務しつつ基礎から臨床までを学ぶか，あるいは両者をあわせて経験するかのいずれかによって，この分野の専門家に育ってきた。すでに述べたように，こうした専門的研修を経験できる医師はそれを希望する医師の一部であり，まして研修後も児童精神科医として一貫して仕事ができる医師はさらに少なく，最初に関心を持ってくれた医師のうちの一握りでしかない。しかも率直にいって，これまで系統的な児童精神医学の講義が行われ，実習が行われてきた医学部はほとんどなく，系統講義の中で「児童精神医学」に特化し

た講義が数時間でも設定されていたら恵まれているというのが現実である。

　子どもの心の専門医の養成というより臨床的な広い視野で見ても事情はまったく同様であり，児童精神科専門病棟を持つ児童精神科部門は全国に20数ヵ所ほどの病院にしかない。しかも，レジデント医師などの形で子どもの心の診療専門研修を保証している病院はさらに少なくなる。また，その研修期間に児童精神医学の系統的な情報と医療的スキルの伝達が行われているか，そして児童精神科医療の思想ないしは哲学を学べているかというと，満足すべき水準にあると思われる機関はさらに絞り込まれることになる。しかし，子どもの心の診療の専門性を獲得しようとする医師を研修させることのできる機能を広く整備する必要性が今ほど高まっているときはなく，また社会的関心の高さもあいまって，現在はこの分野の研修体制作りを推進する好機を迎えていると筆者は考えている。

Ⅳ.「子どもの心の診療医」の三層構造

　2004年12月に国の少子化社会対策会議で決定された「子ども・子育て応援プラン」では，「子どもの心の健康に関する研修を受けている小児科医，精神科医（子どもの診療に関わる医師）の割合を（今後5年間で）100％」という目標値が設定されている。先に挙げた厚生労働省の「子どもの心の診療に携わる専門の医師の養成に関する検討会」はこれを受けて動いたという側面もあるものと推測されるが，そこでは子どもの心の診療に携わる医師（以下，「子どもの心の診療医」と略記）を，精神科医と小児科医の集団を3群に分けた三層構造（図18.1）で整理し，そのそれぞれに必要な研修の質と量，そして子どもの心の診療への関わり方を規定することに取り組み，その検討結果を報告書（厚生労働省，2007）にまとめた。

　この報告書によれば，「子どもの心の診療医」の第一群（図18.1のA）は一般の精神科医と小児科医全体を包括した医師集団であり，必ずしも子どもを日常的な診療対象としていない精神科医や，心の問題を診療対象と

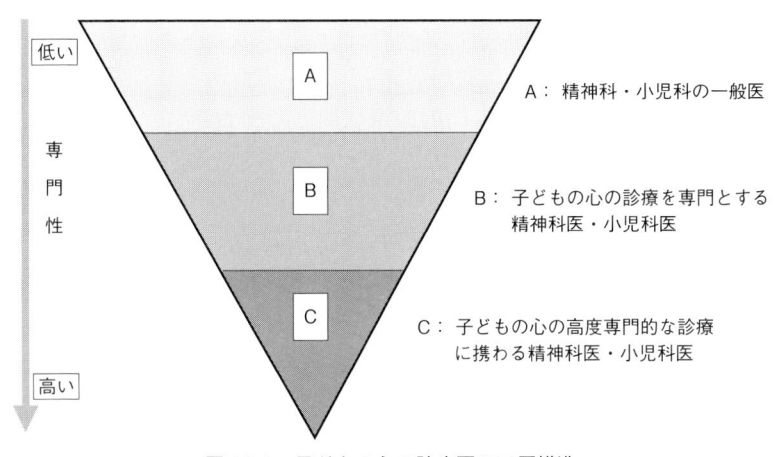

第18章　子どもの心の専門医をどう育てるか　333

```
低い
 ↑
専
門
性
 ↓
高い
```

A：精神科・小児科の一般医

B：子どもの心の診療を専門とする
　　精神科医・小児科医

C：子どもの心の高度専門的な診療
　　に携わる精神科医・小児科医

図18.1　子どもの心の診療医の三層構造
（「子どもの心の診療に携わる専門の医師の養成に関する検討会」
配布資料より改変したもので，文責は齊藤にある）

していない小児科医のすべてが，少なくともプライマリケア医としての対応ができ，必要な場合に適切な照会先を決定できる能力を持つことを期待されている。第二群（図18.1のB）は，子どもの心の診療に専門性を持つ精神科医と小児科医で，児童精神医学や児童精神科医療に関心が高く，学会やその他の機関が行う教育的な講義や講演を機会あるごとに聞いたり，数日以上の期間で各種機関が実施する研修会に参加したり，比較的短期間で実施される専門機関での実地研修に参加するなどして常に児童精神科医療の知識とスキルを得ようと努力しており，子どもの心の診療をある程度の量（例えば週1日の専門外来を担当するなど）以上で行っているような精神科医や小児科医である。この群の医師集団は，全国で子どもの心の疾患の診療や，母子保健や児童福祉あるいは障害福祉の専門機関における常勤あるいは非常勤医師としての医療相談に現についていることから，その技能とそれに関連する学術・臨床情報を常にアップデートしていくことができる研修システムを必要としている。

　第三群（図18.1のC）は，地域において子どもの心の専門的な診療に専門的に携わっている精神科医と小児科医を指している。その高度な専門

性は，専門病棟ないしそれに準ずる専門ユニットを含んだ病棟を持ち，教育機能を担うことのできる指導的医師がおり，主治医として実際に治療にあたることができる「高度専門的医療機関」で複数年にわたる研修を経験することで獲得されたものである。ただし第二群と第三群の各々の医師集団は，後者が前者より子どもの心の専門医として専門性が高いのかというと必ずしもそうではなく，第三群はあくまで現在専門的医療機関でほぼ100％の時間を児童精神科医療に費やしている医師のことで，第二群の医師には過去に第三群の医師としての研修を受け，専門医療機関で一定の期間活動した時期を持っている医師が多数存在するはずである。すなわち，第二群と第三群は相互に交替しうる専門性を共有する医師なのであり，両群を合わせたあたりが専門性の高い「子どもの心の専門医」と呼ばれることになるのだろう。

　以下では，これら3群の医師集団の総称である「子どもの心の診療医」に対する研修の現状はどのようになっており，また今後どのように整備されていくべきなのかについて考えてみたい。

　第一群の医師のための児童精神医学および児童精神科医療に関する研修の機会としては，日本精神神経学会や小児科学会などの医学会の学術総会で児童精神医学や児童精神科医療に関連したテーマで企画される教育講演，研修コース，その他の講演，あるいは各種学会の地方会や医師会などで開催される生涯教育的な研究会での講演などがある。将来的には，臨床研修医制度の中にも必須研修として子どもの心に関する研修を組み込んだり，小児科や精神科の専門医となるための必須研修単位の中に子どもの心の診療に関する多少の経験を組み入れたりすることを考慮すべきだろう。これらは，「子どもの心の診療医」の第一群となる医師に子どもの心の診療におけるプライマリケア医としての技能を現在より向上させることに寄与できると思われる。

　第二群の医師のための研修の現状を挙げると，まず第一群のための研修は第二群の医師にとっても有益であることを前提として，さらに日本小児科医会が開催する「子どもの心」相談医研修や，2001年度から2009年

度までは日本精神科病院協会が企画・運営し，2010年度から現在まで国立国際医療研究センター国府台病院がそれにあたっている厚生労働省による「心の健康づくり対策事業思春期精神保健研修」を受講すること，そして日本児童青年精神医学会，日本思春期青年期精神医学会，日本小児神経学会，日本小児精神神経学会，日本小児心身学会など，この分野の専門学会の総会や学術集会に反復的に参加すること，特にそこで開催される教育講演などの研修プログラムを受講することなどがある。この点に関して，上記の各学会をはじめとする関連学会は，総会や学術集会において，子どもの心の問題に関する啓発・研修の機会を積極的に企画することを今後ますます求められることになるだろう。特に，上記の5医学会に日本乳幼児医学・心理学会を加えた子どもの心の診療関連6医学会は第二群の医師の技能を担保するための研修プログラムを企画し，定期的に開催していくことが期待されている。さらに，子どもの心の診療を実際に担っている専門医療機関での一定期間の研修は，専門性の確保に大きく貢献することが今後も期待される。

　第三群の医師となるための研修の場は，現在に至るも十分存在するとはいいがたい。第三群の医師は基本的には子どもの精神科医療に特化した専門病棟を持つ現場で勤務する医師のことである。そうした医師となるための研修の場の主なものは，上記のような専門病棟を持つ「子どもの心の診療」科（児童精神科，児童思春期精神科，子どもの心療科など様々な呼び方があるこの領域の診療科名を代表させる形で，ここではこう呼ぶこととする）であり，その代表的な医療機関は「全国児童青年精神科医療施設協議会」の正会員機関（2014年現在，全国20数機関）とオブザーバー機関の一部である。このような医療機関で3年前後の研修コースに参加し，入院治療が必要となる重症ケースの主治医ないし準主治医として治療および入院生活の管理経験を積んでいくことが主な研修の内容となる。この他，海外の先進的児童精神科医療機関での長期研修を受けた医師も，当然この群の医師ということになる。

　しかし，この水準の子どもの心の診療医を育てるために長期の研修を保

証する「レジデント医師」制度（後期研修医制度）を持っている病院が十分に存在していないわが国の現状では，専門病棟を持たない医療機関（大学病院など）の「子どもの心の診療」科における研修コースに参加し，その後毎日ではないが定期的に児童精神科診療に長期にわたって関わるという経過を通じて専門性を高めていく医師も，専門医療機関で研修を積んだ医師に準ずる専門性を持つと見なすべきだろう。

　将来的には前者のような高度の専門性を持つ医師を育てることが可能な，一定規模の専門外来と専門病棟からなる子どもの心の診療機能を持った医療機関を少なくとも各都道府県に1ヵ所は設置し，地域中核病院として機能させる必要があるだろう。さらに，後者のような過程で専門性を高めてきた医師が地域中核病院での短期研修を繰り返し受け，やがては両者の専門性が並び立てるような研修システムを構築しなければならないだろう。

　そのためにも，各専門学会をはじめ学術団体は，第二群と第三群に属する専門性の高い子どもの心の診療医の数を増やし，一定水準以上の臨床技能の質を維持させるために，例えば日本小児神経学会専門医や日本児童精神医学会認定医のような，小児科専門医や精神科専門医の専門性に付加するサブスペシャリティとしての専門性を保証する専門医制度を確立しなければならない。現在，この制度の樹立に向け，子どもの心に関わる5医学会（精神科系で日本児童青年精神医学会，日本思春期青年期精神医学会，日本乳幼児医学・心理学会の3学会，小児科系で日本小児精神神経学会，日本小児心身医学会の2学会）が協力し合いながら取り組んでいるところである。

V. レジデント研修の一例（国府台病院の場合）

　では現在，専門性の高い子どもの心の診療医，すなわち「子どもの心の専門医」を養成するためのレジデント研修とはどのようになっているのかについて，一例として筆者もそのプログラムの確立に関わった国立国際医

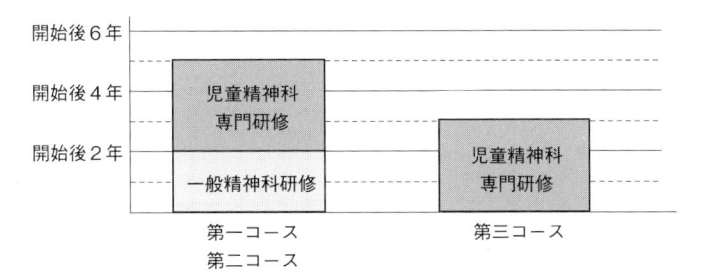

第一コース：臨床研修医2年間の修了者で児童精神科研修を希望する者。
第二コース：小児科医としてすでに2年以上の他院での専門研修を経た者。
第三コース：精神科医としてすでに2年以上の他院での専門研修を経た者。

図18.2　国府台病院児童精神科レジデントの研修期間について

療研究センター国府台病院児童精神科のレジデント研修プログラムを示しながら述べてみたい。

このレジデント研修プログラムへの参加を希望する医師は図18.2のような3種類のコースのいずれかを選択することになる。臨床研修医制度の初期の2年間（いわゆる前期研修）を終えた直後に後期研修として参加する第一コース，小児科医として2年間以上の専門研修を受けている医師が参加する第二コースの2種類のレジデント研修プログラムは，当初2年間は一般精神科の研修プログラムに参加し，その後3年間の児童精神科研修プログラムに参加し専門研修を受けるという，通算5年間の研修プログラムである。一方，精神科医としてすでに2年以上の専門研修を受けている医師が参加する第三コースのレジデント研修プログラムは，直接児童精神科研修プログラムに加わり，原則3年間の専門研修を受けることになっている。いうまでもなく例外はあり，与えられている研修期間の限界から，小児科医が3年間の児童精神科専門研修の部分だけを受けることになったり，精神科医が2年間だけの児童精神科専門研修を受けることになったりすることも実際にはある。

このレジデント研修プログラムに基づく児童精神科研修は，児童精神科医療の基本的な知識をバランスよく学習するとともに，実践的な臨床医としての診療技能を鍛えられることが主たる目的であり，基本的には全員が

精神保健指定医の資格を取得するとともに，精神保健指定医，日本精神神経学会専門医，日本児童精神医学会認定医の資格を取得することを目指している。そのために第一および第二コースの参加者は，2年間の一般精神科研修が原則的には義務とされているのである（最終的に小児科医を目指そうとしている医師の場合，その限りではない）。

　国府台病院のレジデント研修プログラムには「経験すべき必須項目（表18.1）」が定められており，その最初に挙げられている項目が「児童精神科コースでは，研修の中心を外来及び入院症例の治療に主治医もしくは副主治医としてあたることに置いており，指導医が主治医もしくは副主治医として治療にかかわることを許可した時点からこの研修活動は開始する。許可されるまでは指導医の診療に陪席するなどの形で指導を受ける」である。このような形態で行われる研修の中で主治医もしくは副主治医の資格で必ず経験すべき項目が，表18.1の(2)以下に列挙されている。疾患群としては，不登校とそれに関連した不安障害，強迫性障害，解離性障害などの神経症性ないし境界性の疾患群，発達障害と総称される疾患群，精神病性疾患群，反社会性の問題を示す疾患群，児童虐待とそれに関連した疾患群などが治療経験を持つべき対象として挙げられている。また疾患を越えて，治療チームの一員として医師が果たすべき役割とそれに関連した知識と感覚を身につけていくことが必須とされ，とりわけ多職種間の連携の意義を実感できるよう努めることが強調されている。こうした各必須項目の理解に手がかりと根拠を提供する理論の一つが子どもの心の発達過程に関する展望を与えてくれる様々な発達論であり，それを学ぶことが義務づけられている。さらに子どもの心身を保護し健全な育ちを保証することを目指した関連法規に関する理解を深めることを必須としており，その帰結として精神保健指定医資格の取得が到達目標の一つとなっている。

　またこれとは別に，「努力目標」として表18.2に示すような諸項目が挙げられている。すなわち，各種の精神療法にセラピストやコセラピストとして関与すること，諸技法の病院内外での研修プログラムへ参加すること，児童相談所，教育センター，保健センター等での医学的診断・評価を

表 18.1 主治医もしくは副主治医として経験すべき必須項目

(1) 児童精神科コースでは，研修の中心を外来及び入院症例の治療に主治医もしくは副主治医としてあたることに置いており，指導医が主治医もしくは副主治医として治療に関わることを許可した時点からこの研修活動は開始する。許可されるまでは指導医の診療に陪席するなどの形で指導を受ける。
(2) 児童精神科コースのレジデント医師である期間に，以下のような疾患あるいは状態像の治療に主治医もしくは副主治医として関わることが必要である。
　　a) 強迫性障害を除く各種不安障害，あるいは不登校・ひきこもりなどの非社会的問題行動（1例は家庭内暴力を伴う症例であることが望ましい）
　　b) 強迫性障害，転換性障害，解離性障害など神経症性ないし境界性の疾患（少なくとも1例は家庭内暴力を伴う症例であること，また少なくとも1例は自傷行為を伴う症例であることが望ましい）
　　c) 発達障害（精神遅滞，自閉性障害，高機能広汎性発達障害，注意欠如・多動性障害の症例を少なくとも各1例ずつ経験することが求められる）
　　d) 統合失調症や双極性気分障害など児童・思春期の精神病性疾患
　　e) 以上のいずれの疾患によるものであるにしろ，そうでないにしろ，反抗挑戦性障害ないし行為障害的な特徴を併せ持つ症例
　　f) 同じく，何らかの形の虐待を受けた子どもの症例
(3) 症例を通じて子どもの心の発達過程について学び，子どもの心の理解に役立てる。
(4) 児童精神科病棟で開催する各種の定期的な連絡会議に出席し，治療に参加する他職種のスタッフとの連携について学ぶ。
(5) 入院症例を通じて病院内学級との連携を学ぶ。
(6) 外来ないし入院症例に対する個人精神療法（遊戯療法を含む）について実際に治療者となって学び，少なくとも1例は指導医のスーパー・ビジョンを受ける。
(7) 病棟レクリエーションに参加し，子どもの集団力動に関わる経験を積む。
(8) 児童精神科医療における精神保健福祉法，児童福祉法，虐待防止法，少年法など関係法規の規定するところを学ぶ。
(9) 少なくとも研修6ヵ月を経過し，指導医の許可が下りた後は，指定医当直の指導のもとに精神科当直として外来のファースト・コールを担当する。
(10) 児童精神科内で行う各種の研究会において自験例の症例検討を行う。
(11) 原則として精神保健指定医資格取得に取り組む。

（2014年5月1日現在の国府台病院「児童精神科」後期研修(レジデント)プログラムより改変）

表 18.2　努力目標

(1) 児童精神科で行う各種の集団療法，心理教育プログラム，ペアレント・トレーニング，認知行動療法（CBT）などにセラピスト，コセラピストとして参加する。
(2) 児童相談所，教育センター，保健センター等での医学診断等に係り，児童福祉，精神保健，母子保健，教育相談等関連領域の機関の機能等について学ぶ。
(3) 児童精神科が取り組んでいる臨床研究に研究協力者として参加する。
(4) 日本精神神経学会専門医，日本児童青年精神医学会認定医の資格取得に取り組む。
(5) 主要な心理テスト（WISC-IVなど）について臨床心理技術者から学ぶ。
(6) 画像検査（MRIや頭部CT），生理検査，神経心理学的検査などの生物学的な評価法について学び，バランスの取れた診療技術を身につける。
(7) 終夜睡眠ポリグラフィーや光トポグラフィーなどの臨床検査技法に関する基礎知識を学ぶ。
(8) 個人精神療法，集団精神療法，認知行動療法（CBT），家族療法について院内・院外での研修を受け，その基礎知識を学ぶ。
(9) ナショナルセンターとしての役割を認識し，当院で主催する児童精神科領域における研究会や研修会などの運営に参加する。
(10) 国内外で開催される関連学会に出席し，遠大の発表を行う。

(2014年5月1日現在の国府台病院「児童精神科」後期研修(レジデント)プログラムより改変)

経験すること，児童福祉，障害福祉，精神保健，母子保健，教育相談などの諸関連機関について学ぶこと，主要な心理テスト（WISC-IVなど）や医学的検査について理解すること，協力者として指導医の臨床研究に参加すること，病院の内外で開催される各種研究会や関連諸学会に出席し，ケース検討や臨床研究に関する演題発表の経験を持つことなどの各項目である。これらは，子どもの心の診療医としての専門性を担保する広い経験と知識を得るための必須目標に加え，より高度な専門性を獲得するために専門領域を絞り込んでいくことにつながる経験を積めるように工夫した目標である。

　以上のように，例として挙げてきたレジデント研修プログラムは，長年にわたって筆者とその時代，時代の同僚たちとで検討を重ね，積み上げて

きた研修案であるが，実際にこのとおりに実施しているのか，単なる理想論ではないかという批判や，もっともっと学ぶべき課題は多いという批判を当然受けるものと思われる。しかし筆者は，表 18.1 と表 18.2 で挙げた項目については，2～3 年間で経験し学ぶべきものの量として，概ね妥当ではないかと感じている。大切なことは，現在，専門性の高い子どもの心の診療医養成のための研修を行っている医療機関や，これから実施しようと計画中の医療機関が，このような自らの機関の特性に応じた研修プログラムを積極的に作成し，研修を希望する医師にそれを広く公表したうえで，その研修プログラムに参加した若い医師たちの目標達成と，研修内容のさらなる充実に努めていくという動きが実際に拡大し，深まっていくことではないだろうか。

おわりに

「子どもの心の専門医」をめぐるわが国の現状と，生じている新たな動向について，筆者の感じるままに述べてみた。内容には厚生労働省の検討会での議論や資料，国府台病院児童精神科のレジデント研修プログラムなどについて触れ見解を述べているが，それらはあくまで筆者の思いと感覚というフィルターを通じた理解であり，その内容に関する責任は，すべて筆者にある。児童精神医学の講座が医学部教育の中に確立しないまま現在に至り，児童精神科あるいは児童思春期精神科の標榜がなかなか公認されなかったわが国の医学・医療文化の中で，「子どもの心の診療科」や「子どもの心の専門医」について議論できる空気がようやく醸成されてきたことは，まことに喜ばしいことである。この姿をあらわしたばかりの潮流を本当に発展し実在のものとしていくことは，まさに私たち現在の児童精神科医の義務であり責任であると，筆者は考える。

第19章

子どもの心の診療と連携
―地域に必要なネットワーク―

I. 子どもの心の診療の現在とその課題

　わが国では，子どもの心の診療，すなわち児童思春期精神科医療にとっての「冬の時代」が長く続いてきたことは否定しようのない事実である。わが国は長い間，先進諸国でも数少ない「児童思春期精神科」という標榜科名が公認されていない国であり，大学医学部に児童思春期精神医学教室が講座として設置されていない国という不名誉もいまだ担わされている現実にある。標榜科名については，ようやく2008年4月から「児童精神科」あるいは「児童思春期精神科」が標榜可能な診療科名として公認されたものの，子どもの心の医療が注目されているわりに普及していないことの背景には，そのような事実があることを私たちは忘れてはならないだろう。

　しかしわが国においても，1948年前後に国立国府台病院（現在の国際医療研究センター国府台病院）や都立梅ヶ丘病院（現在の東京都小児総合医療センター）で，相次いで児童思春期精神科診療のスタートが切られ，多くの先輩たちの必死の努力で戦後の子どもの心の診療が徐々に拠点を広げつつ今日まで発展してきたという歴史は存在する。さらに，1960年に日本児童精神医学会（現在の日本児童青年精神医学会）が発足し，児童思春期精神医学の研究および臨床実践に関する議論と研鑽の中心となったこ

と，そして1971年に三重県立あすなろ学園の十亀史郎を中心として全国児童精神科医療施設研修会（現在の全国児童青年精神科医療施設協議会）が発足し，専門病棟を持つ児童思春期精神科医療機能を備えた病院群が，この分野の臨床における職種間連携の重要性を旗印として研修活動を開始したことの2点は，現在のこの分野を担う精神科医や関連領域の専門家の手に先輩から手渡された「歴史」という価値あるバトンである。

　そのような先人の努力と功績にもかかわらず，冒頭で述べたように，児童思春期精神医学とその臨床は，これまで精神医学と精神科医療において注目されることの少ない特殊領域にとどまっていた。それがこの20世紀の最晩年からの15年ほどの間に，発達障害や児童虐待に社会的注目が急速に高まってきたことと時期を同じくして，児童思春期精神医学とその臨床への社会的関心が高まってきた。両者の緊密な関係は，児童思春期精神科を専門とする医療機関の初診児数が急激に増加し続け，しかもこの増加した分の受診児がもっぱら広汎性発達障害や注意欠如・多動性障害を中心とする発達障害であったという，機関を超えた共通の動向から見て取ることができる。

　こうした社会的関心の高まりにもかかわらず，この分野を担う専門家である児童精神科医や心の問題に関与する小児科医の数がきわめて少ないことを憂慮していた厚生労働省は，「『子どもの心の診療医』の養成に関する検討会」を2005年3月に立ち上げ，2年間にわたり専門家不足の解決法について検討を続けてきた。この検討過程から導かれた結果は検討会報告書（厚生労働省，2007）にまとめられ，現在の児童思春期精神科医療の急速な拡大の追い風となったように筆者は感じている。とはいえ，この追い風は吹き始めたばかりであり，専門医療機関の数といい，子どもの心の診療に関与する専門医の数といい，また精神科医療としての深さといい，専門性の高い児童思春期精神科医療が全国に均てん化されたといえる水準にはほど遠いというのがわが国の現実である。

　この風の吹き終わる前に，この分野がいかにして真に実力のある腰の強い専門領域としての機能と器を獲得し，それに関わる個々の専門家の能力

を向上させることに成功するかという点に，この国の子どもの将来がかかっていると思うのであるが，大げさすぎるだろうか．

II. 児童思春期精神医療の特性としての連携

　先に触れた全国児童精神科医療施設研修会（全児研）は発足当初から，医師集団による医学研究会ではなく，医師，看護師，保育士，心理職，ソーシャルワーカー，教師など児童思春期精神科医療に関与する諸職種による横並びの研修会という内容にこだわり続けてきた．これは十亀をはじめとする全児研の創設者たちの児童思春期精神科医療観が大きく関与しているといえるだろう．

　元来，子どもの精神疾患を治療するだけでなく，その疾患を抱えた子ども自身の心の癒しと心身にわたる発達の再開という大きな課題を引き受けるとともに，そうした子どもを抱えてとまどい，自らを責める親を支え，今一度わが子と生き始めることのできる余裕と機能を取り戻してもらうといった，繊細で複雑な支援を続けることが任務の児童思春期精神科医療，とりわけその入院治療は，多くの職種のスタッフによる共同作業以外には成り立たない世界であることはいうまでもない．十亀ら全児研の創設者たちがこの点を児童思春期精神科医療の核心部分としたことは文字どおり卓見であり，わが国の児童思春期精神科医療のいまだに輝きを失っていない原点である．

　しかし，時代は過去の勢いを失った経済と社会の状況に翻弄され，家族をはじめ子どもの養育機構の機能不全はいよいよ深刻な状況となり，子どもの心の問題も以前に増して複雑化しつつある．このような時代における連携が，医療機関内連携とその応用としての他分野機関との若干の連携という水準では，機能を十分発揮できないことはいうまでもない．かつて，医療機関内での多職種連携による治療・支援システムという考え方が児童思春期精神科医療でとりわけ必要であったように，いまや医療機関と他分野機関との広範な連携を子どもの心の問題への治療・支援の基準としなけ

れば，子どもの支援は成り立たない時代となっている。そのような実感を筆者が臨床現場での体験から持つに至ったことはいうまでもないが，たまたま2001年度から厚生科学研究による「児童思春期精神医療・保健・福祉のシステム化に関する研究」班の研究代表者となったことの影響も大きい。この研究は，児童思春期精神科医療と保健機関や福祉機関，そして教育機関などとの連携による子どもの問題への地域対応システム案の作成を目指したものであった。

1. 地域対応システムの構築

　この研究班で2001年に実施した全国の児童相談所，児童養護施設，精神保健福祉センター，保健所，精神科医療機関，教育相談機関の計573機関を対象とした調査では，有効回答を寄せた279機関の87%が他機関との連携を経験しており，特に精神科医療機関，児童相談所，教育相談機関の3機関との連携が日常的に行われていることが示された（齊藤ら，2003a）。その連携の結果に対しては，平均すれば「やや満足」レベルの評価であるものの，多くの機関が連携の困難さを感じる事例を持っていることがわかった。

　またこの研究結果から，機関間の連携が困難であった理由については，機関間で情報を共有したり認識を共有したりすることに失敗したと感じるとか，連携先機関の専門性に疑問がある，地域に専門性の高い連携先機関（例えば，児童思春期精神科医療機関）がない，子どもの処遇を妨害したり協力しないといった親の非協力，子ども本人が処遇を拒否したため手を打てなかったなどの意見が多く見られた。さらに，連携先機関がこちらの事情を知らないとか，連携を拒否されたといった連携の失敗感や不信感と，連携を求めても適切な連携先がないという現実のいずれか，あるいは両方が存在すると，事例の対応困難性の実感が各機関で高まることがわかった。

　この研究班は，その後2003年度まで連携システムをめぐる全国調査を繰り返し，わが国の子どもの心の問題に対する地域連携システムの現状

を，ある程度まで明らかにすることができた。この調査研究に回答を寄せてくれた全国の各種専門機関のうち，子どもの心の障害に対する対応・連携システムをすでに持っていると回答した機関は31%にすぎず，69%は連携システムを持っておらず，現存する連携システムに対する評価は40%が「機能していない」「あまり機能していない」「どちらともいえない」のいずれかと答えており，その段階で実際に動いていた連携システムが必ずしも高い評価を受けていなかった。また，他機関との連携は，困難事例に直面した際の単発的なものが主であり，機能的な連携システムとして常備されている地域は少ないことも明らかになった。2003年当時に存在した連携システムの半数以上に参加している機関は，児童相談所，教育機関，警察，精神科医療機関，精神保健福祉センター，保健所（保健センターを含む）である。実際に機能していると参加機関が評価する連携システムを運営する地域の単位は，約6割が県もしくは政令指定都市であり，その機能として8割以上の連携システムが事例検討機能を挙げていることから，事例の処遇をめぐる実質的な検討（すなわち実務者による検討）が可能であることが連携の有効感を高めるためには必須であることがわかった（齊藤，2004c）。

　こうした調査結果とそれへの考察を通じて，この研究班では児童思春期に生じる暴力，不登校・ひきこもり，家庭内暴力，自傷行為などの問題行動を示し，その背景に精神疾患を持つ，あるいは持つと疑われる児童思春期事例への，適切な対応を目的とする地域連携システムを各地に設置し機能させる必要があることを示し，そのような連携システムを設置するためのガイドライン案（齊藤，2004b）を作成した。

　図19.1は，そのガイドライン案に掲載した連携システムの構造を示した模式図の改訂版である。連携システムは，図に示したように「システム事務局」「ケース・マネージメント会議」「各種専門機関」の3モジュールから構成されており，各モジュールが持つ機能を効率的に用いて，事例への複合的な介入を行っていくことを目指している。

　「システム事務局」は連携システムによる事例の検討を希望する機関が

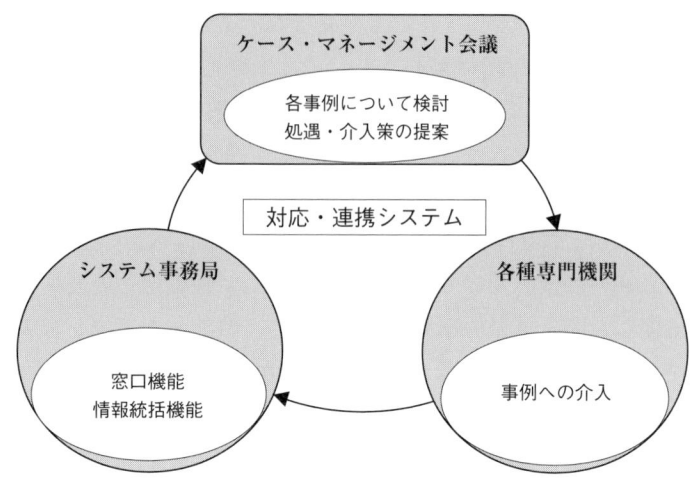

348　第四部　子どもの心の臨床現場と専門家の育成

図19.1　子どもの心の問題に対応する地域連携システム
（齊藤，2004b より改変）

アクセスできる窓口機能（ゲートキーパー）を果たすモジュールであり，システムでの事例検討の希望が参加機関のどこかから寄せられた際に，当該事例に関する基本的な情報収集を行い，ケース・マネージメント会議での検討資料を収集する。「ケース・マネージメント会議」はこのシステムの主たる機能を担うモジュールで，精神保健福祉センター，保健所・保健センター，児童相談所，教育相談機能を持つ教育機関，児童精神科診療機能を担う医療機関，警察の6機関が基本的構成機関であり，これらに検討対象の事例に実際に関与してきた諸機関が別にあれば，適宜それらの機関を加えて，ケース・マネージメントに関わる検討を行うことを，ガイドライン案では求めている。このケース・マネージメント会議で検討された処遇・介入案を参考に，事例検討を求めた「各種専門機関」は実行モジュールとして，従来の連携機関および，新たに協力を約束した諸機関と連携して事例に対応することが可能になる。

　こうした連携機関が集まって行う検討と，その結果としての新たな対応により，問題が好転するか否かは，ケース・マネージメント会議でフォローされ，必要なら再度検討課題として議論するなどの過程を経て，問題

性がなくなっていけばマネージメントの対象ではなくなることになる。このガイドライン案はそれを明確に記述することで，機関間のスムーズな連携に支えられた有効な対応システムが全国に均てん化されることを期待したものであった。

2. 連携システムの実践の試み

筆者は 2004 年度から厚生労働科学研究「児童思春期精神医療・保健・福祉の介入対象としての行為障害の診断及び治療・援助に関する研究」班を組織し，行為障害の診断・治療ガイドラインを作成するための研究に取り組むことになった。この際に，筆者と研究協力者は上記の連携システムを実際に動かして，子どもの心の問題として対応困難な事例も多い行為障害事例への対応を，地域の複数の機関で検討することを通じてシステムの有効性を示すために，市川市で連携システムを設置し，2004 年より実際に事例検討活動に着手した。

上記のガイドライン案は都道府県規模での連携システムを前提とするものであったが，実際に医療機関を含めた各機関の実務家が集まって，いずれかの機関が現在進行形で対応困難と感じている事例について検討し，実効性のある介入案を探し出していくという目的のためには，都道府県では広域にすぎ，その規模の連携システムは機関間の大まかな機能調整にしか役立たないだろうと予想された。そのため，児童思春期精神科診療機能を持つ病院が存在する市ないし，それと同等の規模の圏域として市川市を選択し，連携システムの設置と運用を試みることにした（この試みは大分市・別府市でも試行している）。市川市は，筆者が当時勤務していた国府台病院児童精神科が存在し，以前から千葉県市川児童相談所や市川市子育て支援課，市川市教育センターなどの機関へ嘱託医を出しており，連携システムの要ともいうべき事務局機能を国府台病院児童精神科がスムーズに担えることが選択理由であった。以来，市川市における連携システムは 2 ヵ月に 1 回のペースで開催され続けている。参加機関は国府台病院児童精神科，市川市子育て支援課，千葉県市川児童相談所，市川市教育セン

ター，市川警察署，少年センター，中核地域生活支援センター「がじゅまる」などであり，それらがほぼ必ず担当者を出席させており，必要に応じて事例が所属する学校の担任教師や校長も参加している。

　このシステム（「市川モデル」と呼んでいる）が運用されるようになって，市川市における子どもの心の問題をめぐる機関間連携が以前よりスムーズになっている実感を，システムに参加する各機関の関係者は共有している。各機関の実務家を集めた会であるため，そこで顔見知りになったことで相手機関と事例の相談がしやすくなり，パイプがつながっていると感じることが増えているとの意見が多い。特に教育機関からの事例検討のニードが高いが，それはこの連携システムを通じたケース・マネージメントの経験から，義務教育期間を過ぎて問題の遷延した事例に対する対応は非常に困難が多く，ひきこもりの原因ともなっている現実があり，それに対処するには，義務教育機関の終わる前に余裕を持って，児童思春期精神科機関や保健所などの精神保健機関へつなげることに意義があることを，市川市の教育界が実感してくれたことにある。

　そしてその議論に参加する中で，母子保健や障害福祉の部門が，幼児期や早期学童期に関与している子どもが抱えるかもしれない成長過程での問題を，学校現場で現に抱える多様な問題として目の当たりにする経験を通じて，早い段階での他機関との連携の必要性や厳密な評価の重要性への認識が高まるという成果を上げている。また，これまで必要と感じていても，その専門的な見解を聞く機会に恵まれなかった児童精神科医療の観点や，警察および矯正教育の観点を知り，そうした分野の専門家と気軽に相談できる機会が得られたことに対する各機関の満足度も高い。その結果，ケース・マネージメント会議で検討した事例を，複数の機関が情報を有効に共有し合いながら支えるという機会も確実に増加しつつある。

3. 地域関係機関は連携システムを求めているのか

　以上のような市川市での実践を通じて，地域の諸機関の連携なしには，デリケートに配慮された子どもの心の診療が成り立ちにくいことを知っ

筆者と研究協力者である同僚たちは，2006年に再び全国の専門機関を対象に連携システムの必要性に関する調査を実施した（齊藤ら，2007c）．

この2006年実施の全国調査には児童相談所143機関（回答機関中の54％），保健所・保健センター57機関（21％），精神保健福祉センター47機関（18％），医療機関16機関（6％）の計263機関が回答を寄せており（263機関がすべての質問に回答したわけではない），2001年の調査（齊藤ら，2003a）における回答数とほぼ同規模の回答を得ることができた．この263機関のうち，重大な行為の問題の相談を行っていると答え，有効な回答を寄せてくれた233機関に，最も多く扱っている子どもの問題は何かと質問すると，不登校やひきこもりを中心とする非社会的問題行動を挙げたものが108機関（233機関中の46％），過度の反抗や非行や犯罪といった反社会的問題行動を挙げたものが88機関（38％），症状への家族の巻き込みや家庭内暴力のような家庭内限局性問題行動を挙げたものが18機関（8％），リストカットをはじめとする自傷行為や薬物依存などの自己破壊性問題行動を挙げたものが9機関（4％），そしてその他の問題を挙げたものが10機関（4％）であった．

さらに，子どもの重大な行為の問題に対処する際に，他機関との連携を積極的に行っているかという質問に対しては，回答機関259カ所のうち「行っている」が212機関（259機関中の82％），「行っていない」が47機関（18％）であったが，市川モデルのような常設型の多機関連携システムの設置は地域で可能かという質問に対しては，回答機関263カ所のうち「可能である」が12機関（5％），「たぶん可能である」が84機関（32％），「どちらともいえない」が132機関（50％），「たぶん不可能」が28機関（11％），「不可能」が7機関（2％）という結果であった．このうち常設型連携システムの設置について「どちらともいえない」「たぶん不可能」「不可能」と回答した167機関にその理由を問うと（複数回答可），「日常の業務だけで精一杯」が100機関（167機関中の60％），「児童思春期専門の医療機関がない」が74機関（44％），すでに「他のシステムやネットワーク会議がある」が76機関（46％），「連携やシステム運用を必

要とする事例がない」が16機関（10%）であった。

　以上のようないくつかの結果から，対応困難な事例が出現した時点での関係機関間の連携は大半の地域で行われているものの，地域の子どもの心の問題に関与する諸機関が常に連携を前提とした事例検討を繰り返しているような機能性の高い連携システムをすでに持っているか，あるいは設置できる能力を備えている地域は，全国の4割ほどにとどまっていることがわかる。この調査ではさらに，もしこのような子どもの心の問題に関する連携システムがあったとしたらどんな問題を検討したいかという質問もしており，有効回答を寄せた249機関の中で「反社会的問題行動」と回答した機関が80ヵ所（249機関中の32%），「非社会的問題行動」と回答した機関が85ヵ所（34%），「家庭内限局性問題行動」と回答した機関が37ヵ所（15%），自己破壊性問題行動と回答した機関が37ヵ所（15%）であり，反社会的問題行動は当然としても，それと同等ないしそれ以上にひきこもりを中心とする非社会的問題行動の対応に，地域機関が対応困難を感じていることがわかった。そのような対応困難な事例に対してこそ，地域における対応・連携システムが必要であり，特に専門的な医療機関による評価および介入へのニードが高いのは当然といえよう。

　このような現場のニードに柔軟に応えるには，すでに述べたように，都道府県単位の機関間連携はフィールドとして広域にすぎる。現場の実務家が集まり，いま進行している問題に対応する連携を実現したいという意味では，児童精神科機能を持つ医療機関のある市町村，あるいはその周囲の数市町村を加えた圏域単位で連携システムを構築することが合理的であるように思われる。

III. 子どもの心の診療拠点病院構想と地域連携

　ここまで述べてきたような子どもの心の諸問題に対応する地域連携システムについて，それが必要であることは否定しようもないと思われるが，問題はこのシステムが，わが国の実情にうまく適合し，全国に普及してい

くことができるか否かにあるといえるだろう．地域連携システム市川モデルについていえば，研究活動の一環として行っている実験段階から進んで，市川市のような自治体がその運用の主体となって主導するところまで，いかに定着させることができるかという点と，その過程で現在の連携システムが持っている「互いの顔の見える」「いま悩んでいるケースの相談ができる」「もし行き詰まったらどの機関に支援を求めたらよいかが具体的にわかる」「専門家による医療的判断が気軽に聞ける」といった，柔軟で信頼感を共有した連携の質をこのまま維持できるかという点にかかっている．現在，連携システム「市川モデル」は公的なシステムとして公的および民間の専門機関を横につなぎ，実効性の高い活動的な運用が可能な安定した機構に定着させることを目指し，市川市の担当部門の担当者らと検討を重ねているところである．その際に越えなければならない大きな課題は，以下のような類似のシステムはすでにあって，新たに連携システムを立ち上げる意義はあるのかという疑問に答えることである．

　子どもや青年の多様な問題に対応するために実際に全国規模で設置に取り組んでいる連携システムといえば，児童虐待の被害者である子どもの早期発見と保護を検討するための要保護児童対策地域協議会，青少年が直面する困難な問題の支援を目的とする子ども・若者支援地域協議会，ひきこもりの青年や成人の支援を検討するためのひきこもり地域支援センターが設置する連携ネットワーク等がすでに設置・運営に取り組まれている．これらのうち，要保護児童対策地域協議会は最も普及しているものであり，対象としている課題は主に児童虐待である．それに対して，子ども・若者支援地域協議会とひきこもり地域支援センターは比較的新しく普及途上にあり，主な対応対象はひきこもりと不登校である．こうした現に施策として設置が推進されている連携システムとは別に本章で述べてきたような連携システムを設置するという提案には抵抗も困難も多く存在し，ハードルの高いものとなるだろうことは容易に想像できる．また，連携して対応しようとする子どもや青年の問題も既存の連携システムと重なり合う部分が大きいこともまた事実である．

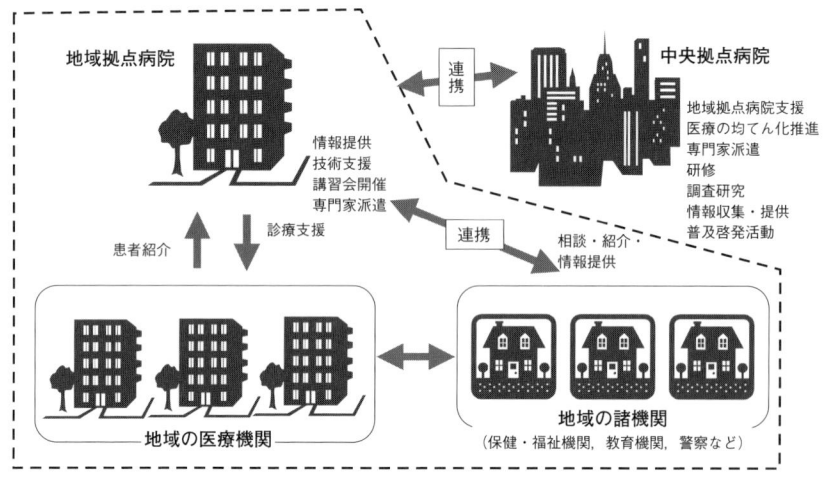

図19.2　子どもの心の診療拠点病院と連携ネットワーク
（国立成育医療研究センターHP掲載資料より語句を一部改変）

　ではこのような現状で，筆者が前記の厚生労働科学研究を通じて全国調査を重ね，かつ市川モデルとして運用経験を重ねてきたような連携システムを地域に設置する意義がどこにあるのだろうか．提案している連携システムの最も顕著な特性は，児童精神科医療の専門性を持つ臨床機関が積極的に関与するシステムというところにある．試行過程で実施した市川モデルの参加機関からの出席者に対する調査には，児童精神科医療の観点からの意見や情報を具体的に得られること，医療機関に対して対応への関与を求めることのできる機会をケース・マネージメント会議での議論を通じて実際に得られることなどの利点が挙げられており，児童精神科医療機関の連携システムへの参加を評価する声が多く寄せられた（警察の参加を評価する声も医療機関に準じて多かった）．連携システムに対する陽性の評価は医療機関からも挙がり，入院治療の開始と終結の周辺時期に地域関連機関との連絡・調整がスムーズかつ柔軟に行えるようになったこと，医療現場で得ることのできる情報をふくらましかつ修正できる幅広い情報が得られることなどが主な評価理由だった．このようにケース・マネージメント会議を中心に据えた連携システムは，医療機関とその他の関連機関との双

方向性の情報の動きをダイナミックに生み出す機能を持っており，医療機関にとってもその存在意義を実感できるものであることがわかっている。

　しかし，筆者が提案する連携システム案の現状における最大の弱点は，核となる児童精神科診療機能を持つ専門医療機関および子どもの心の診療に関わる専門的医師が現状ではあまりにも少ないということにある。これに一石を投じ，子どもの心の診療医と呼ぶにふさわしい児童精神科医や，心の診療も行う小児科医を増加させる必要性を指摘し対応を提案したのが，冒頭で触れた「『子どもの心の診療医』の養成に関する検討会」である。この検討会の報告書（厚生労働省，2007）を受けて，2008年度から開始したのが地域における治療・支援システムの構築を推進することを目指した厚生労働省の「子どもの心の診療拠点病院事業」であり，それを継承した「子どもの心の診療ネットワーク事業」である。図19.2は中央拠点病院，地域拠点病院，その他の地域の医療機関，地域の諸機関等による相互の連携の内容を提案した模式図（筆者が一部改変している）で，現在は中央拠点病院と位置づけられている国立成育医療研究センターのホームページに掲載されている（http://kokoro.ncchd.go.jp/about.html）。

まとめ

　子どもの心の診療ネットワークの地域諸機関と地域拠点病院との間の連携（図19.2）の活動性は，本章で提案しているような実践的な連携システム機能を持つことで，「相談・紹介，情報提供」の水準を超え，実際にケース・マネージメントを地域で行える機能水準まで確実に上昇していくものと筆者は考えている。そのためには，現在のところ子どもの心の診療拠点病院事業も都道府県や政令指定都市の単位で考えられているという状況を越えて，市町村単位で連携ネットワークが組める体制を目指すべきである。そして，この提案の最大の弱みである子どもの心の診療の高い専門性を持った医療機関の圧倒的な不足状況を克服するための明確なロードマップを早急に示さなければならない時期に，わが国の子ども事情は至っ

ているのである。
　なお，本章で取り上げた市川市の連携システム（市川モデル）は，現在，要保護児童対策地域協議会の機能に組み込まれて継続していると聞いている。

第20章 児童思春期精神科病棟の現状と課題

I. 今なぜ児童思春期精神科病棟なのか

　前章で，地域における子どもの心の問題に対応するための連携システムについて述べ，子どもの心の診療の地域における拠点的な医療機関と子どもの心の問題への対応に携わる諸専門機関とが加わったケース・マネージメント会議を中心とする連携システムの設置を推奨した。しかし，そのダイナミックな普及のためには，どうしても克服しなければならない要因が存在する。それは，児童思春期精神科入院治療にも応えることのできる機能を持つ拠点的な医療機関がまだあまりに少ないこと，そして子どもの心の診療に高い専門性を持つ医師の数の少ないことであることも強調した。このような医療機関が全国で十分に機能できるだけの数まで増加していくためには医療経済的な保障が必須であり，この点に関しては2012年4月から健康保険の算定項目として「児童思春期精神科入院医療管理料」（入院1日につき2911点）が新設され，その他にも十分といえないまでも児童思春期精神科医療を医療経済的に支援する項目の新設ないし修正が行われた。その後の2年間，民間病院を中心とするいくつかの病院でこの管理料を算定するための病棟の改修や再編，あるいは新築に取り組まれるという効果を生みだした。同じ期間に，入院治療のための専門病棟を持つ児童思春期精神科医療機関の協議体である全国児童青年精神科医療施設協議

会（以下は、「全児協」と略記）の会員施設やオブザーバー施設に、公立病院はもとより、民間病院の加入が続いていることもそのあらわれといってよいだろう。

　この児童思春期精神科入院医療管理料が設置されたことは、医療経済的意義にとどまらない別の意義もあったことを付け加えておきたい。それまで、児童思春期精神科専門病棟での医療は医療経済的には精神科固有の活動として認められておらず、「小児入院医療管理料」の枠内、すなわち小児科医療の枠内で評価されるという、精神科医としてのアイデンティティを踏みにじられるような状況が続いていたのである。実際に、小児科を標榜する医師の存在がその小児入院医療管理料算定の条件であった。「子どもの医療は小児科」という信念が小児科医のアイデンティティを支えていたことは事実であるが、小児外科が独自の領域として存在するように、小児科医療の枠を越えた専門性を児童思春期精神科医療にもという思い、すなわちアイデンティティの獲得を願う思いは、筆者を含む子どもの心の診療に関わる精神科医の長年にわたる悲願となっていた。

　しかし2012年4月に、児童思春期精神科入院医療管理料の新設が固有領域としての児童思春期精神科医療の実在を医療経済の観点から明示してくれたことから、何かが変わり始めている。そして、その変化が意義あるものとなるか否かの責任は、児童思春期精神科あるいは児童思春期精神科を標榜する医師の肩にずっしりとのしかかっているのである。

　その責任の一つが、小児科の側から子どもの情緒や行動の問題に取り組んできた小児科医が多数存在し、彼らもまた小児科医の感覚から子どもの心に関わってきた医師集団であることを、同士としての敬意を持って承認することである。解決すべき課題は多数存在するものの、児童思春期医学と小児科学の各々の固有の発想を真剣に主張し合いながら、同時に互いを理解し、対等の同盟者として認め合うことのできる共通の専門性を確立する基盤が、この児童思春期精神科入院管理料の設置によりようやく整いつつあると筆者は感じている。それにしても子どもの精神科病棟について語るとき、このような長年にわたる児童思春期精神科医の屈託を述べる

ことから始めざるをえないというのが，わが国の特殊性なのだと筆者には思えてならない。

　子どもの精神疾患に関する精神医学的論述は太平洋戦争敗戦以前にも存在し，大学病院や精神科単科病院の精神科病棟では子どもの患者の入院治療が行われていたと推測されるものの，固有の児童思春期精神科外来や固有の入院治療部門が成立するのは太平洋戦争の戦後まで待たねばならなかった。国立国府台病院と都立梅ヶ丘病院に相前後して入院病棟が設置されたのは1948年から1949年にかけてのことであった。

　その後，いくつかの大学での児童思春期精神医学教育の開始や，精神衛生研究所の開所時に児童精神衛生部が設置されたことなどにより，この領域の医学研究と医療実践は徐々にさかんになっていった。その成果として1960年に日本児童精神医学会（現在の日本児童青年精神医学会）が発足しているが，それに先立つこと数ヵ月前に小児精神神経学会が発足し，小児科医を中心に活動を開始していることも忘れてはならない。その後，両医学会は現在まで活発に活動を続け，児童思春期精神科と小児科の各々の観点から子どもの心の診療を担っており，両者の連携による専門医資格の確立に向けて鋭意取り組んでいる。

II. 児童思春期精神科病棟の潮流

　児童思春期精神科病棟（以下「児童思春期病棟」と呼ぶ）といえば，手がかかる，入院期間が長い，親との関わりが必須である，学校と連携せねばならない，そして採算の立たない典型的赤字部門である，といった言葉がまず浮かんでくるというのが現状ではないだろうか。しかし，児童思春期病棟もこのようにいいきれるほどその様態は一様のものではなく，少なくとも2種類の異なる様態を見出すことができる。これらは病棟の機能や運営方法などを包括した病棟のあり方をめぐる異なる2種類の潮流であり，わが国の児童思春期精神科の入院医療を二分し，ときに激しい議論を交わし合ってきたものに他ならない。

その第一の潮流と呼ぶべき児童思春期病棟のあり方は，筆者自身が身を置いた1960年代以降の国府台病院児童精神科の病棟運営思想がその典型の一つだった。筆者の34年間に及んだ国府台病院児童精神科での経験のうち，その出発から3分の1ほどは，子どもの問題は大人の作る環境が及ぼす汚れや傷の表現であり，悪いのは大人や社会，変えるべきは環境，そして子どもはありのままに受け入れるべきであり，そのような環境を提供するのが入院病棟であるといった治療共同体思想に通じる空気の中で，それへの疑問を抱えたひどく葛藤的な時間であった。当時の国府台病院児童精神科病棟では，子どもの希望は可能な限り受容するという考えが優勢であり，数年を超える長い不登校からようやく入院に至ることのできた中学生が，入院直後の孤立感と見捨てられ感から帰宅要求をすると，その感情に立ち向かうことなく帰宅させるのが常であった。もちろん，そのような初期反応を超えて徐々に入院生活に腰が据わってくる子どももたくさんいたが，そのまま退院となる子どもも多かった。この入院初期の抵抗に取り組み帰宅をとどめる働きをした赴任したての筆者がベテランの看護師から投げかけられたのは，「先生は子どもを抑えつけるやり方をされるのですか」という棘のある言葉だった。これが第一の潮流である。

第二の潮流は，筆者自身の経験はないが，自閉症を中心とする今でいう重度の発達障害の子どもを主たる入院治療の対象とした病棟のそれである。いかに重症自閉症児に適応的行動を獲得させるかという療育のインテンシブな特殊型として，あるいは行動療法的訓練の場として入院治療が設定された病棟である。このような入院治療の構造が，第一の潮流とは正反対の厳格で明確な生活と治療の枠組みとなることは当然である。この枠組みの中には，自閉症の子ども以外の子ども，例えば社会不安障害を背景にした不登校の子どもも導入され，行動療法的な訓練が治療の中心に置かれた入院治療が提供されてきた。

この二つの潮流間では互いに自らの属する病院の背景の違いを越えて，どちらがより正当な児童思春期精神医学的な治療の場であるかという論争がしばしば行われていた。このようにまるで正反対に引き裂かれていたか

のように見える2種類の病棟運営思想であるが，注目しておくべき点は，どちらも互いの違いを越えて精神科成人病棟のそれとは明確に次元を異にしていたということにある。

　成人病棟と児童病棟の間の最も大きな運営思想の違いは，成人病棟がもっぱら疾患治療にその診療目標を置くのに対して，児童思春期精神科入院治療の二つの潮流は方法とその背景思想こそ正反対といってもよいほどの違いを見せながら，治療目標として「子どもの保護と発達支援」に疾患治療と同様の，あるいはそれ以上の大きな意義を見出しているという共通点を持っているところにある。紛れもなく，これら二つの潮流はどちらも，まさに「子どもの心と身体を守り育むための病棟」なのである。

　現在，この二つの潮流は徐々に融合し，30年前ほどの相違を示さない時代となっている。例えば，かつて第一の潮流の代表といってよい存在だった国府台病院児童精神科の入院治療も医療保護入院が入院の半数以上を占める時代となり，精神保健福祉法に準じた様々な様態の行動制限も行われている。そのため，かつてなら手を出せなかった入院を激しく拒むケースの入院治療も，今では積極的に取り組まれるようになっている。

　一方，自閉症治療を主目標としてきた第二の潮流に属していたいくつかの病院も，現在では療育的な治療要素が徐々に福祉機関の機能に付託されるようになり，入院治療は緊急介入の必要なケースや，児童虐待による養育基盤の揺らいだケースの支援が中心となっており，訓練だけではすまない内的な外傷治療などに取り組んでいる。必然的に両者の違いは以前に比べて問題とならないほど目立たなくなってきているのが昨今の状況である。

III. 児童思春期精神科病棟の現状

　精神疾患を治療するだけではなく，そのような事態に至った子どもを保護し，その心と身体の健全な育ちを支えるという機能（守り育む場としての機能）も託されている児童思春期病棟の現状はどのようになっているの

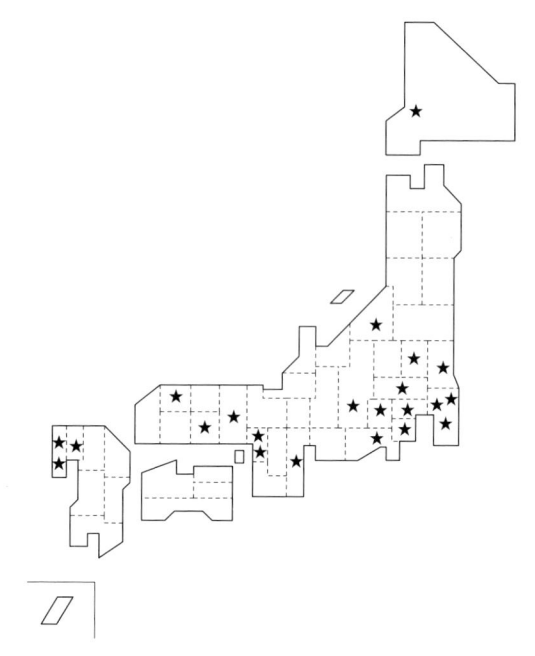

図20.1　全国児童青年精神科医療施設協議会正会員施設の分布
(2012年12月現在22施設)

だろうか。これについてはすでに触れた全児協の正会員施設の現況とみなしても大きな過誤は生じないと考えるので，その2011年度入院統計から現況を見てみたい。以下の数値は全児協の報告集（全国児童青年精神科医療施設協議会，2012）に掲載された2011年度の診療統計から得たもので，図（グラフを含む）および表は筆者が全児協統計から独自に集計・作成したものであり，その文責はすべて筆者にある。

1. 全児協正会員施設の分布

　2012年12月現在における全児協正会員施設は22病院（2014年3月段階ではさらに数病院が正会員に加わった）であり，それらの病院の2011年度新入院患者総数は計1819名（男898名，女921名）であった。正会員施設は図20.1のように全国に分布しているが，北海道東部，東北，北

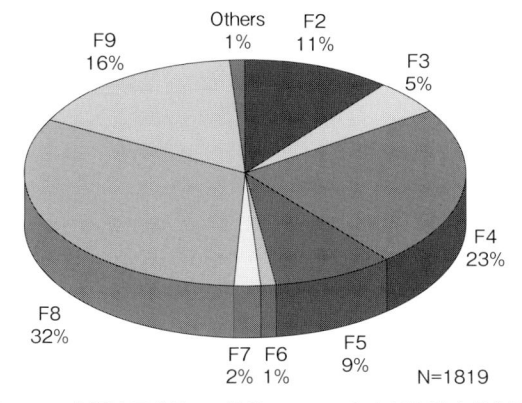

図20.2 全児協正会員22施設の2011年度新入院患者主診断

(F9 16%, Others 1%, F2 11%, F3 5%, F4 23%, F5 9%, F6 1%, F7 2%, F8 32%, N=1819)

陸，四国，九州南部，沖縄などが空白地域となっており，その一方で関東，大阪，九州北西部には複数の会員施設が存在するという偏りが見出される。そして忘れてならないのは，この空白地であった東北地方東部地域を2011年3月の大地震と津波が襲ったことである。震災後の子どものメンタル面での支援活動が，かなりのところまで他地域から入った児童思春期精神科医の支援に期待することになったのは，ここに拠点となるべき医療機関がほとんど存在しなかったことも原因の一つであったのではないだろうか（仙台市内に全児協のオブザーバー施設である東北福祉大学せんだんホスピタルはある）。この点について筆者は，せめて各都道府県に1施設ずつ（可能なら各政令指定都市にも1施設ずつ）は存在しているという状況を当面の目標として全国への均てん化を図るべきと考えている。もちろん関東，愛知，大阪，福岡などの人口密集地域に現在の関東や大阪のように複数の施設が存在する状況は歓迎すべきである。

2. 入院対象疾患

22施設の全児協正会員施設における入院診療の対象となった精神疾患はICD-10に準拠すると図20.2のとおりである。最も目立つ疾患はF8の「心理的発達の障害」で，全新入院者の32%を占めている。その大半

が広汎性発達障害であり，疾患特性や二次性の併存疾患に伴う学校や家庭での著しい不適応行動や長期化しつつある不登校が入院の主要因となっている。

　二番目に目立っているのはF4の「神経症性疾患」で，入院児の23％を占めており，ここには社交不安障害や強迫性障害，あるいは解離性障害などの疾患が含まれる。F4で入院してくる子どもには，不登校状態にあるものの比率が高いと推測される。さらに，F4には解離性障害や外傷後ストレス障害も含まれていることから，被虐待体験を持つ子どもも反社会的行動が前景に出たケース以外はここに含まれているものと思われる。

　三番目はF9の「小児期および青年期に通常発症する行動および情緒の障害」で16％を占め，その代表的疾患が多動性障害（ADHD），素行障害，反応性愛着障害である。四番目はF2の「統合失調症」とその関連疾患で11％を占めている。さらに，五番目には9％を占めるF5の「摂食障害」が続いており，中学生以下では大半が神経性無食欲症で，生命の危機が危惧される重症例・遷延例が入院治療に導入されることになる。これらの疾患群に続いてF3の「気分障害」，F7の「精神遅滞」などが5％以下で続いている。

3. 入院時年齢と性差

　表20.1の中央列は，2011年度の各施設（最左列に記号で表記した）の児童思春期病棟における中学生以下，すなわち概ね15歳以下の新入院件数が，19歳以下の新入院件数全体に占める比率（％）をあらわしたものである。また，最右列は，専門病棟の19歳以下の新入院患者の男女比を男子1人対女子の人数で示したものである。伝統的な児童思春期病棟は基本的に中学校卒業までの子どもを主たる診療対象としており，中学校卒業以降の年代の入院は例外的とされてきた。しかし，全児協の発展とともに，十代後半の患者の入院が中心となる病棟も増加しつつある。

　ここで入院対象について，「もっぱら中学生までの入院」であるということを，中学生までの患者の比率が90％以上の病棟と仮定すると，表

表 20.1 全児協正会員施設新入院児の中学生以下の比率と男女比（2011年度）

施設名	中学生以下の者の比率（％）	全新入院者男女比（男1対女人数）
A	100	2.0
B	100	0.9
C	100	0.3
D	100	0.2
E	99	2.7
F	96	0.6
G	93	2.7
H	92	1.5
I	88	1.0
J	85	0.7
K	78	1.0
L	74	1.3
M	71	2.1
N	67	0.7
O	65	0.9
P	65	0.9
Q	62	0.8
R	53	1.6
S	39	2.4
T	36	0.8
U	33	1.8
V	31	1.2
全体	70	1.0

20.1 から 22 施設中 8 施設(A～H)がここに入ることがわかる．同じように「過半数が中学生までの入院」であることを，中学生までの患者が 60％以上 90％未満の病棟と仮定すると 9 施設(I～Q)が，「十代前半と後半が相半ばする入院」であることを 40％以上 60％未満とすると 1 施設(R)が，「過半数が十代後半の入院」であることを 10％以上 40％未満とす

ると4施設（S～V）が，「もっぱら十代後半の入院」であることを10%未満とすると0施設という結果であった．以上から，児童思春期精神科入院医療管理料を算定中の全児協正会員施設の病棟のうち，8割は中学生までをもっぱら入院対象としているか，あるいは過半数の入院が中学生までの子どもである病棟であり，2割が十代前半と後半の入院が相半ばするもの，あるいは過半数の入院が十代後半であるものという現状であることがわかる．

　また，19歳以下の入院患者の男女比も多様で，男子1名に対し女子が1.3名以上で「女子の入院が優勢」な医療機関が9施設，女子が0.8から1.2名までで「男女の入院がほぼ同数」のものが8病院，女子が0.7名以下で「男子の入院が優勢」なものが5病院であった．注目すべきは，男子あるいは女子が倍以上多いという偏った組み合わせ（男女比が2.0以上あるいは0.5以下のもの）になっている医療機関が7施設あり，22施設の3分の1を占めていることである．

　各医療機関により年代組成や男女比にこのような大きな違いが出てくる背景は，各施設の成立基盤，すなわち小児専門の総合病院（子ども病院など）の児童思春期病棟（4病院），児童思春期病棟を中心とする病院（2病院），精神科単科病院の児童思春期病棟（12病院），一般的な総合病院の児童思春期病棟（4病院）の間での診療機能および診療思想の違いなどが関連しているものと思われる．しかし，入院した患者の年齢構成と男女比の間に関連は見られず，この多様性の背景要因はさらに検討が必要である．

まとめ：児童思春期精神科病棟の明日

　ここまで児童思春期病棟を取り巻く歴史と現状の概略を全児協正会員施設22病院（2011年度の正会員数）の診療実績を引用しながら述べてきた．明確になったことは，児童思春期病棟といってもその診療内容は個々の施設によってかなりの違いがあり，この多様性を包括した専門病棟群と

しての再定義が必要になっているという点である．児童思春期病棟が成人を対象とする一般精神科病棟とその診療機能をどのように差別化できるか，すなわち十代の若者を入院させることだけが特性の精神科病棟という次元にとどまるのではなく，そこに関わるすべての職種が一丸となって取り組める子どもや青年に特化した治療・支援法の確立と，それらの患者，家族，そして地域関連機関への提供システムを体系化できるか否かが問われているのである．その成果に，まさにこの領域の明日がかかっているといっても過言ではないだろう．

　急速に児童思春期病棟の設置が「加速しつつある」という表現も，まんざら希望的思い込みとばかりはいえなくなった現在であればこそ，この病棟の機能はどうあるべきか，どのような機能が必須かなどの議論と，実際の診療から抽出されるエビデンスベイストなデータや症例検討を通じたナラティブベイストな情報の相互点検を行えるシステムを組み立てることが喫緊の課題である．全児協がその役割を担うことになるのか，あるいはそれとは別個の独立した学術団体を創出すべきかの議論に回答はないものの，児童思春期精神科の入院診療は重大な臨床的課題であるだけでなく，理論体系の確立という目標を共有する学際的探求の対象であることを忘れてはならないだろう．

文 献

- American Academy of Child and Adolescent Psychiatry (1998a) Final Report of the Task Force on Psychotherapy. in Home Page of AACAP (http://www.aacap.org/cs/root/member_information/practice_information/final_report_of_the_task_force_on_psychotherapy).
- American Academy of Child and Adolescent Psychiatry (1998b) Psychotherapy as a Core Competence of Child and Adolescent Psychiatrist. in Home Page of AACAP (http://www.aacap.org/cs/root/policy_statements/psychotherapy_as_a_core_competence_of_child_and_adolescent_psychiatrist).
- American Academy of Child and Adolescent Psychiatry (1998c) Practice parameter for the assessment and treatment of children and adolescents with depressive disorder. J Am Acad Child Adolesc Psychiatry 37 (Suppl 10): 63S-83S.
- American Academy of Child and Adolescent Psychiatry (1998d): Practice parameters for assessment and treatment of child and adolescents with obsessive-compulsive disorder. J Am Acad Child Adolesc Psychiatry 37 (Suppl): 27S-45S.
- American Academy of Child and Adolescent Psychiatry (2007) Practice parameter for the assessment and treatment of children and adolescents with bipolar disorder. J Am Acad Child Adolesc Psychiatry 46: 107-125.
- American Psychiatric Association (1980) Diagnostic and Statistical Manual of Mental Disorders, 3rd ed., DSM-Ⅲ. APA, Washington D. C.
- American Psychiatric Association (1987) Diagnostic and Statistical Manual of Mental Disorders, 3rd ed. revised. APA, Washington DC. (高橋三郎訳 (1988) DSM-Ⅲ-R 精神疾患の診断・統計マニュアル. 医学書院, 東京)
- American Psychiatric Association (1994) Diagnostic and Statistical Manual of Mental Disorders, 4th ed., DSM-Ⅳ. APA, Washington D. C. (高橋三郎, 大野裕, 染矢俊幸訳 (1996) DSM-IV 精神疾患の診断・統計マニュアル. 医学

書院,東京)
- American Psychiatric Association (2000) Diagnostic and Statistical Manual of Mental Disorders 4th ed., Text Revision. APA, Washington, D. C. (高橋三郎, 大野裕, 染矢俊幸訳 (2002) DSM-Ⅳ-TR 精神疾患の診断・統計マニュアル 新訂版. 医学書院, 東京)
- Axline VM (1947) Play Therapy. Houghton Mifflin. (小林治夫訳 (1972) 遊戯療法. 岩崎学術出版, 東京)
- Barkley RA (2006) Attention-Deficit Hyperactivity Disorder: A Handbook for Diagnosis and Treatment, 3rd ed. The Guilford Press, New York.
- Barrington J, Prior M, Richardson M et al. (2005) Effectiveness of CBT versus standard treatment for childhood anxiety disorders in a community clinic setting. Behaviour Change 22(1): 29-43.
- Birleson P (1981) The validity of depressive disorder in childhood and the development of a self-rating scale: A research report. J Child Psychol Psychiatry 22: 73-88.
- Blos P (1962) On Adolescence: A Psychoanalytic Interpretation. The Free Press, New York, London. (野沢栄司訳 (1971) 青年期の精神医学. 誠信書房, 東京)
- Blos P (1967) The second individuation process of adolescence. In: The Psychoanalytic Study of the Child 22. International Universities Press, New York, pp162-186.
- Bridges KMB (1932) Emotional development in early infancy. Child Development 3: 324-341.
- Chiland C, Young JG (eds.) (1990) Why Children Reject School View from Seven Countries. Yale University Press, New Haven & London.
- Cumine V, Leach J, Stevenson G (1998) Asperger Syndrome A Practical Guide for Teachers. David Fulton Publishers, London, 1998. (齊藤万比古監訳 (2005) 教師のためのアスペルガー症候群ガイドブック. 中央法規出版, 東京)
- Cytryn L, McKnew DH (1972) Proposed classification of childhood depression. Amer J Psychiat 129: 149-155.
- Erikson EH (1950) Growth and crises of the healthy personality. In: Identity

and the Life Cycle. International University Press, Inc., New York.（小此木啓吾訳編（1973）エリク・H・エリクソン「自我同一性」アイデンティティとライフサイクル．誠信書房，東京，pp49-127）
- Freeman JB, Garcia AM, Swedo SE et al.（2004）Obsessive-compulsive disorder. In Wiener JM, Dulcan MK（ed.）: Textbook of Child and Adolescent Psychiatry 3rd ed. The American Psychiatric Publishing, Washington, D. C., pp575-588.
- 古川八郎，菱山洋子（1980）学校ぎらいの統計的研究(1)―東京都における出現率の推移と社会的要因の考察―．児童精神医学とその近接領域 21: 300-309.
- 二橋茂樹，山口俊郎，竹淵陽三他（1977）登校拒否児の収容治療．児童精神医学とその近接領域 18: 296-308.
- Gabbard GO（1994）Psychodynamic Psychiatry in Clinical Practice; The DSM-IV Edition. American Psychiatric Press, Washington, D. C.（大野裕監訳（1997）精神力動的精神医学―その臨床実践［DSM-Ⅳ版］②臨床編：第Ⅰ軸障害．岩崎学術出版社）
- 濱田秀伯（1994）精神症候学．弘文堂，東京．
- Haworth MR（1990）A Child's Therapy Hour by Hour. International University Press, Madison.（齊藤万比古監訳（1997）ある少年の心の治療―遊戯療法の経過とその理論的研究―．金剛出版，東京）
- 保坂亨（2000）学校を欠席する子どもたち―長期欠席・不登校から学校教育を考える．東京大学出版会，東京．
- 本城秀次，西出弓枝，土岐篤史（1998）児童期の強迫性障害．児童青年精神医学とその近接領域 47：75-82.
- 本城秀次，小倉正義，田中裕子他（2008a）幼児期の強迫性障害に関する研究―児童精神科が依頼調査とコミュニティ調査の結果から―．齊藤万比古（主任研究者）：厚生労働省精神・神経研究委託費「児童思春期強迫性障害（OCD）の実態の解明と診断・治療法の標準化に関する研究」平成17～19年度総括・分担研究報告書，pp67-77.
- 本城秀次，小倉正義，田中裕子 他（2008b）各年代から見た強迫性障害の特徴 1) 幼児期・児童期（幼児～小学校中期）．齊藤万比古（主任研究者）：厚生労働省精神・神経研究委託費「児童思春期強迫性障害（OCD）の実態の解明と診断・治療法の標準化に関する研究」平成17～19年度総括・分担研究報告

書，pp182-185.
- Hartmann H (1958) Ego Psychology and the Problem of Adaptation. International Universities Press, New York. (霜田静志, 篠崎忠男訳 (1967) 自我の適応. 誠信書房, 東京)
- Huffine CW (2002) Conduct disorder should be eliminated from the Diagnostic and Statistical Manual of Mental Disorders. In Flaherty LT (ed) Adolescent Psychiatry volume 26, pp215-236, The Analytic Press, Hillsdale, NJ.
- 石坂好樹，門眞一郎，岡本慶子他 (1992) 児童思春期のうつ状態の診断および実体について(Ⅱ). 若林慎一郎 (主任研究者)：厚生省精神・神経疾患研究委託費「2指-15児童・思春期におこる行動・情緒障害の成因および病態に関する研究」平成3年度研究報告書, pp15-23.
- In-Albon T (2007) Psychotherapy of childhood anxiety disorders: A meta-analysis. Psychotherapy and Psychosomatics 76 (1)：15-24.
- 伊藤克彦 (1962) 児童神経症の1考察—登校拒否女子学童の2症例を中心として—. 児童精神医学とその近接領域3：147-154.
- 門眞一郎 (1994) 登校拒否の転帰—追跡調査の批判的検討—. 児童青年精神医学とその近接領域35：297-307.
- 上出弘之 (1963) 第3回学会総会記. 児童精神医学とその近接領域4：85.
- 神尾陽子 (2002) 気分障害. 山崎晃資，牛島定信，栗田広他編：現代児童青年精神医学. 永井書店, pp243-250.
- Kanner L (1972) Child Psychiatry, 4th ed. Charles C Thomas Publisher, Springfield. (黒丸正四郎，牧田清訳 (1974) カナー児童精神医学. 医学書院, 東京)
- 金生由紀子 (2008) 成因A. 生物学的観点から. 齊藤万比古 (主任研究者)：厚生労働省精神・神経研究委託費「児童思春期強迫性障害 (OCD) の実態の解明と診断・治療法の標準化に関する研究」平成17〜19年度総括・分担研究報告書, pp170-175.
- Kernberg OF (1984) Severe Personality Disorders: Psychotherapeutic Strategies. Yale University Press, New Haven & London. (西園昌久監訳 (1996) 重症パーソナリティ障害　精神療法的方策. 岩崎学術出版社，東京)
- 清田晃生，木原望美，小平雅基他 (2008) 児童・思春期強迫性障害の症状評価

に関する研究．齊藤万比古（主任研究者）：厚生労働省精神・神経研究委託費「児童思春期強迫性障害（OCD）の実態の解明と診断・治療法の標準化に関する研究」平成17～19年度総括・分担研究報告書，pp107-118.
- 厚生労働省（2007）「『子どもの心の診療医』の養成に関する検討会」報告書. http://www.mhlw.go.jp/houdou/2007/03/h0330-13.html
- Kovacs M（1981）Rating scale to assess depression in school-aged children. Acta Paedopsychiatrica 46: 305-315.
- 久場川哲二（1994）シンポジウム「不登校をどう考え，どう対応するか」指定討論．児童青年精神医学とその近接領域 35：363-364.
- 栗田広，太田昌孝，清水康夫他（1982）DSM-Ⅲ診断基準の適用とその問題点その15 "登校拒否"の診断学的分類．臨床精神医学 11：87-95.
- 黒丸正四郎（1962）第2回学会追想．児童精神医学とその近接領域 3：73.
- Lewis M（ed.）（2002）Child and Adolescent Psychiatry: A Comprehensive Textbook, 3rd ed. Lippincott Williams & Wilkins, Philadelphia.
- Loeber R, Lahey BB, Thomas C（1991）Diagnostic conundrum of oppositional defiant disorder and conduct disorder. J Abnorm Psychol 100: 379-390.
- Loeber R, Burke JB, Lahey BB et al.（2000）Oppositional defiant and conduct disorder: A review of the past 10 years, Part I. J. Am. Acad. Child Adolesc. Psychiatry 39（12）: 1468-1484.
- Mahler MS, Pine F, Bergman A（1975）The Psychological Birth of the Human Infant. Basic Books, New York.（高橋雅士，織田正美，浜畑紀訳（1981）乳幼児の心理的誕生―母子矯正と個体化．黎明書房，名古屋）
- 牧田清志，小此木啓吾，鈴木寿治（1967）思春期登校拒否児の臨床的研究―とくに慢性重症例について―．児童精神医学とその近接領域 8：377-384.
- 牧田清志（1969）児童精神医学．岩崎学術出版，東京.
- 牧田清志（1977）改訂児童精神医学．岩崎学術出版，東京.
- Masterson JF（1967）The Psychiatric Dilemma of Adolescence. Brunner/Mazel, New York.
- Masterson JF（1972）Treatment of the Borderline Adolescent: A developmental approach. John Willey & Sons, New York.（成田善弘，笠原嘉訳（1979）青年期境界例の治療．金剛出版，東京）
- 森田洋司（1994）シンポジウム「不登校をどう考え，どう対応するか」1. 学

- 校社会空間におけるプライベート・スペースと不登校気分．児童青年精神医学とその近接領域 35：345-353．
- 村田豊久，皿田洋子，堤龍喜他（1990）児童・思春期の抑うつ状態に関する臨床的研究Ⅲ．中学生における抑うつ傾向．白橋宏一郎（主任研究者）：厚生省精神・神経疾患研究委託費「62公-3 児童・思春期精神障害の成因および治療に関する研究」平成元年度研究報告書，pp57-66．
- 成田善弘（2002）強迫性障害―病態と治療―．医学書院，東京．
- 日本児童精神医学会（1978）第19回日本児童精神医学会総会に向けての予備討論―思春期登校拒否児童の治療・処遇をめぐって―．児童精神医学とその近接領域 19：246-266．
- 小倉清（1979）第19回日本児童精神医学会総会シンポジウム「思春期登校拒否児童の治療・処遇をめぐって」6．思春期登校拒否の入院治療について．児童精神医学とその近接領域 20：44-47．
- 生地新，森岡由紀子，小出ひろ美他（2008）児童・思春期強迫性障害の診断・治療についての力動精神医学的立場からの検討．齊藤万比古（主任研究者）：厚生労働省精神・神経研究委託費「児童思春期強迫性障害（OCD）の実態の解明と診断・治療法の標準化に関する研究」平成17〜19年度総括・分担研究報告書，pp127-135．
- 奥地圭子（1994）シンポジウム「不登校をどう考え，どう対応するか」指定討論．児童青年精神医学とその近接領域 35：364-367．
- 小澤勲（1984）第24回日本児童青年精神医学会総会シンポジウム3．登校拒否論の変遷と〈家庭内暴力〉．児童青年精神医学とその近接領域 25：89-92．
- Rapoport JL, Swedo S（2002）Obsessive-compulsive disorder. In Rutter M & Taylor E (ed.) Child and Adolescent Psychiatry, 4th ed. Blackwell Science, Oxford, pp.571-592.
- Roth A, Fonagy P（1996）What Works for Whom?: A Critical Review of Psychotherapy Research. Guilford Press, New York.
- Rutter ML, Shaffer D, Sturge C（1975）A Guide to a Multi-axial Classification Scheme for Psychiatric Disorders in Childhood and Adolescence. Institute of Psychiatry, London.（門眞一郎，梁川恵訳（1985）多軸分類の手引き―児童青年期の精神医学的障害―．ルガール社）
- Rutter M, Taylor E（ed.）（2002）Child & Adolescent Psychiatry, 4th ed.

Blackwell Science Ltd., Oxford.（長尾圭造，宮本信也監訳（2007）児童青年精神医学．明石書店，東京）
- 齊藤万比古（1991）登校拒否の入院治療．精神科治療学 6：1141-1148.
- 齊藤万比古（1993）登校拒否の現状と治療．臨床精神医学 22：533-538.
- 齊藤万比古，山崎透，奥村直史他（1996）児童・思春期に不適応行動・情緒障害を示す発達障害周辺領域の病態等に関する研究．齊藤万比古（主任研究者）：厚生労働省精神・神経研究委託費「児童・思春期における行動・情緒障害の病態解析及び治療に関する研究」平成 7 年度研究報告書，pp106-115.
- 齊藤万比古，原田謙（1999）反抗挑戦性障害．精神科治療学 14：153-159.
- 齊藤万比古（2000a）児童精神科医からの学校への提言．思春期青年期精神医学 10(1)：21-31.
- 齊藤万比古（2000b）不登校の病院内学級中学校卒業後 10 年間の追跡調査．児童青年精神医学とその近接領域 41：377-399.
- 齊藤万比古（2000c）注意欠陥／多動性障害（AD／HD）とその併存障害─人格発達上のリスク・ファクターとしての AD／HD─．小児の精神と神経 40(4)：243-254.
- 齊藤万比古（2001）思春期の仲間集団体験における"いじめ"．思春期青年期精神医学 11：107-114.
- 齊藤万比古，佐藤至子，小平雅基他（2003a）児童思春期における情緒・行動の障害に対する精神医療・保健・福祉の対応・連携システムについて．精神保健研究 49：49-59.
- 齊藤万比古，上林靖子，樋口輝彦他（2003b）マレイン酸フルボキサミン（デプロメール錠 25・50）の小児のうつ病および強迫性障害に対する特別調査．小児の精神と神経 43：213-230.
- 齊藤万比古（2004a）最近の不登校．臨床精神医学 33(4)：373-378.
- 齊藤万比古（2004b）精神疾患を背景に持つ児童思春期の問題行動に対する対応・連携システムの設置および運営に関するガイドライン．厚生労働科学研究費補助金（こころの健康科学研究事業）「児童思春期精神医療・保健・福祉のシステム化に関する研究」平成 13 ～ 15 年度総合研究報告書・平成 15 年度総括・分担研究報告書，pp7-41.
- 齊藤万比古（2004c）児童思春期における行為の問題に対する連携システムの現状と今後．厚生労働科学研究費補助金（こころの健康科学研究事業）「児童

思春期精神医療・保健・福祉のシステム化に関する研究」平成13〜15年度総合研究報告書・平成15年度総括・分担研究報告書，pp47-68.
- 齊藤万比古（2005）児童精神科における入院治療．児童青年精神医学とその近接領域46：231-240.
- 齊藤万比古（2006）強迫性障害の精神療法．児童青年精神医学とその近接領域47(2)：113-119.
- 齊藤万比古（2007a）児童臨床における精神療法．日本サイコセラピー学会雑誌8(1)：30-42.
- 齊藤万比古編（2007b）不登校対応ガイドブック．中山書店，東京．
- 齊藤万比古，宇佐美政英，岡田耕三他（2007c）対応・連携システムの設置および運用に関する全国調査．厚生労働科学研究費補助金（こころの健康科学研究事業）「児童思春期精神医療・保健・福祉の介入対象としての行為障害の診断及び治療・援助に関する研究」平成18年度総括・分担研究報告書，pp9-18.
- 齊藤万比古（2008）児童思春期精神障害（摂食障害を含む）の疾患概念と病態―発達危機という文脈での理解―．精神神経学雑誌110(4)：327-337.
- 齊藤万比古（2009）子どもの心の診療とは何か．齊藤万比古 責任編集：子どもの心の診療シリーズ1 子どもの心の診療入門．中山書店，東京，pp2-13.
- 齊藤万比古（2012）子どもの精神障害の原因．山崎晃資，牛島定信，栗田広他編：現代児童青年精神医学（改訂第2版）．永井書店，大阪，pp45-59.
- 齊藤万比古編（2013）素行障害 診断と治療のガイドライン．金剛出版，東京．
- 斉藤久美子，二橋茂樹，山本昭二郎他（1967）登校拒否時の収容治療―類型的検討―．児童精神医学とその近接領域8：365-376.
- 齊藤卓弥，西松能子（2005）児童思春期うつ病の治療―過去10年間の対照試験の結果の検討―．精神科治療学20(4)：421-433.
- 佐藤寛，永作稔，上村佳代他（2006）一般児童における抑うつ症状の実態調査．児童青年精神医学とその近接領域47：57-58.
- Scahill L, Riddle MA, Mcswiggin-Hardin M et al.（1997）Children Yale-Brown Obsessive Compulsive Scale: Reliability and Validity. J Am Acad Child Adolesc Psychiatry 36: 844-852.
- 下山晴彦（2008）行動療法．齊藤万比古（主任研究者）：厚生労働省精神・神経研究委託費「児童思春期強迫性障害（OCD）の実態の解明と診断・治療法の標準化に関する研究」平成17〜19年度総括・分担研究報告書，pp293-299.

- 十亀史郎（1965a）学校恐怖症の研究（I）―その生育史と症状発生の機制―．児童精神医学とその近接領域6：67-76．
- 十亀史郎（1965b）学校恐怖症の研究（II）―症状発生の機制および入院治療について―．児童精神医学とその近接領域6：157-165．
- 鷲見たえ子，玉井収作，小林育子他（1960）学校恐怖症の研究．精神衛生研究8：27-56．
- Swedo SE, Leonard HL, Garvey M et al.（1998）Pediatric autoimmune neuropsychiatric disorders associated with streptococcal infections: Clinical description of the first 50 cases. Amer J Psychiat 155: 264-271.
- 髙木隆郎，川端つね，藤沢惇子他（1965）学校恐怖症の典型像（I）．児童精神医学とその近接領域6：146-156．
- 髙木隆郎（1984）登校拒否と現代社会．児童青年精神医学とその近接領域25：63-77．
- 高田渡（2001）バーボン・ストリート・ブルース．山と渓谷社，東京．
- 高橋克朗（1997）強迫性障害　C. 病因と病態生理．田代信維，越野好文責任編集：臨床精神医学講座5　神経症性障害・ストレス関連障害．中山書店，pp329-361．
- 武井明，太田充子（2002）児童青年期症例に対する非言語的治療―年代別に見た治療法の検討―．児童青年精神医学とその近接領域43（5）：461-473．
- 鑪幹八郎（1963）学校恐怖症に関する研究（I）―その症状形成に関する考察―．児童精神医学とその近接領域4：221-235．
- 鑪幹八郎（1964）学校恐怖症に関する研究（II）―心理治療の結果の分析―．児童精神医学とその近接領域5：79-89．
- 傳田健三，加古勇輝，佐々木幸哉他（2004）小・中学生の抑うつ状態に関する調査―Birleson 自己記入式抑うつ評価尺度（DSRS-C）を用いて―．児童青年精神医学とその近接領域45：424-436．
- 十一元三，井上有史（2008）広汎性発達障害．齊藤万比古（主任研究者）：厚生労働省精神・神経研究委託費「児童思春期強迫性障害（OCD）の実態の解明と診断・治療法の標準化に関する研究」平成17〜19年度総括・分担研究報告書，pp235-238．
- Towbin KE, Riddle MA（2002）Obsessivecompulsive disorder. In Lewis M（ed.）Child and Adolescent Psychiatry: A Comprehensive Textbook.

Lippincott Williams & Wilkins, Philadelphia, pp834-847.
- Tyson RL, Tyson P（1986）The Concept of Transference in Child Psychoanalysis. J Am Acad Child Adolesc Psychiatry 25: 30-39.
- 梅垣弘（1966）学校恐怖症に関する研究（1）学校恐怖症の予後．児童精神医学とその近接領域 7：231-243.
- 牛島定信，福井敏（1980）対象関係からみた最近の青年の精神病理―前青年期ドルドラムと前エディプス的父親の創造―．小此木圭吾編：青年の精神病理 2．弘文堂，東京，pp87-114.
- 若林慎一郎，佐分美代子，大井正己他（1982）登校拒否と社会状況との関連についての考察．児童精神医学とその近接領域 23：160-180.
- 渡辺位（1979）第 19 回日本児童精神医学会総会シンポジウム「思春期登校拒否児童の治療処遇をめぐって」4．思春期登校拒否児童の治療・処遇をめぐって．児童精神医学とその近接領域 20：38-41.
- Wiener JM, Dulcan MK（ed.）（2004）Textbook of Child and Adolescent Psychiatry. American Psychiatric Publishing, Inc., Washington, D. C.
- Winnicott DW（1971）Playing and Reality. Tvistock Publications Ltd., London.（橋本雅雄訳（1978）遊ぶことと現実．岩崎学術出版，東京）
- World Health Organization（1992）The ICD-10 Classification of Mental and Behavioural Disorders: Clinical Descriptions and Diagnostic Guidelines. WHO.（融道男，中根允文，小宮山実監訳（1993）ICD-10 精神および行動の障害―臨床記述と診断ガイドライン―．医学書院，東京）
- 全国児童青年精神科医療施設協議会（2012）新規入院患者診断カテゴリー別統計．全国児童青年精神科医療研修会報告集 42：145-178.

初出論文一覧

【序　章】齊藤万比古（1996）児童精神科で出会う思春期の子どもたち．小児看護 19（7）：892-895．／齊藤万比古（1996）自立の危機としての諸現象．小児看護 19（8）：1020-1023．／齊藤万比古（1996）大人になにができるだろうか．小児看護 19（10）：1396-1399．

【第1章】齊藤万比古（2005）思春期の病態理解．臨床心理学5（3）．

【第2章】齊藤万比古（2005）思春期：集団と個の桎梏を越えて．思春期青年期精神医学15（1）：2-14．

【第3章】齊藤万比古（2008）児童思春期精神障害（摂食障害を含む）の疾患概念と病態―発達危機という文脈での理解―．精神神経学雑誌110（4）：327-337．

【第4章】齊藤万比古（2006）思春期児童への治療的援助（講義録）．子どもの虹情報研修センター紀要4：64-75．

【第5章】齊藤万比古（2003）精神疾患と心身症．からだの科学231：75-79．

【第6章】齊藤万比古（2005）精神科医の立場からみた子どもの不安症．久保木富房編：子どもの不安症．日本評論社，pp15-30．

【第7章】齊藤万比古（2009）子どもの強迫性障害．精神療法35（5）：13-19．

【第8章】齊藤万比古（2008）児童・思春期．上島国利他編：気分障害．医学書院，pp574-583．

【第9章】齊藤万比古（2007）不登校の児童青年精神医学的観点．児童青年精神医学とその近接領域48（3）：187-199．

【第10章】齊藤万比古（2009）不登校．児童青年精神医学とその近接領域　50周年記念特集号：145-155．

【第11章】齊藤万比古（2008）行為障害概念の歴史的展望と精神療法．精神療法34（3）：265-274．

【第12章】齊藤万比古（2010）診察中の困難への対処．小児科診療73（1）：27-33．

【第13章】齊藤万比古（2008）エビデンスに基づく子どもの精神療法．精神神経学雑誌110（10）：955-961．

【第14章】齊藤万比古（2005）児童精神科における入院治療．児童青年精神医学とその近接領域46(3)：231-240.

【第15章】齊藤万比古（2006）強迫性障害の精神療法．児童青年精神医学とその近接領域47(2)：113-119.

【第16章】齊藤万比古（2007）児童臨床における精神療法．日本サイコセラピー学会雑誌8(1)：30-42.

【第17章】齊藤万比古（2010）児童・思春期臨床の専門家として．青年期精神療法7(1)：51-66.

【第18章】齊藤万比古（2006）子どもの心の専門医をどう育てるか．教育と医学633.

【第19章】齊藤万比古（2008）子どもの心の診療と連携．日本精神科病院協会雑誌27(7)：6-11.

【第20章】齊藤万比古（2013）児童思春期病棟の現状と課題．日本精神科病院協会雑誌32(7)：3-47.

索　引

── 人　名 ──

Axline, V. M. 237, 279
Blos, P. 26, 29, 35, 75, 86, 223
Bridges, K. M. B. 113
Erikson, E. H. 224
Freud, S. 27, 80, 85
Freud, A. 237, 278
Goodman, R. 133
Haworth, M. R. 280
Kanner, L. 142
Klein, M. 237, 278
Loeber, R. 211
Mahler, M. S. 27, 80
Masterson, J. F. 25, 28, 33
Spitz, R. 142
Tyson, R. L. 279
Winnicott, D. W. 44, 237, 279

◆

牛島定信 44
小澤勲 191
鷲見たえ子 186
十亀史郎 188, 191
髙木隆郎 187
成田善弘 133
牧田清志 142, 187
渡辺位 191

── 事　項 ──

Ⓐ to Ⓩ

AACAP 239, 265
activation syndrome 123, 156
ADHD 34, 61, 117, 163, 255, 296
APD 210
CBT 237
CDI（Children's Depression Inventory）
　................ 151
CY-BOCS 133
DBDマーチ 210
DSRS-C（Depression Self-Rating Scale for Children）................ 152
ERP 135, 137
PDD 34, 61, 132, 163, 255, 295
PMDD 147, 150
SSRI 123, 137, 146
SST 237

あ

いじめ 171
依存性うつ病（anaclitic depression）
　................ 142
塩酸クロミプラミン 137

か

学習障害 163
家族支援段階 312
家族療法 238
学校恐怖症 185
気質（temperament）................ 276, 298
気分障害 295
気分変調性障害 147
虐待
　児童── 90, 213, 297
　身体的── 170
　心理的── 170

性的—— ……………………………… 170
　　ネグレクト ……………………………… 170
ギャング（gang） ……………… 254, 303
強迫観念 …………………………………… 129
強迫行為 …………………………………… 130
強迫性障害 ……………………… 122, 127
ケース・マネージメント会議 ……… 347
月経前不快気分障害（premenstrual
　　dysphoric disorder：PMDD） 147, 150
抗精神病薬 ………………………………… 137
合同家族面接 ……………………………… 286
広汎性発達障害（PDD）… 34, 61, 132, 163,
　　255, 295
心の健康づくり対策事業思春期精神保健
　　研修 ………………………………………… 335
個人的支援段階 ………………………… 313
『子どもの心の診療医』の養成に関する検討
　　会 ………………………………… 331, 344, 355
子どもの心の診療関連 6 医学会 ……… 335
子どもの心の診療ネットワーク事業 … 355

さ

再接近期（rapprochement subphase） 27
サブスペシャリティ ………………… 336
自己愛 ………………………………………… 29
支持的精神療法 ………………………… 238
児童虐待 …………………………… 90, 213, 297
児童思春期精神科入院医療管理料 357, 358
社会参加の試し段階 …………………… 314
社会との再会段階 ……………………… 169
社会不安障害 …………………………… 106
社交恐怖 ………………………………… 118
社交不安障害 …………………………… 121
集団精神療法 …………………………… 238
集団療法 ………………………………… 286
心気症 …………………………… 109, 161
神経性習癖 ……………………………… 68
身体化障害 ……………………… 109, 161
身体表現性障害 ………………… 161, 295

心理教育 ………………………………… 237
スクィグル・ゲーム …………………… 285
ストレス対処戦略 ……………………… 299
精神遅滞 ………………………………… 163
生物-心理-社会的（bio-psycho-social）
　　………………………………………… 58, 275
摂食障害 ………………………………… 295
全国児童精神科医療施設研修会 ……… 345
全国児童青年精神科医療施設協議会（全児
　　協） ……………………… 249, 335, 357, 362
潜在期 ………………………………………… 28
選択性緘黙 ……………………………… 118
選択的セロトニン再取り込み阻害薬
　　（selective serotonin reuptake
　　inhibitors：SSRI） ……… 123, 137, 146
全般性不安障害 ………………… 106, 121
ソーシャル・スキル・トレーニング（SST）
　　………………………………………………… 237

た

大うつ病 ………………………………… 145
体感幻覚 ………………………………… 111
対人関係療法 …………………………… 238
対人恐怖症 ……………………………… 121
第二の個体化 …………………… 277, 306
第二の個体化過程（second individuation
　　process） ………………………………… 29
多動性障害 ……………………………… 64
チャム（chum） ………………… 254, 305
注意欠如・多動性障害（ADHD）
　　……………………… 34, 61, 117, 163, 255, 296
中間的・過渡的仲間集団との再会段階 313
適応障害 ………………………… 161, 295
徹底操作（working through） ……… 324
転換性障害 ……………………… 109, 161
同一性 …………………………………… 306
登校拒否 ………………………………… 185
統合失調症 ……………………… 110, 162, 295
特定の恐怖症 …………………………… 118

な

仲間集団 ………………………… 29, 253
二次障害化 ……………………………… 69
二次性精神疾患 ………………………… 66
認知行動療法（CBT）………………… 237
ネグレクト …………………………… 170

は

パーソナリティ ………………… 276, 298
曝露反応妨害法（Exposure/Response
　Prevention：ERP）………… 135, 137
箱庭療法 ……………………………… 237
発達障害 ……………………………… 63
発達障害メガネ ……………………… 176
パニック障害 ………………………… 122
反抗挑戦性障害 ……………………… 162
反社会性パーソナリティ障害（antisocial
　personality disorder：APD）……… 210
ピア（peer）…………………… 254, 307
ひきこもり …………………………… 51
ひきこもり段階 ……………………… 169
不安障害 ………… 106, 115, 161, 295
賦活症候群（activation syndrome）123, 156
不登校
　――開始段階 ……………………… 168
　過剰適応型―― …………………… 165
　混合型―― ………………………… 166
　受動型―― ………………………… 165
　受動攻撃型―― …………………… 165
　――準備段階 ……………………… 168
　衝動型―― ………………………… 166
分離不安障害 ………………… 106, 118
米国児童青年精神医学会（AACAP）
　………………………………… 239, 265

ま

巻き込み ……………………………… 133
妄想性障害 …………………… 162, 295

や

遊戯療法 ……………………………… 285
養育環境 ……………………………… 299
抑うつ ………………………………… 107
抑うつ気分を伴う適応障害と気分変調性
　障害 ………………………………… 161

ら

ライフ・イベント …………………… 298
両性性 ………………………………… 48

●──あとがき

　『子どもの精神科臨床』と名づけた本書は，筆者が単独で執筆した著作としては 2006 年に出版された『不登校の児童・思春期精神医学』（金剛出版）に続く二番目の著作ということになる。前作は 1987 年から 2004 年までの期間に発表した論文から選択したもので，推敲は行ったものの，内容の修正は最低限に抑え，不登校論を中心に，いじめ論や学校精神保健など関連する諸課題も扱った論文集の形で発刊した。

　それに対して本書は，2003 年から 2013 年までの 10 年間に発表した論文から 20 論文を選択し，それらを現在の視点から必要に応じた書き直しを行い，さらに序文として 1996 年に看護系雑誌に掲載した 3 回連載の随筆を合体させ，読者と本書との間を結ぶ前奏の文とした。このように本書は，各論文が扱っている課題に関して，執筆当時とは事情が変化した内容を可能な範囲で現在の議論を含んだものへと修正し，第一部から第四部までの四つのテーマに振り分け，全体的なまとまりを持った著作となるように工夫した。

　本書で目指したものは，これまで実際に携わってきた児童精神科医としての臨床活動に伴う様々な思索を，Blos の思春期論を核とした思春期心性の特性，児童思春期の精神疾患の bio-psycho-social なとらえ方，子どもの精神疾患の概念の整理，様々な対象や設定に応じた精神療法論などいくつかの大きなテーマにまとめ，子どもの心の診療のあり方に関する筆者の現在の思想を明確にすることである。その目的にかなった表現の素材として 20 論文を選択したのであり，選択から漏れたものも少なからず存在している。それらは，筆者が公表に値しないと判断したか，別の著作としてまとめるほうがよいと考えたか，そのいずれかである。そのため，発達障害を主な課題として描いた諸論文と，2011 年頃から文章化に取り組み始めた子どものパーソナリティ発達に注目した論考は，いずれも本書には含めなかった。

　本書の内容については，第一部から第四部までの解題の中で，各部に含

まれる各章のテーマについて概略を述べていることから，ここで再び繰り返すことはやめるが，子どもの育ち，とりわけ一貫して関心を寄せてきた思春期心性の発達に関する筆者なりの理解と，その臨床活動への応用の成果を表現しようと努めたものであることは強調しておきたい。

筆者は2013年3月末で，30余年にわたって勤務してきた国立国際医療研究センター国府台病院（現在の国立精神・神経医療研究センター精神保健研究所に所属した数年を含むが）を退職し，同年4月から恩賜財団母子愛育会総合母子保健センター愛育病院に勤務することになった。その結果，これまで一貫して思春期周辺の児童精神科医療とその臨床研究に関わってきた筆者が，幼児や小学生の治療とその親への支援を活動の大半とするようになった。思春期年代の子どもの過渡性と流動性を本書でも繰り返し述べているが，幼児期や学童期前半の幼い子どもの精神疾患を日々目の当たりにする中で，思春期の問題でさえ，この幼い年代の流動的で未分化な心の育ちの紛れもない結果であるということを，切実かつ鮮烈に感じるようになった。この実感は今後の筆者の思索とその表現にも大きな影響を与えることになるだろう。

本書が企画され，こうして産声を上げるまでには，多くの時間がかかっている。もともと星和書店の元編集者である石井みゆき氏に声をかけていただいたことから本書を世に出す作業は始まったが，彼女の在任中には各論文の修正作業が完結せず，編集を引き継いでくれた岡部浩氏に支えられ，ようやく完成に至ることができた。お二人には心から感謝の意を表したい。また，本書の表紙を飾る絵「息をひそめて」（2010）を描いた加納明日香氏にも，表紙への使用を許可してくれたことを深く感謝したい。思春期の女子の揺れる思いを漠とした不安の空気で満たす彼女の作品は，本書の内容を暗示するひらめきに満ちていると筆者は感じている。

　　妻啓子に本書を捧げる

　　2015年2月

齊藤　万比古

■著者紹介

齊藤 万比古（さいとう かずひこ）

略歴
　1975年3月　千葉大学医学部卒業
　1979年7月　国立国府台病院児童精神科
　1999年4月　国立精神・神経センター国府台病院　心理・指導部長
　2003年4月　国立精神・神経センター精神保健研究所　児童思春期精神保健部長
　2006年5月　国立精神・神経センター国府台病院　リハビリテーション部長
　2008年4月　国立国際医療センター国府台病院　第二病棟部長
　2010年4月　独立行政法人国立国際医療研究センター国府台病院　精神科部門診療部長
　2013年4月　恩賜財団母子愛育会総合母子保健センター愛育病院　小児精神保健科部長
　2015年2月　恩賜財団母子愛育会総合母子保健センター愛育クリニック　小児精神保健科部長

著書・訳書：

「臨床医のための小児精神医療入門」（編著／医学書院／ 2014），「児童青年精神医学大事典」（監訳／西村書店／ 2012），「子どもの強迫性障害 診断・治療ガイドライン」（編著／星和書店／ 2012），「子どもの心の診療シリーズ6　子どもの人格発達の障害」（編著／中山書店／ 2011），「子どもの心の診療シリーズ1　子どもの心の診療入門」（編著／中山書店／ 2009），「第3版 注意欠如・多動性障害—ADHD—の診断・治療ガイドライン」（編著／じほう／ 2008），「不登校対応ガイドブック」（編著／中山書店／ 2007），「不登校の児童・思春期精神医学」（著／金剛出版／ 2006）ほか

所属学会：

日本サイコセラピー学会・理事長，日本児童青年精神医学会・前理事長，日本精神神経学会・小児精神医療委員会委員長，日本青年期精神療法学会・常任理事，日本思春期青年期精神医学会・運営委員など

●表紙絵　加納明日香 作「息をひそめて」（2010）

子どもの精神科臨床

2015年3月23日　初版第1刷発行
2021年8月30日　初版第2刷発行

著　者　齊藤万比古
発行者　石澤雄司
発行所　株式会社 星和書店

〒168-0074　東京都杉並区上高井戸1-2-5
電話　03（3329）0031（営業部）／03（3329）0033（編集部）
FAX　03（5374）7186（営業部）／03（5374）7185（編集部）
http://www.seiwa-pb.co.jp

©2015　星和書店　　Printed in Japan　　ISBN978-4-7911-0896-1

・本書に掲載する著作物の複製権・翻訳権・上映権・譲渡権・公衆送信権（送信可能化権を含む）は㈱星和書店が保有します。
・JCOPY 〈(社)出版者著作権管理機構 委託出版物〉
本書の無断複製は著作権法上での例外を除き禁じられています。複製される場合は，そのつど事前に（社）出版者著作権管理機構（電話 03-5244-5088，FAX 03-5244-5089，e-mail：info@jcopy.or.jp）の許諾を得てください。

子どもの強迫性障害
診断・治療ガイドライン

［編］齊藤万比古、金生由紀子
A5判　300頁　本体価格 3,600円

不登校やひきこもり、発達障害と関連が深い子どもの強迫性障害は、診断と治療に高い専門性が求められる。各専門領域の第一人者による6年間の研究成果が結実した、本邦初の包括的ガイドライン。

こころのライブラリー(9)
ADHD
（注意欠陥／多動性障害）

［著］上林靖子、齊藤万比古、他
四六判　196頁　本体価格 1,600円

ADHDの治療についてよく知りたい。本書では、ペアレント・トレーニング、学校教育における対応、地域ネットワークの活用、薬物療法、行動療法など、さまざまな領域における治療・援助法の現状を紹介する。落ちつきのない子どもを支えるためのヒントが満載。

発行：星和書店　http://www.seiwa-pb.co.jp　価格は本体(税別)です